EUROPAVERLAG

W0087948

MIRYAM MUHM

Die Wahrheit über COVID-19

Licht ins Dickicht der
Halbwahrheiten
und wie Sie sich vor
dem Virus schützen können

EUROPAVERLAG

HINWEIS: Im Interesse der Lesbarkeit wurde auf geschlechtsbezogene Formulierungen verzichtet. Selbstverständlich sind immer Frauen und Männer gemeint, auch wenn explizit nur eines der Geschlechter angesprochen wird.

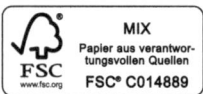

© 2020 Europa Verlag AG, Zürich
Umschlaggestaltung und Motiv:
Hauptmann & Kompanie Werbeagentur, Zürich
Layout & Satz: Buchhaus Robert Gigler, München
Gesetzt aus der Minion Pro
Redaktion: Franz Leipold
Druck und Bindung: Pustet, Regensburg
ISBN 978-3-95890-338-8
Alle Rechte vorbehalten.
www.europa-verlag.com

DANKSAGUNG

Dieses Buch in Corona-Zeiten zu verfassen war nur möglich durch die engagierte Mitarbeit von Suzanne Bürger, für deren wertvolle sprachliche, redaktionelle und organisatorische Unterstützung ich mich herzlich bedanke.

Mein Dank geht auch an all die Mediziner und Wissenschaftler, die sich in dieser schwierigen Zeit nicht nur aufgeopfert, sondern auch den Mut aufgebracht haben, Unzulänglichkeiten des Medizinsystems und der Pharmabranche öffentlich anzusprechen und Therapien und Präventivmaßnahmen vorzuschlagen, die uns in der Corona-Krise weiterhelfen.

Insbesondere bedanke ich mich bei den Ärzten, Labortechnikern und Biologen, die mir wertvolle Informationen aus erster Hand zukommen ließen.

Besonderer Dank gebührt auch dem gesamten systemrelevanten Medizin- und Pflegepersonal, das bald die konkrete Anerkennung erfahren möge, die ihm schon so lange zusteht.

INHALT

VORWORT

»Ich zweifle, also [...] denke [...] ich.«
»dubito, ergo [...] cogito [...]«[1]
RENÉ DESCARTES (1596–1650)

Der Wunsch, inmitten der Nachrichtenüberflutung über CO-VID-19 die Wahrheit zu finden, entsteht immer dann, wenn beim Lesen und Hören der oftmals lückenhaften Berichte Zweifel aufkommen. Zweifel aber sind während einer Pandemie umso verstörender, als wir alle gerade in dieser Zeit fundamental »richtige« und keine interessengeleiteten Informationen brauchen.

Beim Schreiben dieser Zeilen hörte ich im Hintergrund die 20-Uhr-Nachrichten vom 2. Juli 2020 und war bass erstaunt: »Nach den USA will sich auch die Europäische Union ausreichende Mengen des Anti-Corona-Mittels Remdesivir sichern. Das US-Gesundheitsministerium hatte mit dem kalifornischen Gilead Sciences vereinbart, dass ein Großteil der Produktion in den kommenden Monaten in den USA verbleibt. Bundesgesundheitsminister Spahn forderte das Unternehmen auf, auch Europa ausreichend zu versorgen. Remdesivir gilt als eines der wenigen wirksamen Mittel bei COVID-19-Erkrankungen.«[2]

Tatsächlich?

Es fällt schwer, den letzten Satz mit den einschlägigen Studien zu Remdesivir in Einklang zu bringen – trotzdem wurde er so formuliert und verkündet, und trotzdem werden fragwürdige Entscheidungen getroffen. In Corona-Zeiten ist es somit ein Muss, lückenhafte Informationen zu entlarven und mit Fakten zu ergänzen.

In diesem Buch geht es um eine bestmögliche Annäherung an die Wahrheit, denn nur auf Basis einer unvoreingenommenen Analyse der verfügbaren Daten und Informationen vermögen wir, richtige Entscheidungen zu treffen, mit denen wir uns selbst und andere sinnvoll schützen können.

Die hier zusammengetragenen Fakten sind mehrheitlich durch Studien von Wissenschaftlern belegt, die keine Interessenkonflikte aufweisen. Dies soll dem Leser die Möglichkeit geben, sich im Dschungel der Halb- und Unwahrheiten, der unzulänglichen Berichterstattung, der Fakes (und auch der Fakes, die keine sind) ein differenziertes Bild zu machen. Es geht u.a. um wesentliche medizinische Informationen, mit deren Hilfe wir die vermutlich zweite Corona-Welle in den kommenden Herbst- und Wintermonaten gesundheitlich besser vorbereitet und mit größerer Zuversicht bewältigen können.

In diesem Buch werden daher auch die von den Leitmedien kaum erwähnten präventiven und therapeutischen Maßnahmen dargelegt, die Fachmediziner auf Studiengrundlage weltweit bei COVID-19 empfehlen oder bereits erfolgreich einsetzen.

In Zeiten neuer und noch unerprobter Technologien ist es auch wichtig zu erfahren, was es bedeuten könnte, sich mit den bereits entwickelten sowie zu erwartenden COVID-19-Impfstoffen impfen zu lassen. Selbst als grundsätzlicher Befürworter solcher Präventivmaßnahmen sollte man einen Blick hinter die Kulissen werfen, um die vielfältigen Impfprobleme einschätzen zu können, die uns Vergangenheit, Gegenwart und Zukunft diesbezüglich aufzeigen. Dieses Wissen (zum Beispiel, dass COVID-19-Impfungen gerade bei älteren Menschen, also einer der Risikogruppen, **wirkungslos** sein könnten[3]) bietet eine fundierte Grundlage für künftige persönliche Entscheidungen. Dies umso mehr, als das Europäische Parlament davon ausgeht, dass wir es mit Impfungen und Arzneien gegen COVID-19 zu tun haben werden, die genetisch veränderte Organismen enthalten.[4]

Zu Beginn der Corona-Zeit war das Thema Impfen stark mit dem zweitreichsten Menschen der Welt verbunden, der engste Kontakte zu Regierenden, Entscheidungsträgern und supranationalen Institutionen pflegt. Das vorliegende Buch geht also auch der Frage nach: Wer ist Bill Gates?

Die Suche nach der COVID-19-Wahrheit führt auch in gefährlichere Gefilde, nämlich in Hochsicherheitslabore (zivile wie militärische), die mittels modernster Techniken wie »Gain-of-Function« und »gerichtete Evolution« überall auf der Welt pathogene Erreger künstlich manipulieren und damit für uns oft noch gefährlicher oder gar tödlicher machen. Dass uns aufgrund wiederholter Laborunfälle und der fehlenden Transparenz in diesem Bereich ein mulmiges Gefühl beschleicht, ist mehr als gerechtfertigt.

Angesichts der hohen Zahl von COVID-19-Toten weltweit und ihrer Leidenswege ist es auch eine moralische Pflicht, dem Ursprung des neuartigen Coronavirus unvoreingenommen nachzugehen. Wie Studien belegen, kann bislang kein seriös arbeitender Wissenschaftler die Hypothese ausschließen, dass SARS-CoV-2 aus einem Labor stammt (Stand: Juli 2020) – so sehr die Medien das Gegenteil behaupten. Belastbare Nachweise und vertiefte Sachkenntnisse sind von fundamentaler Bedeutung – nicht nur, um der Hochburgen solch riskanter Forschungen gewahr zu werden, sondern auch, um (hoffentlich) eine grundsätzliche Kursänderung einzufordern.

Auf diesem Gebiet steht nämlich das Selbstverständnis der Wissenschaft als solche auf dem Spiel. Sie fällt dieser Tage einer neuen Form von »Obskurantismus« zum Opfer bzw. bewegt sich, wie Richard Horton vom *Lancet* bereits 2015 feststellte, in »Richtung Finsternis«. Dies mündet, was diverse Schlussfolgerungen über den Ursprung von SARS-CoV-2 angeht, teilweise in reine Zensur. Im Juni 2020 äußerten sich auch Mikrobiologen der Universitäten Innsbruck und Toronto besorgt über diesen Zustand: »Aufgrund der Schwere der Auswirkungen von SARS-CoV-2 auf die Menschheit haben die Forscher die Verantwortung, über alle persönlichen Forschungsinteressen hinaus eine gründliche Analyse aller möglichen Ursachen für das Auftreten von SARS-CoV-2 durchzuführen. Leider werden Theorien, die einen möglichen künstlichen Ursprung von SARS-CoV-2 in Betracht ziehen, von internationalen wissenschaftlichen Zeitschriften zensiert, da sie Verschwörungstheorien zu unterstützen scheinen. Die genetische Manipulation von SARS-CoV-2 kann in jedem Labor der Welt durchgeführt worden sein, das Zugang zu Backbone-Sequenz und die notwendige Ausrüstung hat.«[5]

Diese dunkle Wende in der Wissenschaft, die uns wie eine abstrakte Entwicklung fernab unserer Alltäglichkeit vorkommen mag, ist nicht zu unterschätzen, denn sie kann ungeheure und sehr konkrete Konsequenzen für unsere Gesundheit haben. Eine solche Wende vollzieht sich übrigens auch auf anderen Gebieten der Gesellschaft.

Im Interesse der heranwachsenden Generationen wäre es somit unsere Pflicht, Wahrheit von Unwahrheit zu trennen – aber sind wir dazu überhaupt noch in der Lage?

Wer entscheidet letztlich, welche Informationen und wissenschaftlichen Ergebnisse zu gelten haben? Leider ist nicht von der Hand zu weisen, dass hierbei Geld, Macht und Algorithmen oft das Sagen haben.

Google hat seine Algorithmen schon vor Jahren dahingehend geändert, dass die ersten angezeigten Trefferseiten nur offiziell »abgesegnete« Informationen enthalten. In der Corona-Zeit wurden diese mathematischen Kontrollinstanzen weiterentwickelt, sodass die »richtigen« Informationen über COVID-19 als Erste zu sehen sind.[6] Die Pseudoobjektivität der Algorithmen kontrolliert somit den Informationsfluss.[7] Dies hat zur Folge, wie zuletzt auf Facebook geschehen, dass selbst seriöse wissenschaftliche Studien zu COVID-19 zuweilen als Fakes markiert werden.[8]

Wissenschafts- und Informationsfreiheit scheinen zunehmend in Gefahr zu sein. Aus diesem Grund sollte man die bereits über COVID-19 veröffentlichten, aber auch die künftigen Studien über Impfungen und Arzneien besonders kritisch unter die Lupe nehmen. Dies umso mehr, als im Juni 2020 zwei peer-reviewte Studien über COVID-19-Medikamente zurückgezogen werden mussten, da sie nachweislich auf gefälschten Daten basierten. (Das ist in der Medizinforschung leider kein Einzelfall: Studien, die zu Medikamentenzulassungen geführt hatten, waren, wie sich hinterher herausstellte, aufgrund falscher Daten zustande gekommen, und selbst eine sogenannte systematische Übersichtsarbeit über Impfungen wurde schon als »inkomplett und fehlerbehaftet« eingestuft).[9]

Um die weniger bekannten »Wahrheiten« aufzuzeigen, wurde für dieses Buch wie erwähnt größtenteils und soweit möglich auf wissenschaftliche Arbeiten, Papers, Meinungen und Studien von Medizinern und Forschern zurückgegriffen, bei denen keine Interessenkonflikte bestehen. Da die Corona-Zeit von ständig mutierenden Informationen gekennzeichnet ist, sei noch darauf hingewiesen, dass die vorliegenden Texte bis kurz vor der Drucklegung ständig aktualisiert wurden.

Recherchieren und das Sichten wissenschaftlicher Studien war mir ein fundamentales Bedürfnis, gepaart mit der Hoffnung, einige über COVID-19 vorgetragene Informationen als lückenhaft zu entlarven. Zudem wollte ich auch einige unterdrückte bzw. fast verschollene Tatsachen ans Licht bringen, damit der Leser Angaben über SARS-CoV-2 und COVID-19 differenzierter beurteilen und einzuordnen vermag.

Wer sich um die Wahrheit bemüht – oder zumindest um Fakten, die sich dieser nähern –, verlässt zwar das Sofa der bequemen Denkungsart, kann aber dafür die Welt aus einem aufgeklärten und erhellenden Blickwinkel betrachten.

München, im Juli 2020
Miryam Muhm

1. DER URSPRUNG VON SARS-COV-2 – LABOR ODER GROTTE?

Einen Propaganda-Krieg, wie ihn China und die USA seit geraumer Zeit gegeneinander führen, hat es in ähnlicher Form schon einmal gegeben. So wie Präsident Trump und andere US-Politiker in den letzten Monaten vom »Chinesischen Virus« oder »Wuhan-Virus« sprachen[10], so war vor einem Jahrhundert zwischen 1918 und 1920 von der »Spanischen Grippe« die Rede. Diese Pandemie hatte ihren Ursprung aber mitnichten in Spanien. Werfen wir also einen kurzen Blick in die Geschichte.

Zunächst einmal: Der Name »Spanische Grippe« ist insofern irreführend, als der Name jener Influenza nichts mit ihrem Ursprung zu tun hatte, sondern sich lediglich auf das Land bezog, aus dem die ersten besorgniserregenden Infektionsberichte kamen.

Heute besteht in der Wissenschaft ein klarer Konsens darüber, dass die »Spanische Grippe« ihren Ausgangspunkt in den USA hatte. Ähnlich wie in der heutigen Corona-Zeit wurden jedoch auch damals, also am Ende des Ersten Weltkrieges, politisch motivierte Beschuldigungen erhoben. In einem preisgekrönten Aufsatz (2010) schrieb der in London lehrende Historiker Eckart Michels: »In den USA verdächtigte die Öffentlichkeit beispielsweise deutsche Spione, die Krankheit eingeschleppt zu haben. Ferner geriet das Bayer-Produkt Aspirin in den Ruf, von den Deutschen so manipuliert worden zu sein, dass es nun die Krankheit verursachte [...]. In Frankreich spekulierte die Presse, dass die Infektion entweder von deutschen U-Booten angelandet oder von Kriegsgefangenen eingeschleppt worden sei.«[11]

Die New York Times forderte damals, die Spanische Grippe ,in »Deutsche Grippe« umzubenennen.[12] Dem lesenswerten Artikel aus dem Freitag ist weiter zu entnehmen: »Dabei nahm die Pandemie vermutlich in den USA selbst ihren Ursprung. Wissenschaftler gehen heute davon aus, dass sie erstmals in einem militärischen Stützpunkt im US-Bundesstaat Kansas auftrat.«[13]

Auch der Schweizer Medizinprofessor Paul Robert Vogt äußerte sich zu diesem Thema: »Die **Spanische Grippe war tatsächlich eine Amerikanische Grippe** [...] Als 1918 der amerikanische Landarzt Loring Miner in Haskell County im US-Bundesstaat Kansas mehrere Patienten mit Grippesymptomen sah, welche an Heftigkeit alles Bisherige übertrafen, hat er sich an den United States Public Health Service gewandt und um Unterstützung gebeten. Diese wurde ihm verweigert. Drei Patienten von Haskell County wurden zum Militärdienst eingezogen. Albert Gitchell, der Küchenunteroffizier – der sogenannte **Patient Null** – verbreitete das Virus in jener Kompanie, für die er kochte und die nach Europa [Spanien] verlegt wurde.«[14] (Hervorhebungen durch die Autorin)

Könnte es auch diesmal so sein, dass China lediglich das Land ist, in dem die ersten auffälligen Infektionsereignisse stattfanden – das neuartige SARS-CoV-2 aber von ganz woanders herstammt?

Die fälschlicherweise als »Spanische Grippe« bezeichnete Krankheit grassierte, als der Erste Weltkrieg in vollem Gange war. 2019, also ziemlich genau ein Jahrhundert später, liegen zwei Supermächte im Handelskrieg – die eine ist wirtschaftlich auf dem Vormarsch, die andere will um keinen Preis ihre Vormachtstellung verlieren. Somit ist jedes Narrativ willkommen.

Die Regierungen dieser beiden Supermächte beschuldigen sich gegenseitig, das SARS-CoV-2-Virus, das die Welt derzeit heimsucht, sei dem jeweils anderen Land entsprungen. Die Leitmedien der verschiedenen Länder dienen dabei als Sprachrohr der jeweiligen Lesart – je nachdem, ob sie sich den USA verbunden fühlen oder eher China nahestehen.

Aber hat das alles etwas mit der Wahrheit zu tun? Diese Frage ist überflüssig, denn wo SARS-CoV-2 seinen Ursprung hat, lässt sich momentan noch nicht definitiv beantworten. Man kann sich aber zumindest an die Wahrheit herantasten, indem man sich mit mathematischer Akribie durch das Dickicht von Fakes, schlagzeilenträchtigen Meldungen, wilden Verschwörungstheorien, angeblichen Tatsachen und zurückgezogenen wissenschaftlichen Studien hindurcharbeitet.

Ein Krimi mit moralischen Implikationen

Das Narrativ über den Ursprung von SARS-CoV-2 liest sich wie ein Krimi. In diesem geht es jedoch nicht um die Ermordung einer fiktiven Figur, sondern um ein qualvolles, stunden- oder gar tagelanges Ringen um Luft, um einen unentrinnbaren Todeskampf, wie er sich in dieser oder ähnlicher Form bis heute hunderttausend Male wiederholt hat. Sich dem tatsächlichen Ursprung dieses tödlichen Virus zu nähern – und zwar auf einer streng wissenschaftlichen, nicht interessengeleiteten Basis – ist gewissermaßen eine moralische Pflicht.

Wie oben erwähnt, wird es im Moment oder auch in naher Zukunft niemandem möglich sein, die Wahrheit aufzudecken – zu sehr steht der Handelsstreit zwischen China und den USA im Vordergrund. Sollten die Chinesen herausfinden, dass SARS-CoV-2 ein »amerikanisches Virus« ist, würden sie dies womöglich nicht einmal öffentlich machen, denn dann hätten sie gegen die USA etwas Bedeutsames in der Hand und könnten diese Fakten zu gegebener Zeit zu ihren Gunsten nutzen – ähnlich wie das bei so manchen politischen Abläufen in parlamentarischen Untersuchungsausschüssen gehandhabt wird.

Nebenbei: Ein politisch versierter Kollege eröffnete mir vor Jahren, dass Untersuchungsausschüsse oft dazu dienen, die Machtverhältnisse zwischen den Parteien zu gestalten – das heißt, wenn die Opposition eine Wahrheit herausfindet, die für die regierende(n) Partei(en) peinlich werden könnte, einigt man sich oft auf einen Kompromiss, bei dem man dem politischen Gegner irgendwelche Konzessionen zugesteht – nach dem Prinzip »eine Hand wäscht die andere«. Was der Öffentlichkeit dann mitgeteilt wird, ist eine andere Version der »faktischen Wahrheit«.

Ob so etwas auch im Falle von COVID-19 geschehen könnte in dem Sinne, dass Regierungen das tatsächliche Endergebnis internationaler Untersuchungen für eigene wirtschaftliche und/oder politische Machtzwecke nutzen könnten und wir, die Öffentlichkeit, nichts darüber erfahren bzw. mit einer »anderen« Version abgespeist werden, ist die große Frage.

China hat im Juli 2020 einer unabhängigen internationalen Untersuchungskommission Zutritt gewährt. Diese sollte sich mit einer Reihe von Hypothesen befassen – den gleichen, die in diesem Kapitel behandelt werden: Wurde das neue Coronavirus im Labor hergestellt und absichtlich verbreitet? Oder ist es aus einem Hochsicherheitslabor entwichen? Und falls ja – wo? Stammt es aus der chinesischen Provinz Hubei? Aus einem Labor in den USA? Wurde es im Oktober 2019 während der Militärweltspiele von US-Soldaten nach Wuhan (China) eingeschleppt? Oder ist SARS-CoV-2 das Resultat einer natürlichen Evolution und konnte sich »dank« des globalen Massentourismus und der Art und Weise, wie wir mit unserem Planeten umgehen, rasant verbreiten?

Um diesen Krimi aufzulösen, gilt es nach dem gleichen Prinzip vorzugehen, wie es auch Kriminalisten tun: Man muss eine Chronologie der Ereignisse aufstellen und die wissenschaftlichen

Hypothesen und Studien sowie die Historie der Länder durchforsten, die in diesen Informationskrieg involviert sind. Nur so lässt sich ein Profil des »Täters« erstellen – so es denn überhaupt einen gibt.

Der zeitliche Ursprung – Studien und Fallbeschreibungen

Aufgrund der Informationen der Leitmedien und der öffentlich-rechtlichen Fernsehsender ging man eine Zeit lang davon aus, dass SARS-CoV-2 erstmals im Dezember 2019 im chinesischen Wuhan auftauchte. Neuere wissenschaftliche Untersuchungen haben inzwischen allerdings ergeben, dass dieses Virus zumindest schon seit November Menschen in der Provinz Hubei infizierte.

Im Februar 2020 wurde im *Journal of Medical Virology* eine kurze Mitteilung der Università di Milano veröffentlicht: Die phylogenetische Analyse mehrerer italienischer Wissenschaftler hatte ergeben, dass der zeitliche Ursprung von SARS-CoV-2 zwischen Oktober und November 2019 liegt.[15]

Die Resultate einer weiteren Studie, die im Mai 2020 in der Fachzeitschrift *Infection, Genetics and Evolution* publiziert wurde, haben dies bestätigt. Diese Untersuchung wurde von Prof. Francois Balloux (University College London) zusammen mit Kollegen von der University of Oxford und der Université de la Réunion durchgeführt. Ihre genetische Analyse des SARS-CoV-2 lässt eindeutig den Schluss zu, dass das neuartige Coronavirus bereits im Herbst 2019 grassierte – in einem Zeitraum zwischen dem 6. Oktober und dem 11. Dezember.[16]

Zu einem ähnlichen Ergebnis kommt auch eine Studie von Dr. Peter Forster, angesehener Genetiker und Mitglied der Deutschen Akademie der Naturforscher Leopoldina, der mit Kollegen der

Cambridge University den Ursprung des Virus auf die Periode zwischen Mitte September und Dezember 2019 legt.[17] (Ihre Studie wurde bereits über 70-mal in Forschungsarbeiten zitiert.)

Diese wissenschaftlichen Ergebnisse bezüglich des zeitlichen Ursprungs des Virus stimmen auch mit Recherchen von Ärzten überein, die grippeähnliche Erkrankungsfälle vor dem COVID-19-Ausbruch nachträglich untersuchten.

Die *Badische Zeitung* schreibt dazu im Mai 2020: »Michel Schmitt, Chefarzt am Hôpital Albert Schweitzer in Colmar, ist bei einem nachträglichen Abgleich von Patientendaten auf erste CO-VID-19-Fälle in der Region schon ab Mitte November vergangenen Jahres gestoßen. Wie das Krankenhaus mitteilte, habe Schmitt 2456 Thorax-Aufnahmen aus der Zeit zwischen dem 1. November 2019 und dem 30. April 2020 verglichen.[…] Erfahrene Radiologen hätten ältere Aufnahmen von Lungen mit solchen verglichen, die nachweislich von positiv auf das Virus getesteten Patienten stammen. Aufgrund der Übereinstimmungen zwischen gesicherten Infektionen und Lungenerkrankungen aus dem Vorjahr sind Schmitt und sein Team zu der Überzeugung gelangt, dass der erste COVID-19-Fall in Colmar bereits am 16. November 2019 in die Klinik eingeliefert worden sei – lange, bevor die Ärzte dort etwas von dem neuen Erreger wissen konnten.«[18]

Dieses Bild wird durch weitere Fakten erhärtet. Im Deutschen Ärzteblatt erschien im Mai 2020 ein Bericht über Dr. Jean-Ralph Zahar von den Hopitaux d'Ile-de-France. Dieser Mediziner hat »Vor-Corona-Grippefälle« nachträglich auf SARS-CoV-2 überprüft, wofür er u. a. die eingefrorene Speichelprobe eines Patienten verwendete, der am 27. Dezember 2019 mit Lungenentzündung in ein Krankenhaus in der Nähe von Paris eingeliefert worden war. Die PCR-Analyse dieser Speichelprobe ergab, dass sie mit SARS-CoV-2 infiziert war. Dieses Ergebnis ist ein weiterer eindeutiger Beweis dafür, dass SARS-CoV-2 bereits seit Ende 2019 und somit lange vor den offiziellen ersten Fällen in Frankreich vorhanden war.[19]

Desgleichen auch in Italien: Der Epidemiologe Adriano Decarli von der Università di Milano geht davon aus, dass SARS-CoV-2 bereits ab Oktober/November 2019 in der Lombardei um sich griff. Eine diesbezügliche Studie dürfte in den nächsten Monaten Klarheit bringen.[20]

Gleicher Auffassung ist Giuseppe Remuzzi, Direktor des anerkannten Instituts für Pharmakologische Forschung Mario Negri in Mailand.[21]

Der Philosophieprofessor Paolo Becchi (früher auch an der Universität des Saarlandes tätig), der gerade an einem Buch über den Lockdown arbeitet (Arbeitstitel: »Demokratie in der Quarantäne«), schrieb, dass er zwar nicht vom Fach sei, aber durchaus gewisse Schlüsse ziehen könne: Wie eine lokale Zeitung am 2. Oktober 2019 berichtete, hatten die Ärzte in den Krankenhäusern der Provinz von Como Ende September/Oktober 2019 eine Flut an »Lungenentzündungen mit Atemnot« behandelt. Im April 2020, so der Professor, hatte *L'Avvenire* (eine der katholischen Kirche nahestehende Zeitung) berichtet, dass es in Val Seriana (Bergamo) bereits seit Oktober 2019 sehr viele Lungenentzündungen gab, deren Erreger nicht ausfindig gemacht werden konnte. Viele lokale Zeitungen hätten damals über einen anomalen Anstieg von akuten Atemwegserkrankungen berichtet – mit Symptomen, die denen von COVID-19 absolut ähnlich waren.[22]

Und wie war die Lage in Deutschland? Der erste offizielle CO-VID-19-Fall wurde im Januar 2020 in Bayern gemeldet. Im Februar gab es dann den Hotspot in Gangelt. Bekannte in München haben mir berichtet, dass sie im Herbst 2019 viele Wochen lang unter einem persistierenden trockenen Husten litten, wie sie ihn im Rahmen ihrer üblichen Herbst/Winter-Erkältungen noch nie erlebt hatten.

Aus den Daten der Arbeitsgemeinschaft Influenza des Robert Koch-Instituts (RKI) kann man lediglich ersehen, dass ab der 47. Kalenderwoche (also ab Mitte November 2019) in einigen Regionen Deutschlands ein Anstieg akuter Atemwegserkrankungen im Vergleich zum Vorjahr zu verzeichnen war. Ob dieser Anstieg von Influenza-Viren verursacht wurde, steht in den Sternen, denn nur ein Bruchteil der Patienten wurde darauf getestet.[23]

Ähnliche Berichte über die ungewöhnliche Häufung grippeähnlicher Erkrankungen in der Vor-Corona-Zeit kamen aus den USA.

Während einer Kongressanhörung musste Robert Redfield, der Leiter der US-Gesundheitsbehörde CDC (Centers for Disease Control and Prevention), einräumen, dass es unter den in den USA registrierten »Influenza-Toten« mehrere gegeben hatte, die eigentlich an COVID-19 verstorben waren, wie die Post-mortem-Untersuchungen ergeben hatten. In welchem Zeitraum diese Untersuchungen stattgefunden hatten, wurde nicht erwähnt.[24]

Chris Cuomo, ein angesehener CNN-Journalist, der selbst an COVID-19 erkrankt war, fragte sich während eines TV-Gesprächs mit Kollegen am 17. April 2020, ob SARS-CoV-2 in den USA nicht vielleicht schon seit Oktober 2019 sein Unwesen trieb: Zahlreiche Menschen hatten ihm berichtet, dass sie im Herbst unter einer Infektion gelitten hatten, deren Symptome für eine normale Grippe ziemlich unüblich waren – inzwischen aber COVID-19 zugeordnet werden können.

Einige Einzelfallbeschreibungen, über die in den US-Medien berichtet wurde, sind besonders erhellend. Im Mai 2020 schilderte z. B. die Zeitschrift *The Hour* einen Fall aus Connecticut: »Daniel Deforte hatte seit etwa 10 Jahren kein Fieber gehabt. Zwar erkrankte der 36-jährige Norwalker jeden Herbst, aber nie so stark wie im vergangenen November [2019]. Drei Tage lang lag Deforte mit 39,4 °C darnieder. Seine beiden Jungen im Alter von zwei und vier Jahren und seine Frau, 35 Jahre alt, erkrankten ebenfalls schwer. Insgesamt, so Deforte, war die Familie etwa zwei Monate außer Gefecht. ›Wir alle hatten extrem hohes Fieber. Es fiel mir sehr schwer zu atmen. Es wurde viel gehustet. Wir haben Monate gebraucht, um den Husten zu überwinden‹, sagte Deforte. [...] Die Familie wurde auf Influenza getestet, aber die Ergebnisse waren negativ. [...]. Als am 8. März der erste Fall [von COVID-19] in Connecticut bestätigt wurde, begannen sich Deforte und seine Familie ernsthaft zu fragen, ob es sich bei ihrer Krankheit nicht vielleicht um das Coronavirus gehandelt hatte.«[25]

Diese Frage kann sich ein amerikanischer Sportjournalist aus Los Angeles leider nicht mehr stellen. Ed Aschoff war für den Sportsender ESBN tätig. Am 5. Dezember 2019 twitterte er, er sei an einer multifokalen bilateralen Lungenentzündung erkrankt (typisch für COVID-19) und wandte sich an seine Follower mit der Frage, ob jemand von ihnen Ähnliches erlebt hätte wie er – ein junger Mann Anfang 30, der nie krank gewesen war und über ein robustes Immunsystem verfügte. Einer seiner Follower antwortete prompt: »Scheußlich. War zum ersten Mal im Leben in einem Krankenhaus. Brauchte ein CPAP-Beatmungsgerät, hasste das Ding. 1 Woche im Krankenhaus. Beeinträchtigter Geschmackssinn für etwa drei Wochen [...].«[26]

Am Abend desselben Tages twitterte Aschoff erneut: Er habe vor ein paar Wochen (also im November 2019) wohl einen Virus aufgeschnappt, und die Ärzte meinten, dass sich daraus diese bilaterale multifokale Lungenentzündung entwickelt hatte, die sie nun mit Antibiotika behandelten. Tagsüber würde es inzwischen wieder einigermaßen gehen, aber er habe immer noch Husten, Fieber und Schweißausbrüche. 19 Tage später, am 24. Dezember, war Ed Aschoff tot. Er war gerade einmal 34 Jahre alt geworden.[27]

Im konservativen *National Review* erschien im März 2020 ein Artikel des Militärhistorikers Victor Davis Hanson, wonach es in

Kalifornien seit Herbst 2019 eine verfrühte und grippeähnliche Erkrankungswelle gegeben hatte, die an COVID-19 erinnert: »[...] Seit Beginn der Grippesaison am 29. September haben kalifornische Gesundheitsbeamte **16 Ausbrüche** festgestellt. Nach Angaben der Gesundheitsbehörde sind die Zahlen der Grippe-fälle, Krankenhausaufenthalte und Todesfälle alle höher als er-wartet.«[28] (Hervorhebungen durch die Autorin)

Viele US-Mediziner hatten sich bereits über das frühe Auftreten der influenzaähnlichen und die unüblich schweren Symptome (Magen- oder Darmkrämpfe, **unproduktiver** [= trockener] **Husten** u. a.) gewundert.[29]

Angesichts der oben genannten, auffällig häufigen influenza-ähnlichen Erkrankungsfälle fragt man sich, warum die Ärzte und Forscher in den USA nicht auch so verfahren wie ihre Kollegen in Frankreich und Italien – also einfach die Lungen-CTs aus der Herbst/Winter-Saison 2019 mit denen von COVID-19-Patienten im Frühjahr 2020 vergleichen. Um festzustellen, ob SARS-CoV-2 nicht vielleicht schon früher als angenommen in den USA ausge-brochen war, stehen ihnen auch noch weitere Möglichkeiten zur Verfügung. Der Genetiker Peter Forster hat hierzu schon vor Mo-naten eine simple Lösung vorgeschlagen: Man brauche nur in die »Gefriertruhen der Krankenhäuser zu schauen«, wie in der *Süd-deutschen* zu lesen war.[30] Dort könnten Körpersekrete von Patien-ten, die in der Vor-Corona-Zeit negativ auf Grippeviren getestet worden waren, nochmals auf SARS-CoV-2 überprüft werden. Warum werden solche Untersuchungen in den USA nicht breitflä-chig durchgeführt? Könnte es das Narrativ vom »Chinesischen Virus« zerstören?

Da sich Viren schon im Vorfeld der Wintermonate eher unbe-merkt verbreiten, wäre es somit mehr als plausibel zu vermuten, dass die ersten Fälle von COVID-19 bereits schon viel früher auf-traten.

In einer **im März 2020** veröffentlichten Studie haben Wissenschaftler der University of Oxford auf eindringliche Weise beschrieben, wie sich neue virale Infektionen in der Bevölkerung ausbreiten können. Sie haben damit auch die These bestätigt, dass SARS-CoV-2 in der ersten Phase seiner Verbreitung viele Menschen so gut wie unbemerkt hatte infizieren können: »Die Ausbreitung eines neuartigen pathogenen Infektionserregers, die mit einer Herdenimmunität endet, verläuft in der Regel in drei unterschiedlichen Phasen: (I) eine erste Phase **der langsamen Anhäufung neuer Infektionen (oft nicht nachweisbar)**, (II) eine zweite Phase des schnellen Anwachsens von Infektions-, Krankheits- und Todesfällen und (III) eine letztliche Verlangsamung der Übertragung mangels anfälliger Individuen, was typischerweise zur Beendigung der (ersten) Epidemiewelle führt. Vor der Durchführung von Eindämmungsmaßnahmen (z. B. soziale Distanzierung, Reiseverbote usw.) und unter der Annahme, dass die Infektion eine schützende Immunität verleiht, weist die epidemiologische Theorie darauf hin, dass auch die derzeitige **SARS-CoV-2-Epidemie diesem Muster entsprechen wird.**«[31] (Hervorhebungen durch die Autorin)

Genau das bedeutet aber, dass SARS-CoV-2 schon länger unter uns weilt: Die aktuellen Berichte von Medizinern über die Präsenz von COVID-19-Fällen in Europa ab Herbst 2019, die Schilderungen von US-Ärzten sowie der US-Gesundheitsbehörde CDC über »untypische und verfrühte« grippeähnliche Erkrankungswellen in den Staaten[32] und die phylogenetischen Forschungsergebnisse – all dies deutet sehr konkret darauf hin, dass SARS-CoV-2 auf zwei Kontinenten (Eurasien und Nordamerika) zumindest schon seit Herbst 2019 langsam, aber stetig sein Unwesen trieb.

Wie lange diese allmähliche Verbreitung von SARS-CoV-2 voranschritt (wobei das Virus womöglich Mutationen durchlief, die es für den Menschen gefährlicher machten), wurde von mehreren

Forschern in Studien untersucht, deren Ergebnisse Ende Juni 2020 bekannt wurden.

Hier ein Beispiel: Wissenschaftler von der Universität de Barcelona analysierten die Abwässer dieser katalanischen Stadt auf das Vorhandensein von SARS-CoV-2 (oft werden davon eingefrorene Proben jahrelang aufbewahrt). Schon zu Beginn der Probenentnahmen konnte nachgewiesen werden, dass das neue Coronavirus bereits im Januar 2020 in Barcelona präsent war. Aufgrund dieser ersten Ergebnisse beschlossen die Forscher, stichprobenartig weitere Abwasserproben aus dem Zeitraum Dezember 2018 bis Dezember 2019 zu untersuchen, und stießen dabei auf eine, **die SARS-CoV-2 enthielt. Diese Probe stammte vom 12. März 2019.**[33] Die Forscher gehen davon aus, dass das Virus vermutlich durch Touristen eingeschleppt wurde – Barcelona ist bekanntlich ein beliebtes Reiseziel. Da diese Studie (Stand 27.6.2020) noch nicht von Kollegen peer-reviewed wurde, sind die Daten momentan noch nicht hundertprozentig abgesichert – sie lassen jedoch staunen, denn auch sie würden den bisher verlauteten zeitlichen und geographischen Ursprung des Virus infrage stellen.

Geografischer Ursprung – woanders als behauptet?

In den *Proceedings of the National Academy of Sciences* wurde im April 2020 ein hochinteressantes Paper veröffentlicht. Die Autoren – Wissenschaftler der University of Cambridge – gehen davon aus, dass SARS-CoV-2 **nicht** in der chinesischen Großstadt Wuhan, sondern in Guangdong im Süden Chinas seinen Ursprung hat, und zwar lange vor dem bekannten Ausbruch in der 11-Millionen-Metropole.[34]

Der Hauptautor dieses Papers, der deutsch-britische Genetiker Peter Forster (Mitglied der Leopoldina) präzisierte dazu in einem

Interview: »Das Virus mag schon vor Monaten zu seiner endgültigen ›human-effizienten‹ Form mutiert sein, **blieb aber mehrere Monate lang** in einer Fledermaus oder einem anderen Tier **oder sogar im Menschen, ohne andere Individuen zu infizieren. [...] Zwischen dem 13. September und dem 7. Dezember begann es dann, Menschen zu infizieren und sich unter ihnen auszubreiten,** wodurch das Infektions-Netzwerk entstand, das wir in [der Fachzeitschrift] *Proceedings of the National Academy of Sciences* vorstellen.«[35] (Hervorhebungen durch die Autorin)

Dieses Ergebnis passt zu den zahlreichen o. g. Einzelberichten und Forschungsergebnissen. Der lange Zeitraum, in dem sich SARS-CoV-2 vor dem großen Ausbruch vereinzelt Opfer aussuchte, verlief somit nach dem üblichen Verbreitungsschema eines neuen Infektionserregers (wie es von der University of Oxford dargelegt wird, s. o.) und würde auch die Tatsache erklären, dass inzwischen drei unterschiedliche Hauptvarianten von SARS-CoV-2- zirkulieren: ein A-, ein B- und ein C-Typ.

Variante A grassiert hauptsächlich in den USA und Australien; man fand sie aber auch in US-Amerikanern, die sich länger in Wuhan aufhielten, sowie in vier Chinesen in Guangdong. Auf der Webseite des Instituts für forensische Genetik in Münster ist hierzu Folgendes zu lesen: »In einer phylogenetischen Netzwerkanalyse [...] fanden die Forscher [28. April 2020] drei zentrale Varianten, die sie als A, B und C bezeichnet haben. Typ A ist der Urahne aller menschlichen Coronaviren gemäß Vergleichen mit dem eng verwandten Fledermaus-Coronavirus [...] **Interessanterweise ist der in Wuhan-vorherrschende Typ B nicht der ursprüngliche menschliche Virustyp [...]**«[36]

Aus der A-Variante entwickelte sich die B-Variante, die insbesondere in Wuhan zugange war.[37] Aus dieser entstand dann die C-Variante, die Menschen u. a. in mehreren Ländern Europas infizierte: »In dieser ersten Phase des Ausbruchs sind die A- und C-

Typen in signifikanten Anteilen außerhalb Ostasiens zu finden, das heißt bei Europäern, Australiern und Amerikanern. Im Gegensatz dazu ist der B-Typ der häufigste Typ in Ostasien. Der C-Typ ist unter anderem früh in Singapur dokumentiert und ist auch unter den ersten europäischen Infektionsfällen zahlreich vertreten.«[38]

Wie jedes Virus verändert sich auch SARS-CoV-2 – als wüsste es wie wir, dass das einzig Konstante im Leben die Veränderung ist (obwohl diese winzigen Strukturen ja allgemein nicht zu den Lebewesen gerechnet werden, da sie ohne Wirtszellen, das heißt auf sich allein gestellt, zu nichts imstande sind).

Ende Juni 2020 haben türkische Wissenschaftler anhand einer phylogenetischen Studie über SARS-CoV-2 das von Dr. Forster aufgestellte Ursprungs-Modell (s. o.) bestätigt.[39]

Hier stellen sich Fragen, auf welche die Wissenschaft Antworten finden sollte. Falls sich nämlich Virus-Typ A, wie der Cambridge-Professor Peter Forster in seiner Studie feststellt, nicht in Wuhan entwickelt hat, sondern in der knapp 1000 Kilometer südlich davon entfernten **Provinz Guangdong**, dann fällt die bislang geltende Ursprungsbehauptung »Wuhan« wie ein Kartenhaus in sich zusammen, und wir haben es, wie so oft, mit einem Narrativ zu tun. Das Virus würde dann also aus dem Süden Chinas stammen – aus der Region der berüchtigten feucht-warmen Grotten, in denen Abertausende von Fledermäusen unter Missachtung jeglicher sozialen Distanz sehr eng zusammenleben.

Ist das nun des Rätsels Lösung?

Wahrscheinlich doch nicht. Erstens, weil die oben erwähnte Abwasser-Studie aus Barcelona den zeitlichen Ursprung von SARS-CoV-2 auf **März 2019** datiert. Zweitens, weil die phylogenetischen Studien, die den geographischen Ursprung einzukreisen versuchen, als Ausgangsgenom den eines Fledermaus-Coronavirus (RaTG13) annehmen – was aber wissenschaftlich noch umstritten ist.

Laut der Studie des Genetikers Francois Balloux vom Imperial College London (s. o.) lässt sich nämlich **momentan nicht abschließend klären, ob SARS-CoV-2 tatsächlich von Fledermäusen abstammt oder nicht:** »Die engste bisher bekannte genetische Abstammungslinie findet sich bei **Hufeisennasen-Fledermäusen (BatCoV RaTG13)** (Zhou et al., 2020). Diese Linie ist jedoch nur zu **96 %** identisch mit SARS-CoV-2 – also **nicht hoch genug, um es [BatCoVRaTG13] als unmittelbaren Vorfahren von SARS-CoV-2 anzusehen.** Die zoonotische [tierische] Quelle des Virus ist zum Zeitpunkt der Abfassung dieses Artikels (23. April 2020) noch nicht identifiziert.«[40] (Hervorhebungen durch die Autorin)

Der tierische Ursprung von SARS-CoV-2 ist bis heute immer noch nicht eindeutig erwiesen. (Stand: Juli 2020)

Das Narrativ des »chinesischen Fledermausvirus« erinnert also ein wenig an jenes, das uns seit 100 Jahren von der »Spanischen Grippe« sprechen lässt, obwohl es sich dabei um eine Fehlbezeichnung handelt, da das damalige Influenzavirus – wie wissenschaftlich nachgewiesen – seinen Ursprung in den USA hatte.

Trotz der Studien zum geographischen Ursprung in Südchina[41] verbreiten die Massenmedien es weiterhin als gesicherte Tatsache, dass der Ursprung von SARS-CoV-2 in Wuhan liegt. Angesichts neuer wissenschaftlicher Erkenntnisse und solange es keinen abschließenden Konsens über den tatsächlichen **Ursprungsort** von SARS-CoV-2 gibt, sollte Wuhan korrekterweise nur als der Ort genannt werden, wo der erste größere Ausbruch stattfand.

Der Informationskrieg der Weltmächte und ihre Narrative

Nun, da das Narrativ von Wuhan als Ursprungsort des neuen Virus einmal in der Welt ist, bietet es natürlich genügend Stoff für amerikanische Verschwörungstheorien, wonach SARS-CoV-2 im

Hochsicherheitslabor in Wuhan herbeimanipuliert und aus diesem freigesetzt wurde oder entwichen ist. Noch im Mai 2020 pochte US-Außenminister Pompeo darauf, dass SARS-CoV-2 aus dem **Wuhan**-Labor stammt – trotz einer Stellungnahme der US-Geheimdienste, wonach dies nicht mit Sicherheit behauptet werden könne.[42]

In Asien wiederum ist man eher der Auffassung, dass dieses gefährliche Virus den Amerikanern entkommen ist, und zwar vor dem 19. Juli 2019: An diesem Tag wurde auf Anordnung der US-Gesundheitsbehörde CDC das Hochsicherheits-Militärlabor Fort Detrick geschlossen, und zwar ziemlich Knall auf Fall. Die Chinesen gehen davon aus, dass die verfrühte grippeähnliche Welle in den USA mit diesem Ereignis zusammenhängt.

Für die Chinesen kam hinzu, dass von den Hunderten von US-Soldaten, die im Oktober 2019 zu den 7. Militärwettspielen des internationalen Weltsportverbands nach Wuhan angereist kamen, nach ihren Beobachtungen einige bereits bei der Ankunft ziemlich »kränklich« wirkten und somit COVID-19 nach Wuhan eingeschleppt haben könnten. (Die Amerikaner landeten bei diesen Spielen nur auf Platz 35 und damit sogar hinter Tunesien.)[43]

Viel Aufsehen erregte der italienische Degenfechter Matteo Tagliariol, als er dem *Corriere della Sera* in einem Interview im Mai 2020 berichtete, dass er – wie viele Athleten seiner **und anderer Mannschaften** – in Wuhan erkrankt war, wobei sich die schlimmsten Auswirkungen erst nach seiner Heimkehr zeigten: »›Ich hatte drei Wochen lang Fieber und Husten [so der italienische Degenfechter] und die Antibiotika haben nichts bewirkt. Dann wurden mein Sohn und meine Partnerin krank. Ich bin kein Arzt, aber die Symptome scheinen die von COVID-19 gewesen zu sein‹.«[44]

Den französischen Sportlern Elodie Clouvel und Valentin Belaud ging es nach eigenen Aussagen ähnlich, und auch in der deutschen Delegation gab es wohl einige solcher Fälle, sodass man der Sache nachgehen wolle, wie Christoph Holtherm vom Zentrum für Sportmedizin der Bundeswehr im Mai 2020 in der *Sportschau* mitteilte.[45]

Im März 2020 twitterte ein Sprecher des chinesischen Außenministeriums, dass vermutlich die US-Armee die Epidemie nach Wuhan eingeschleppt hatte.[46]

Solche Anschuldigungen machen nervös und ziehen Handlungen nach sich, die nicht immer von der Ratio geleitet werden. So haben chinesische Anwälte in China und den USA im März 2020 eine Schadensersatzklage gegen die US-Regierung, die US-Gesundheitsbehörde CDC, das US-Verteidigungsministerium und den US-Militärsportverband eingereicht.[47] Ihre Begründung ist der Website des *China Justice Observer* zu entnehmen: »Von Sept. 2019 bis März 2020 veröffentlichten die US-Regierung und die CDC wissentlich falsche Informationen und sprachen von ›Grippe‹, obwohl einige der Grippepatienten tatsächlich mit einem unbestimmten Virustyp infiziert waren (der sich später als COVID-19 erwies) […].«[48]

Eine solche Klage muss sich natürlich auch auf Fakten beziehen, und eines davon ist, dass die US-Gesundheitsbehörde CDC ja selbst bemerkt hatte, dass die influenza-like-illness-Welle (ILI) in den USA verfrüht einsetzte und anders verlief als üblich.[49] (engl. ILI = Bezeichnung für eine grippetypische, akute respiratorische Erkrankung, bei der ein Erregernachweis nicht durchgeführt wurde)

Wochen später haben Rechtsanwälte in Texas und Florida zum Gegenangriff geblasen und in Sachen COVID-19 eine Reihe von Einzel- und Sammelklagen gegen China vorbereitet. Im Unterschied zu den chinesischen Anwälten fordern sie Schadensersatz in Milliardenhöhe. Einige dieser Anwälte behaupten, SARS-CoV-2 sei im Sicherheitslabor von Wuhan entstanden.[50] Auch der

Generalstaatsanwalt von Missouri erhob am 21. April 2020 Klage gegen die chinesische Regierung mit der Behauptung, diese habe wichtige Informationen über das neue Coronavirus unterdrückt.[51]

Beiden Seiten dürfte aber klar sein – es handelt sich ja um Juristen –, dass ihre Klagen aufgrund der existierenden Staatenimmunität höchstwahrscheinlich abgeschmettert werden.[52]

Solche juristischen Gefechte gehören zum Wortkrieg der Supermächte, der auf der Basis von Gerüchten, Propaganda und Desinformationen ausgetragen wird. Und wir, die wir tagtäglich einer überbordenden Informationsflut und dem Sperrfeuer schlagzeilenträchtiger Meldungen ausgesetzt sind, glauben je nach politischer Vorliebe entweder das eine oder das andere und spielen das Spiel mit ...

So sehr Trump zu Beginn des SARS-CoV-2-Ausbruchs in den USA die Chinesen während seiner täglichen Pressekonferenzen im Weißen Haus dafür gelobt hatte, wie effizient sie die Ausbreitung des Virus bekämpft hätten, so sehr attackierte er China wenig später mehrere Tage hintereinander auf das Schärfste, und zwar als der Verdacht gegen ihn laut wurde, er habe den Virusausbruch in den USA unterschätzt und nicht schnell genug reagiert. Seine tagtäglichen Tiraden gegen China und die WHO wurden vermutlich auch dadurch angefeuert, dass laut Umfragen fast ein Drittel der Amerikaner daran glaubt, das neue Coronavirus entstamme dem Sicherheitslabor in Wuhan.[53]

Aufgrund der in den Sozialmedien pausenlos verkündeten Vermutungen und der Informationen in Presse und Fernsehen über den »zweifelhaften« Umgang der Provinzregierung von Hubei mit gesundheitlich wichtigen Informationen haben inzwischen gut zwei Drittel der Amerikaner ein negatives Bild von China.[54]

Der Wirtschaftsfeind muss der Schuldige für diese Krise in Amerika sein. Daher kursiert in Presse, Rundfunk, Fernsehen und den sozialen Medien weltweit alles Mögliche – von plausibel verpackten Unterstellungen bis hin zu den abstrusesten Verschwörungstheorien. So wird z. B. verbreitet, dass sich ein Wissenschaftler im Hochsicherheitslabor in Wuhan versehentlich infiziert und dann andere Menschen angesteckt hätte[55] – oder dass die hoch angesehene Virologin und Fledermaus-Forscherin Shi Zhengli-Li absichtlich eine mit SARS-CoV-2-Viren vollgepackte gefrorene Laborprobe auf dem Fischmarkt von Wuhan platziert und somit die Viren freigesetzt hätte.[56]

In dem sich zuspitzenden Handelskrieg ist den Kontrahenten jedes Mittel recht, um die Bevölkerung vom eigenen Narrativ zu überzeugen. Da China inzwischen das Land mit den weltweit meisten Patentanmeldungen ist und die USA somit überholt hat[57], stehen gewichtige Interessen auf dem Spiel.

SARS-CoV-2 ist ein natürliches Virus – wie wahrheitsgetreu ist die Berichterstattung?

Am 14. April 2020 hatte US-General Mark Milley (Vorsitzender des Vereinigten Generalstabs der Streitkräfte der Vereinigten Staaten) in einer Pressekonferenz als Leiter einer investigativen militärischen Gruppe die Möglichkeit in den Raum gestellt, dass es sich bei SARS-CoV-2 um einen genetisch manipulierten Virus handelt: »Es dürfte Sie nicht überraschen, dass wir uns intensiv damit beschäftigt und viele geheimdienstliche Stellen damit beauftragt haben, sich das sehr genau anzusehen«, sagte er. »Und ich würde einfach sagen, dass die Sache zu diesem Zeitpunkt ungeklärt ist. Obwohl gewichtige Beweise vorliegen, die auf ›natürlich‹ hinzudeuten scheinen. Aber wir wissen es nicht mit Sicherheit.«[58]

In unserer von Vorurteilen geprägten Welt ist es fast tröstlich, dass ein General die Öffentlichkeit besser informiert als die Leitmedien, denn General Milley beschreibt die Lage angemessen differenziert und wahrheitsgetreu: Es deute vieles auf einen natürlichen Ursprung des Virus hin, aber man wisse es eben nicht genau. Presse und Fernsehen sind mit den diesbezüglich veröffentlichten wissenschaftlichen Studien wesentlich anders umgegangen: Hier wurden aus bestehenden Unstimmigkeiten und Zweifeln unumstößliche Tatsachen konstruiert und der Öffentlichkeit so vermittelt, als sei es bereits eindeutig erwiesen, dass SARS-CoV-2 nicht aus einem Labor stamme und demnach tierischen Ursprungs sei.

Nehmen wir z. B. die *BBC*. Am 16. April 2020 ist auf ihrer Website zu lesen: »Eine im Januar weithin verbreitete Online-Theorie legt nahe, dass das Virus in einem Labor als Biowaffe konstruiert worden sein könnte. Wissenschaftler haben diese Behauptung wiederholt verworfen und auf Studien verwiesen, nach denen das Virus von Tieren stammt – von Fledermäusen.«[59]

Aber nicht nur die *BBC* ging mit Informationen so unpräzise um. Ob in den USA, Großbritannien, Italien, Frankreich, Deutschland etc. – in den meisten Leitmedien werden die wissenschaftlichen Studien auf eine Weise zitiert, dass unweigerlich der Eindruck entsteht, Genetiker und Virologen weltweit würden ein Labor als Ursprungsort von SARS-CoV-2 definitiv ausschließen.[60]

Bei einer genauen Überprüfung fällt nicht nur einmal, sondern immer wieder auf, dass dem nicht so ist. In fast allen wichtigen Studien und wissenschaftlichen Berichten der letzten Monate zu der Frage, ob SARS-CoV-2 aus einem Labor stammen könnte, kommen die Forscher zu dem Schluss, dass dies nicht mit Sicherheit ausgeschlossen werden kann. In den meisten der vielzitierten Studien wird eine Laborherkunft zwar als »eher unwahrscheinlich« bezeichnet bzw. dass man eine solche »nicht mit Sicherheit behaupten könne« – sie wird aber nicht kategorisch verneint.

Trotzdem wird insbesondere die von *Nature Medicine* veröffentlichte und weltweit am häufigsten zitierte Studie über den Ursprung von SARS-CoV-2 (Prof. Kristian G. Andersen, Scripps Research Institute Kalifornien) in den Leitmedien sowie in Fachzeitschriften (u. a. *Pharmazeutische Zeitung* und *Deutsches Ärzteblatt*) so wiedergegeben, als sei SARS-CoV-2 **ganz sicher nicht und unter keinen Umständen in einem Labor per Genmanipulation oder mit anderen Techniken hergestellt worden.**[61]

Am 18. März 2020 hieß es im *Deutschlandfunk* z. B.: »Rund um das Coronavirus gibt es Verschwörungstheorien, laut denen das Virus möglicherweise gezielt im Labor gezüchtet worden sein soll. Dem widerspricht nun eine Studie eines internationalen Forschungsteams im Fachmagazin *Nature Medicine*. Das Virus SARS-CoV-2 sei **eindeutig** ein Ergebnis natürlicher Evolution, heißt es darin.«[62] Das aber ist absolut **falsch**, denn zum jetzigen Zeitpunkt würde sich kein seriös arbeitender Wissenschaftler zu einer solchen definitiven Aussage hinreißen lassen.

… und nun zu den Fakten

Um sich zu diesem Thema ein eigenes Bild machen zu können (getreu »Sapere aude«), lohnt sich die Lektüre einiger Auszüge aus der o. g. Arbeit zum Ursprung von SARS-CoV-2. Hier einige Zitate zur Klärung dessen, was tatsächlich in dem Paper von Prof. Andersen und Kollegen steht:

Zitat 1: »Es ist **unwahrscheinlich**, dass SARS-CoV-2 durch Labormanipulation eines verwandten SARS-CoV-ähnlichen Coronavirus entstanden ist.«[63]

Klartext: Es ist **unwahrscheinlich** – aber eine Manipulation im Labor als möglicher Ursprung für SARS-CoV-2 wird **nicht** ausgeschlossen.

Zitat 2: »Theoretisch ist es möglich, dass SARS-CoV-2 während der Anpassung an die Zellpassage in einer Zellkultur RBD-Mutationen [...] erworben hat, wie in Studien zu SARS-CoV[11] beobachtet wurde.«[64]

Klartext: Gewisse Mutationen seines Genoms hätte SARS-CoV-2 theoretisch auch innerhalb eines Labors (durch Zellpassagen in Kulturen) erwerben können.

Zitat 3: »Obwohl die Beweise zeigen, dass SARS-CoV-2 kein vorsätzlich manipuliertes Virus ist, ist es derzeit unmöglich, die anderen hier beschriebenen Theorien über seinen Ursprung zu beweisen oder zu widerlegen.«[65]

Klartext: Obwohl die in dieser Studie aufgeführten Beweise zeigen, dass es sich nicht um einen absichtlich manipulierten Virus handelt, können die Wissenschaftler die anderen in der Studie aufgelisteten Theorien nicht ausschließen. Und welche meinen sie damit? Womöglich die von den Forschern in ihrer eigenen Arbeit erwähnten.

Zitat 4: »Auswahl während der Zellpassage – Die Grundlagenforschung zur Zellpassage von Fledermaus-SARS-CoV-ähnlichen Coronaviren in Zellkulturen und/oder Tiermodellen wird seit vielen Jahren in Laboratorien der Biosicherheitsstufe 2 auf der ganzen Welt betrieben[27], und es gibt dokumentierte Fälle von Laborausbrüchen von SARS-CoV[28]. **Wir müssen daher die Möglichkeit einer unbeabsichtigten Freisetzung von SARS-CoV-2 im Labor untersuchen.**«[66]

Klartext: Die Theorie, dass es sich um ein **aus einem Labor entwichenes** neuartiges Coronavirus handelt, wird somit, wie auch Zitat 3 aufzeigt, **weder widerlegt noch bestätigt.** Zudem wird ausdrücklich darauf verwiesen, dass ein möglicher Labor-Ursprung von SARS-CoV-2 weiter erforscht werden sollte.

Zitat 5: »Mehr wissenschaftliche Daten könnten das Gleichgewicht der Beweise zugunsten einer Hypothese gegenüber einer anderen verändern.«[67]

Klartext: Ein Forscher kann nichts anderes sagen, als dass die wissenschaftlichen Beweise, die diese Studie untermauern, durch neu hinzukommende Daten widerlegt werden könnten und dass somit beide Hypothesen, das heißt Natur- oder Laborursprung, nach wie vor offen sind.

So viel zu Wahrheit und präziser Berichterstattung.

Erwähnenswert in diesem Zusammenhang ist auch, was der preisgekrönte US-Wissenschaftsjournalist Rowan Jacobsen (*Scientific American*) im Mai 2020 in einem detailreichen Artikel betont hat, und zwar, dass keiner der Wissenschaftler, mit denen er gesprochen hatte, »die Möglichkeit, dass es [SARS-CoV-2] versehentlich aus einem Labor […] entwichen ist, mit Sicherheit ausschließen konnte.« […].[68]

Und genau das steht im Raum. Könnte SARS-CoV-2 also nicht doch aus einem Hochsicherheitslabor stammen?

Bereits im Februar 2020, als SARS-CoV-2 noch den alten Namen trug (2019-nCoV), hatte ein französisch/kanadisches Forscherteam unter der Leitung von Bruno Coutard und Prof. Etienne Decroly von der Aix Marseille Université festgestellt, dass das neue Coronavirus eine Furin-Spaltstelle aufwies, die bei anderen SARS-Coronaviren nicht vorkommt.[69]

Ende Mai 2020 machte ein Forscherteam des Deutschen Primatenzentrums in Göttingen eine weitere bemerkenswerte Entdeckung, die in der Fachzeitschrift *Molecular Cell* veröffentlicht wurde.[70] Es handelt sich um eine »ungewöhnliche Aktivierungssequenz« der SARS-CoV-2-Spikes: »Es erlaubt dem Virus, sich an Zellen anzuheften und anschließend mit den Zellen zu verschmelzen, um so seine Erbinformation für die virale Vermehrung in die Zellen einzuschleusen. Dazu müssen Aktivierungssequenzen des Spike-Proteins durch Enzyme der Zellen, sogenannte Proteasen (in diesem Fall Furin) gespalten werden. Das Spike-Protein von SARS-CoV-2 trägt eine Aktivierungssequenz an der sogenannten S1/S2-Spaltstelle, die man von hochpathogenen Vogelgrippe-Viren kennt, aber in SARS-CoV-2 eng verwandten Viren bislang nicht finden konnte. Die Bedeutung dieser Sequenz für das Virus war bisher unbekannt.«[71]

Im Virologen-Blog von Prof. Vincent Racaniello (Columbia University) tauschten sich Experten im Mai/Juni 2020 über dieses Thema aus – fernab vom Rampenlicht der Öffentlichkeit und der Medienwelt. Den Fachkonversationen dieser Virologen ist eindeutig zu entnehmen, dass sie die Hypothese, SARS-CoV-2 könnte einem Labor entstammen, untereinander »heiß« diskutieren. Die vorgebrachten Beweise betreffen die o. g. ungewöhnliche Furin-Spaltstelle von SARS-CoV-2, die in anderen humanen Coronaviren nicht vorhanden ist, »ebenso wenig [wie] in den SARS-verwandten Coronaviren, die man in Fledermäusen findet, einschließlich RaTG13, dem Virus mit der engsten allgemeinen Genomsequenzidentität mit SARS-CoV-2«.[72]

Dass sich dieser ungewöhnliche Genomteil natürlich entwickelt haben könnte, ist nicht besonders plausibel, denn dies hätte, wie im Blog zu lesen ist, eine Rekombination erfordert. Das heißt, eine Fledermaus hätte gleichzeitig von zwei unterschiedlichen Viren infiziert werden müssen, die ihr Genom in der Wirtszelle zusammengebastelt hätten – »ein Ereignis mit geringer Wahrscheinlichkeit, aber nicht unplausibel«.[73]

Einer der Virologen des Blogs betont, dass er einen natürlichen Ursprung bevorzugen würde. Leider sei aber die Möglichkeit, dass SARS-CoV-2 aus einem Labor komme, nicht auszuschließen, denn gerade in Laboren (selbst in solchen, die nur Sicherheitsstufe S2 haben) werden diese Furin-Spaltstellen bereits seit Jahren künstlich »erschaffen«.[74]

Das Thema ist hochbrisant, denn seit Langem werden in den Universitäten weltweit (insbesondere in den USA, aber auch in den Niederlanden und in China) **gentechnisch manipulierte Viren hergestellt, um sie infektiöser zu machen,** als sie von Natur aus sind (man nennt dieses Prozedere »Gain-of-Function«[75]) (siehe Kapitel »Hochsicherheitslabore – die Welt spielt russisches Roulette«).

Ein solcherart manipuliertes **SARS-CoV-Virus** wurde z. B. 2015 an der University of North Carolina **erschaffen.** Es wurde gentechnisch dergestalt »zurechtgebastelt«, dass seine Spikes besonders effizient an die ACE2-Enzyme tierischer und menschlicher Zellen andocken konnten, was dem Virus ein willkommenes Einfallstor bot. Auf diese Weise erhielt das Virus **die besondere Eigenschaft,** die auch SARS-CoV-2 kennzeichnet.[76]

Diese Arbeit wurde damals von Forschern scharf kritisiert, u. a. weil sie lediglich ein neues, im Labor erschaffenes, unnatürliches Gefahrenrisiko hervorbrachte.[77]

Was mit dieser Virus-Chimäre danach geschah, ist übrigens nicht bekannt.

Dr. Baric, Hauptautor der o. g. Studie, stand bereits seit Jahren in wissenschaftlichem Austausch mit dem militärischen US-Hochsicherheitslabor in Fort Detrick (USAMRIID).[78]

Am 11. Juli 2020 landeten die ersten Mitglieder der WHO-Untersuchungskommission in China.[79] Vor ihrem Abflug hatte der Infektiologe Prof. Daniel R. Lucey von der Georgetown University an die WHO eine Liste mit den wichtigsten Fragen in Bezug auf diese Pandemie gesendet.

In seinem Blog, auf den sich die Berichterstattung der *New York Times* bezieht,[80] stellt Prof. Dr. Lucey folgende Fragen.

Frage Nr. 6: »Es ist wichtig, Fragen bezüglich einer potenziellen Laborquelle des Virus zu stellen, ob in Wuhan oder anderswo usw. Welche Art von ›Gain-of-Function‹-Experimente, falls durchgeführt, fanden mit Coronaviren in Laboren statt – in Wuhan oder anderswo in China oder in ausländischen Laboren in Zusammenarbeit mit weiteren Ländern einschließlich USA, Singapur, Australien, Frankreich, Niederlande oder anderen Ländern?«

Die 7. Frage lautet: »Wurden Coronaviren labormäßig [das heißt mittels gerichteter Evolution] von Frettchen zu Frettchen übertragen in Wuhan, oder anderswo in China, oder in **Zusammenarbeit mit ausländischen Laboren?** Falls ja, welche Viren wurden untersucht und welches waren die Ergebnisse? Wurden in Frettchen-zu-Frettchen-Studien Coronaviren untersucht, die von anderen Tieren stammten, z. B. von Fledermäusen, Pangolinen und/oder anderen Tieren?«[81]

Im Klartext: Prof. Lucey fordert die Mitglieder der Untersuchungskommission auf, bei der Ermittlung des Ursprungs von SARS-CoV-2 **unbedingt mit einzubeziehen, ob dieses Virus** mittels der Technik der Gain-of-Function oder der gerichteten Evolution (hier: Tier-zu-Tier-Passage) **künstlich erschaffen wurde,** ob von chinesischen Wissenschaftlern alleine oder in Zusammenarbeit mit Kollegen anderer Länder. Den Ursprung ausfindig zu machen, so Prof. Lucey in seinem Blog, ist von fundamentaler Bedeutung, vor allem weil dieses Wissen dazu führen würde, bessere wissenschaftliche Standards (Sicherheitsvorkehrungen) für die Untersuchung hochgefährlicher Erreger zu entwickeln.

Diese Stellungnahme zeigt umso mehr, dass die wiederholte Behauptung »SARS-CoV-2 ist eindeutig natürlichen Ursprungs« falsch ist.

Wie bisher festgestellt, kann die Mehrheit der Wissenschaftler einen Labor-Ursprung von SARS-CoV-2 nicht ausschließen. In Corona-Zeiten werden jedoch Forscher, die auf konkrete Hinweise stoßen, dass SARS-CoV-2 Anzeichen labortechnischer Veränderungen aufweist, sofort mit ätzender Kritik überschüttet.

Dies erfuhren auch die norwegischen und britischen Forscher, die Anfang Juni 2020 in einer Studie darlegten, dass SARS-CoV-2 eine »Chimäre« ist und vermutlich gentechnisch hergestellte Merkmale aufweist:[82] Auch sie wurden prompt mit Kritik überhäuft, trotz der Veröffentlichung ihrer Arbeit im angesehenen *QRB Discovery der Cambridge University Press.*

Um den negativen Bewertungen zu dieser Studie hohe Durchschlagkraft zu verleihen, wurden einige Argumente regelrecht ad absurdum geführt: So verstieg sich ein US-Virologe zu der Behauptung, dass kein Wissenschaftler, ob allein oder im Team, SARS-CoV-2 im Labor erschaffen hat, weil dies eine Einsicht in virale Pathogenese und Protein-Engineering erfordern würde, die nicht vorhanden ist. Da fragt man sich allerdings, wie diese kollegiale Unterstellung zu der SARS-CoV-Chimäre passt, die im November 2015 in der University of North Carolina erschaffen wurde?[83] ... und zur bekannten Labormanipulation der »gerichteten Evolution«?

Ein weiterer US-Kritiker betonte eindringlich und mit frappierender Sicherheit, dass eine Erschaffung von SARS-CoV-2 in einem Labor **100-prozentig unmöglich** (!) sei.[84]

Die Wahrheit sieht jedoch anders aus, denn mit »Reihen von zoonotischen, epidemischen und aufkommenden Viren, die mittels reverser Genetiksysteme **künstlich hergestellt wurden** [...]« – darunter auch Coronaviren –, befassen sich die Wissenschaftler im Hochsicherheitslabor von Fort Detrick bereits seit Jahren.[85]

Auf einer dem US-Verteidigungsministerium nahestehenden Webseite hat Lawrence Sellin, Doktor der Physiologie und ehemaliger Oberst, die Kritiken an der o.g. britisch-norwegischen Studie kommentiert. Er meint, dass die westlichen Wissenschaftler und

Medien in Corona-Zeiten die Verpflichtung zur Wahrheit missachten würden: »Dazu gehören auch die redaktionellen Entscheidungen wissenschaftlicher und medizinischer Fachzeitschriften, die mit überwältigender Mehrheit das Narrativ zu fördern scheinen, dass die COVID-19-Pandemie nur ein weiterer natürlicher Ausbruch ist, und dies sogar in dem Maße, dass dem entgegengesetzte [wissenschaftliche] Sichtweisen zensiert werden.«[86]

Die genannte »Zensur« hat eine eindeutige Motivation: Sollte sich jemals herausstellen, dass SARS-CoV-2 ein »manipuliertes« Virus ist, würden viele riskante Forschungsprojekte, die weltweit mit hohen Summen an Steuergeldern finanziert werden, auf Eis gelegt werden müssen.

In den USA gab es von 2014 bis 2017 ein Moratorium über solche riskanten Forschungsprojekte.[87] Würde in diesem Zusammenhang erneut ein Moratorium erlassen, könnten zahlreiche Wissenschaftler »arbeitslos« werden. Zudem entstünde im Hinblick auf die Sicherheitslabore ein unerlässlicher Diskussions- und Handlungsbedarf – ob dies im Sinne der Regierungen wäre?

In einem Paper, das im Juni 2020 als Preprint herauskam, widmen sich die Mikrobiologen Rossana Segreto und Yuri Deigin (Universität Innsbruck, University of Toronto) ebenfalls dem Thema, dass »andersdenkende« Forscher momentan marginalisiert werden – trotz der eindeutigen Evidenz, dass einige Genomabschnitte von SARS-CoV-2 sehr wohl in einem Labor hätten entstehen können. Sie appellieren an die Forscher-Community, nicht den Fehler zu machen, diese Indizien außer Acht zu lassen, da in Laboren immerhin seit Jahren Manipulationen an Coronaviren stattfinden und somit ein mögliches Leck nicht 100%ig ausgeschlossen ist. Es sei die Pflicht der Wissenschaftler, beide Möglichkeiten (Grotte oder Labor) präzise zu untersuchen, um eine potenzielle, durch ein Laborleck ausgelöste Pandemie in Zukunft z. B. durch wesentlich bessere Sicherheitsvorkehrungen zu vermeiden. »Aufgrund der schwerwiegenden Auswirkungen von SARS-CoV-2 auf die Menschheit stehen die Forscher in der Verantwortung, über alle persönlichen Forschungsinteressen hinaus eine gründliche Analyse aller möglichen Ursachen für das Auftreten von SARS-CoV-2 durchzuführen. **Leider werden Theorien, die einen möglichen künstlichen Ursprung von SARS-CoV-2 in Betracht ziehen, von internationalen wissenschaftlichen Zeitschriften zensiert, da sie Verschwörungstheorien zu unterstützen scheinen.** Die genetische Manipulation von SARS-CoV-2 kann in jedem Labor der Welt durchgeführt worden sein, das Zugang zu Backbone-Sequenz und die notwendige Ausrüstung hat. Neue Technologien, die auf künstlichen Genetik-Plattformen basieren, ermöglichen sogar die Rekonstruktion von Viren auf der Grundlage ihrer Genomsequenz, ohne dass ein natürliches Isolat (ein natürliches Virus) benötigt wird.[60] Xiao Qiang, ein Forscher an der School of Information der Universität von Kalifornien (Berkeley), erklärte kürzlich: »Genau zu verstehen, wie dieses Virus entstanden ist, ist fundamentales Wissen, um dies in Zukunft zu verhindern.«[88]

Wir erinnern uns: Die **Mehrheit der Wissenschaftler,** die Studien über SARS-CoV-2 publiziert haben, **kann nicht explizit ausschließen,** dass das Virus aus einem Labor kommt.

Die Autoren der o. g. norwegisch-britischen Studie haben sogar darauf verwiesen, dass einige Genomabschnitte von SARS-CoV-2 als im Labor hergestellte Veränderungen anzusehen sind. Gentechnische Manipulationen an Coronaviren werden bereits seit vielen Jahren weltweit durchgeführt (China, USA etc.) – selbst SARS-CoV-Viren werden auf diese Weise hergestellt.[89] (Siehe auch Kapitel »Hochsicherheitslabore – die Welt spielt russisches Roulette«.)

Das Bedürfnis, in Corona-Zeiten mit »beruhigenden Nachrichten« (»SARS-CoV-2 ist eindeutig natürlichen Ursprungs«)

Unruhe in der Bevölkerung zu vermeiden, ist nachvollziehbar. Dies darf aber nicht dazu führen, die Wissenschaft unter Zensur zu stellen, sonst kehren wir zurück in eine mittelalterliche dunkle Vergangenheit, in der »unerwünschtes« Wissen unterdrückt wird. Man würde sich dann letztlich kaum von einer Diktatur unterscheiden.

Ob es sich bei SARS-CoV-2 um ein natürliches Virus handelt oder ob es nach einer genetischen Veränderung (mit Techniken wie der gerichteten Evolution) aus einem Labor entwischte, ist somit bis dato nicht abschließend geklärt und wird – möglicherweise – nie ans Licht kommen.

Grotte oder Labor – ein interessierter Beobachter kann seine eigenen Schlussfolgerungen ziehen, wenn er sich (z.B. im nächsten Kapitel) mit folgenden Aspekten näher befasst:

> **Ursprungs-Hypothesen:** Wuhan (China) und Fort Detrick (USA)
> **Riskante Laborexperimente,** die Epidemien oder Pandemien verursachen könnten
> **Sicherheitslecks in Laboren,** durch die gefährliche Viren und Erreger entkommen können

2. HOCHSICHERHEITS-LABORE – DIE WELT SPIELT RUSSISCHES ROULETTE

Die Anzahl von Hochsicherheitslaboren steigt weltweit – und somit das Risiko von Sicherheitslecks.

In den USA sind neun Hochsicherheitslabore mit Schutzstufe S4 (= höchste biologische Schutzstufe) bekannt. Insgesamt gibt es weltweit etwa 50 solcher Labore, darunter in Berlin, Hamburg, Marburg, Rom, Mailand, Genf und Budapest.

Labore mit Schutzstufe S3, also solche mit einer niedrigeren Sicherheitsstufe, sind dementsprechend zahlreicher – 200 davon gibt es alleine in den USA. Je mehr Labore, desto größer die Gefahren. »Auf der Grundlage von Daten der CDC aus dem Jahr 2010 schätzte ein Experte, dass es irgendwo in den Vereinigten Staaten ›zweimal pro Woche zu einer Sicherheitspanne kommt‹. Bei einigen wurden Erreger tödlicher Krankheiten wie Milzbrand, Vogelgrippe und Ebola freigesetzt.«[90] (CDC steht für Centers for Disease Control and Prevention – die US-Gesundheitsbehörde)

Gentechnische Manipulationen an Erregern wie z.B. Coronaviren werden aber auch in Laboren der niedrigeren Sicherheitsstufe S2 durchgeführt. Aus solchen Forschungseinrichtungen entkommen öfters gefährliche wie auch weniger gefährliche Erreger.

Der letzte (bekannt gewordene) Zwischenfall in einem Hochsicherheitslabor ereignete sich letztes Jahr in den USA: Am 19. Juli

2019 wurde Fort Detrick, eines der bedeutendsten militärischen US-Hochsicherheitslabore (S4) für biochemische Waffen, von der CDC wegen eines Lecks im Sicherheitssystem unerwartet geschlossen.

Die CDC weigerte sich, gegenüber der amerikanischen Presse Auskunft darüber zu geben, was dort passiert war – mit dem Hinweis, dass es sich um eine Frage der nationalen Sicherheit handelte.[91] Ähnliche Laborunfälle ereignen sich überall auf der Welt, so z.B. in Großbritannien (100 Fälle in 5 Jahren)[92] und auch in China.[93]

Im Hinblick auf »gefährliche Projekte« besteht oft eine wissenschaftliche Kooperation zwischen den Ländern (selbst unter denen, die sich politisch feindlich gesonnen sind) – z. B. zwischen dem chinesischen Institut für Virologie Wuhan (Wuhan Institute Of Virology, WIV) und den US-amerikanischen Gesundheitsinstituten (National Institutes of Health, NIH).

Ab 2014 ließen die US-Gesundheitsinstitute NIH (National Institutes of Health) der EcoHealth Alliance (einer privaten Forschungsorganisation in New York) Millionen von Dollar zukommen für ein Projekt zur Untersuchung von SARS-verursachenden Fledermaus-Coronaviren und deren mögliche Übertragung auf den Menschen. Das Forschungsvorhaben sah eine Kooperation mit dem Institut für Virologie Wuhan vor.

Dieses Fünfjahres-Projekt wurde von der Regierung Trump im Juli 2019 verlängert (inzwischen aber abgebrochen). Insgesamt steckten die NIH über 3,3 Millionen Dollar in dieses Projekt, wovon ca. 600.000 Dollar an das Labor des Instituts für Virologie in Wuhan flossen.[94]

Fakten, die zu Hypothesen Anlass geben

China
Das Hochsicherheitslabor des Wuhan Institute of Virology (WIV)

Das Forschungslabor des Instituts für Virologie Wuhan der Chinesischen Akademie der Wissenschaften verfolgt keine militärischen, sondern rein wissenschaftliche Zwecke und hat seit 2015 Sicherheitsstufe S4. Es wird teilweise von der französischen Regierung finanziert.[95] Seit vielen Jahren arbeiten die Wissenschaftler dieses Labors mit Kollegen aus den USA zusammen. Diese Forschungseinrichtung beheimatet die größte Virenbank Chinas.[96]

Im letzten Jahrzehnt haben Kanada und die USA in Kooperation mit dem WIV wichtige Projekte durchgeführt. [97]

Im Rahmen der sogenannten »Animal Welfare Assurance« erhielt das Institut für Virologie Wuhan von den NIH die offizielle Genehmigung zur Durchführung steuerfinanzierter Forschungen an Tieren.[98] Dies ermöglichte, wie oben erwähnt, auch hochriskante gemeinsame Forschungen an SARS-Coronaviren.[99]

Die chinesischen Wissenschaftler in Wuhan arbeiten außerdem eng mit amerikanischen Kollegen des Galveston National Lab der medizinischen Fakultät der University of Texas zusammen. Laut James LeDuc, Direktor dieses Biolabors mit Sicherheitsstufe S4, ist das Forschungslabor in Wuhan in punkto Qualität und Sicherheit mit denen in den USA und Europa vergleichbar.[100] Das chinesische Personal in Wuhan wurde von Wissenschaftlern dieser amerikanischen Universität in Sicherheitsfragen unterrichtet. Trotzdem kann LeDuc nicht ausschließen, dass irgendwo etwas passiert.[101]

Aufgrund des ersten SARS-Ausbruchs 2003 widmete das Hochsicherheitslabor in Wuhan den Coronaviren größte Aufmerksamkeit. Um im Fall einer neuen Epidemie rascher handeln zu können, wurden Hunderte von Fledermaus-Coronaviren unter die Lupe genommen und genetisch analysiert. Dieses Labor war auch an einer unter Wissenschaftlern kontrovers diskutierten Forschungsarbeit beteiligt, allerdings nur auf marginaler Ebene: Federführend bei der Schaffung eines manipulierten und gefährlichen Coronavirus waren die Wissenschaftler des Sicherheitslabors der University of North Carolina. Diese Tatsache wurde jedoch in Corona-Zeiten von Leitmedien wie dem *Merkur, La Repubblica* etc. häufig entweder verschwiegen, oder es wurde sogar fälschlicherweise berichtet, dass dieses gefährliche manipulierte Virus aus dem Hochsicherheitslabor in Wuhan stammte.[102]

Wie eingangs erwähnt, finanzierte die US-Regierung eine Forschungskooperation mit diesem Labor, um Fledermaus-Coronaviren und ihre Übertragung auf den Menschen zu untersuchen. Die anerkannte Virologin Shi Zheng-Li, Leiterin des Zentrums für neu auftretende Infektionskrankheiten am Institut für Virologie Wuhan, deren Forschung speziell auf SARS ausgerichtet ist, hat jahrelang in südchinesischen Grotten Fledermaus-Kot eingesammelt, um neue Coronaviren aufzuspüren. (Nebenbei: Dieser Kot wird als Top-Dünger angepriesen und findet Verwendung in europäischen und amerikanischen Gärten).[103]

Shi Zheng-Li hat im Hochsicherheitslabor brillante, aber auch gefährliche Studien durchgeführt. Eine davon wurde 2017 in *PLOS Pathogens* veröffentlicht und hatte sich – wie die Studie der University of North Carolina – mit gentechnisch manipulierten Coronaviren (Chimären) befasst. [104]

Neben zwei SARS-Coronavirus-Chimären verwendete Shi Zheng-Li ein drittes Coronavirus, das sie aus dem Kot einer Fledermaus gewonnen und isoliert hatte, um zu prüfen, ob alle drei das humane ACE2 (Angiotensin konvertierendes Enzym 2) als Eintrittspforte in Zellen nutzen.[105] Ergebnis: Genau das war bei allen drei Viren der Fall.

Dass Sicherheitslabore ein Risikopotenzial darstellen, ist unumstritten. Als sich wegen eines Problems in einem Pekinger Forschungslabor kaum ein Jahr nach der gravierenden SARS-CoV (1)-Epidemie von 2003 Menschen erneut mit einem SARS-CoV-Virus infizierten, musste die chinesische Regierung 2004 zügig eingreifen. Dank einer raschen und effizienten Handhabung konnte Schlimmeres – und vor allem auch eine Ausbreitung auf andere Länder – verhindert werden.[106] Bei der anschließenden WHO-Untersuchung wurde festgestellt, dass sich dieser kurze und eingegrenzte SARS-Ausbruch in Peking auf Verstöße gegen die Sicherheitsvorschriften in diesem Forschungslabor zurückführen ließ.[107] Die Informationen darüber wurden von den chinesischen Behörden anfänglich geheim gehalten.

Wurde die SARS-CoV-2-Pandemie möglicherweise aufgrund einer ähnlichen Nachlässigkeit letztes Jahr in Wuhan ausgelöst? Wahrscheinlich nicht – und zwar nicht, weil die chinesischen Behörden oder der Chef des Hochsicherheitslabors in Wuhan dies beteuern, sondern aus einem ganz anderen Grund.

Die Stammbaum-Forschungsstudie unter Leitung des deutschbritischen Genetik-Professors Peter Forster geht nämlich davon aus, dass die ursprünglichste der drei SARS-CoV-2-Varianten (Typ A) nicht aus Wuhan, sondern aus der knapp tausend Kilometer entfernten Provinz Guangdong stammt und sich von dort aus verbreitet hat.[108] (Siehe Kapitel »Der Ursprung von SARS-CoV-2«)

Wo genau das neue Coronavirus den ersten Menschen befallen hat, ist für die Wissenschaftler bis heute ein Rätsel. In der o.g. Studie wird beschrieben, dass die ursprüngliche Hauptvariante A bei einigen Chinesen in der Provinz Guangdong sowie bei einigen Amerikanern in Wuhan nachgewiesen wurde.

Ob sich der erste Infizierte nun durch einen natürlich entwickelten oder aus einem Labor entwichenen Virus angesteckt hat, ist nach wie vor offen, denn bekanntlich lassen sich alle Coronaviren auf Fledermaus-Coronaviren zurückführen – die natürlichen, die von selbst von Tieren auf Menschen überspringen, genauso wie diejenigen, die von Menschenhand verändert werden können, ohne dass diese Manipulation Spuren hinterlässt. Und mit Letzteren wird in den Forschungs- und Militärlabors gearbeitet. Die Hypothese, dass SARS-CoV-2 ein Laborprodukt ist, als eine reine Verschwörungstheorie abzutun, wäre »falsch«, wie selbst *Spektrum der Wissenschaft* am 29. April 2020 in einem sehr interessanten Artikel betonte.[109]

USA
Die Probleme mit den Hochsicherheitslaboren

Randbemerkung: Bei den nachfolgenden Ausführungen handelt es sich weitgehend um Informationen über US-amerikanische Labore und Forschungsvorhaben. Über Vorfälle in diesem Bereich kann man letztlich nur berichten, weil die Kontrolle über den Informationsfluss im demokratischen Amerika nicht so engmaschig ist wie in einer Diktatur. Somit kommen auch brisante Fakten ans Tageslicht.

Die US-militärischen Forschungseinrichtungen
Wie bereits erwähnt, wurde am 19. Juli 2019 von der US-Gesundheitsbehörde CDC erneut ein Militärlabor wegen einer Sicherheitspanne geschlossen: Es handelte sich um Fort Detrick (USAMRIID), ein Militärlabor mit Sicherheitsstufe S4 (also der gleichen Einstufung wie das zivile Forschungslabor in Wuhan). Dort werden Experimente insbesondere zur Entwicklung von Impfstoffen durchgeführt, das heißt, man arbeitet mit aktiven pathogenen Bakterien wie Anthrax, aber auch mit Viren wie beispielsweise Ebola sowie mit **weiteren, unbekannten Erregern**.[110] (Erst Ende

März 2020 – also nach über acht Monaten – wurde Fort Detrick wieder voll in Betrieb genommen.)

Das US-Militär behauptete, dass ein Kontaminierungsproblem des Abwassers zur Schließung geführt habe. Die US-Gesundheitsbehörde CDC wollte amerikanischen Journalisten gegenüber keine Informationen über die Ursache der Schließung preisgeben, aus »Sorge um die nationale Sicherheit«.[111] Auch Politiker wurden über diese Sachlage nicht informiert. Der demokratische Senator Van Hollen schrieb im August 2019: »Ich war enttäuscht, von dieser Situation durch Presseberichte und nicht direkt von der Armee erfahren zu haben, obwohl sie schon vor einigen Wochen passierte.«[112]

Es ist eindeutig erwiesen, dass zwischen dieser militärischen Einrichtung und verschiedenen Universitätslaboren in den USA eine Zusammenarbeit besteht – so z.B. mit der University of North Carolina, wo 2015 ein umstrittenes gentechnisch manipuliertes SARS-CoV-Virus erschaffen wurde, das ähnliche Eigenschaften wie das heutige SARS-CoV-2 aufweist.[113]

Weiterhin haben die Fort Detrick-Forscher im Rahmen einer Studie mit Kollegen der University of New Mexico 2017 das RNA-Genom eines Filovirus manipuliert: »Wir nahmen Änderungen an der Sequenz des Filovirus vor [...] darunter: Mutation der Furin-Spaltstelle [...]«[114]

Wie Filoviren besitzen auch Coronaviren nur ein RNA-Genom. Und die Furin-Spaltstelle ist bei SARS-CoV-2 genau diejenige Stelle, die bei einigen Wissenschaftlern den Verdacht aufkommen lässt, dass das neue Coronavirus womöglich doch aus einem Labor stammen könnte. Und dass in Fort Detrick mit Coronaviren gearbeitet wurde, lässt sich aus seinen eigenen wissenschaftlichen Publikationen entnehmen.[115]

Bei ihren Untersuchungen im Juli 2019 hatte die CDC festgestellt, dass das Militärlabor Fort Detrick nicht alle Erreger aufgelistet hatte, mit denen dort geforscht und gearbeitet wurde. Dies ist auch der Nachrichtenseite *www.military.com* zu entnehmen: »Die Inspektionsergebnisse ergaben zudem, dass USAMRIID [Fort Detrick] über **kein vollständiges, genaues Inventar seiner ausgewählten Erreger verfügte.**«[116]

Ob aus diesem Labor im Juli 2019 pathogene Viren entkommen sind, bleibt ein Geheimnis, da die den Abgeordneten zugänglich gemachten Dokumente nicht die vollständige Namensliste aller Erreger enthalten. Es geht ja um die nationale Sicherheit der USA.[117]

Hatten die in Fort Detrick zum Zeitpunkt der Inspektion laufenden Affenversuche mit Coronaviren zu tun, wie dies schon zuvor einmal der Fall gewesen war[118], oder waren hier andere Viren im Einsatz gewesen?

Die Tatsache, dass nicht alle Krankheitserreger ordnungsgemäß aufgelistet waren, mit denen dort experimentiert wurde, lässt ein gewisses Misstrauen aufkommen.

Jedenfalls erkrankten wenige Wochen vor der Schließung von Fort Detrick 60 Bewohner einer Einrichtung für betreutes Wohnen in Greenspring an einer **gravierenden Atemwegsinfektion unbekannten Ursprungs** (Husten, Fieber, Lungenentzündungen). Einige der älteren Bewohner starben.[119] Greenspring liegt knapp eine Autostunde von Fort Detrick entfernt.

CNN berichtete darüber am 11. Juli 2019: »Gesundheitsbeamte sagten, dass Ausbrüche von Atemwegserkrankungen in Einrichtungen, in denen gefährdete, ältere erwachsene Menschen untergebracht sind, keine Seltenheit seien. Doch Gesundheitsbeamte erleben in der Regel fünf bis zehn Ausbrüche pro Jahr in der Winter- und Grippesaison. **Dieser jüngste Ausbruch war anders, weil er im Juli stattfand.**«[120]

Dr. Benjamin Schwartz, lokaler Leiter des Gesundheitswesens, teilte der Presse damals mit, dass man zahlreiche Sekretproben der Patienten an die US-Gesundheitsbehörde CDC geschickt habe. Bis zum 17. Juli 2019 (an diesem Tag erschien auf *NBC-Washington* ein Bericht über die o.g. Vorfälle) hatte die CDC den Erreger aber noch nicht identifiziert.[121]

Einen Tag nach der Veröffentlichung dieser Mitteilung verfügte die CDC die Schließung des Hochsicherheitslabors Fort Detrick (USAMRIID). Warum dies geschah, wird man nie erfahren, denn wie oben dargelegt ging es um die »nationale Sicherheit«.

Der Ausbruch von gravierenden Lungenentzündungen in Greenspring mitten im Sommer, die Unidentifizierbarkeit des Erregers (so die offizielle Version der CDC) sowie die darauffolgende Schließung des Hochsicherheitslabors in Fort Detrick – all dies ist möglicherweise nur ein zufälliges Zusammentreffen von Ereignissen.

Würden Daten bzw. Informationen transparenter gehandhabt, gäbe es keinen Raum für Hypothesen. Die Vermutung, dass SARS-CoV-2 in den USA ausgebrochen ist, wird selbst von gebildeten US-Bürgern (nicht nur vom Feind China) vertreten.[122] So wurde im März 2020 eine amerikanische Petition mit fast 1500 Unterschriften an das Weiße Haus gerichtet mit der Aufforderung, einen möglichen Zusammenhang Fort Detrick – COVID-19 zu untersuchen.[123]

Hochsicherheitslabore an Universitäten – gefährliche Projekte

In Universitätslaboren werden viele Experimente durchgeführt. Die größten Gefahren bergen Forschungsvorhaben, die mit dem sogenannten Gain of Function, also einer »funktionsverstärkenden« Manipulation operieren. Die Genetiker können damit Gene entweder in ihrer Funktion verstärken oder dergestalt verändern, dass sie eine ganz neue Funktion erhalten. Solche genetischen Manipulationen finden in vielen universitären Forschungseinrichtungen der USA, Europa und Asien statt. Oft werden Viren und Erreger dadurch infektiöser und tödlicher gemacht.

Aufgrund der Gefährlichkeit solcher Laborprojekte hatte Präsident Obama auf diese funktionsverstärkenden Genmanipulationen 2014 ein Moratorium erlassen. Wie 2015 der Fachzeitschrift *Nature* zu entnehmen ist, wurde der University of North Carolina trotzdem erlaubt, die Forschungsexperimente mit genmanipulierten Coronaviren weiterzuführen.[124]

2017 hob Präsident Trump dieses Moratorium auf, und 2019 teilte das Fachblatt *Science* mit, dass Labore in den USA sowie in den Niederlanden erneut Experimente durchführten, **um Influenza-Viren mittels dieser gefährlichen funktionsverstärkenden Technologie ansteckender zu machen.**[125]

Diese Forschungsarbeiten verwendeten zusätzlich eine weitere Methode (die »gerichtete Evolution«, engl.: directed evolution), die *Spektrum der Wissenschaft* im Februar 2020 beschrieb. Forscher aus dem Team von Yoshihiro Kawaoka (University of Wisconsin) infizierten Frettchen mit »manipulierten« und dadurch gefährlicher gewordenen Influenza-Viren: »Nach einigen Tagen hatten sich die Viren genug angepasst, um durch die Luft übertragen zu werden. Eine zweite Gruppe aus den Niederlanden um Ron Fouchier ging ähnlich vor, nur dass sie die Mutationen gezielt einführten, und das auf Frettchen übertragene Virus war kein Hybrid, sondern das komplette H5N1. Die Versuche mit H7N1 ein Jahr später kamen ganz ohne genetische Veränderung aus. **Der Erreger wurde einfach so lange künstlich zwischen Frettchen übertragen, bis er gut genug angepasst war, um sich durch die Luft zu verbreiten.**«[126]

Die Technik der **gerichteten Evolution** hatte dazu beigetragen, dass sich das gefährliche Virus nun auch über die Atemluft verbreiten konnte.

Könnte SARS-CoV-2 das Produkt eines solchen Experiments

sein? »Man kann auch aus meiner Sicht nicht komplett ausschließen, dass das neue Coronavirus das Produkt einer gerichteten Evolution nach dem Muster der Frettchenketten von Fouchier und Kawaoka ist. Nur: Dieses Szenario ist weit hergeholt im Vergleich zu der Vermutung, dass der Erreger aus wilden Tieren kommt«, so Lars Fischer in *Spektrum der Wissenschaft*.[127]

Wie oben erwähnt, wurde im Labor der University of North Carolina bereits 2015 ein gefährliches und höchst ansteckendes Coronavirus **erschaffen**. An diesem Projekt waren auch Wissenschaftler aus Wuhan und der Schweiz beteiligt; Idee, Leitung und Durchführung lagen jedoch bei den US-Wissenschaftlern.

Der Leitautor dieser Studie, die in der Fachzeitschrift *Nature* publiziert wurde, ist Prof. Dr. Ralph Baric. Ziel der Experimente war die Untersuchung des Krankheitspotenzials eines SARS-CoV-ähnlichen Virus, wie es damals in chinesischen Hufeisennasen-Fledermauspopulationen zirkulierte.

Hierzu hatten Baric und seine amerikanischen Kollegen anhand von Fledermaus-Coronaviren ein genmanipuliertes Virus zusammengebastelt, das genau wie das heutige SARS-CoV-2 das Angiotensin-konvertierende Enzym ACE2 **hocheffizient** nutzen konnte, um in die Zelle eines Organismus (Maus oder Mensch) einzudringen.

Folgende Aussagen sind der o.g. Studie entnommen: »Mithilfe des revers genetischen Systems für SARS-CoV [2] generierten und charakterisierten wir ein chimäres Virus. [...] Ähnlich wie bei SARS war auch bei SHC014-MA15 [der Name der Virus-Chimäre] ein funktionelles ACE2-Molekül als Eintrittspforte [in die Zellen] erforderlich. Dieses manipulierte Virus war in der Lage, ›eine gravierende Infektion sowohl in menschlichen Atemwegs-Zellkulturen als auch in Mäusen zu verursachen‹, [denn die] in vivo-Experimente [zeigen], dass sich das chimäre Virus in der Mauslunge vermehrt und stark pathogen wirkt.«[128]

Mit anderen Worten: An dieser amerikanischen Universität wurde ein neues Coronavirus herbeimanipuliert und ihm dabei die Fähigkeit verpasst, ACE2 geschickt als Eintrittspforte in Zellen zu nutzen. Somit wurde das Virus höchst infektiös und verursachte gravierende Atemwegserkrankungen – wie »unser« SARS-CoV-2. Diese Forschungsarbeit löste seinerzeit bei den Wissenschaftlern weltweit großes Erschrecken aus, zeigte es doch eindeutig, wie leicht man Viren manipulieren kann und wie gefährlich diese werden können. Richard Ebright, Molekularbiologe von der Rutgers University und Experte für medizinischen Schutz vor biologischen Kampfstoffen, sagte dazu: »Das einzige Ergebnis dieser Arbeit ist die Schaffung eines neuen, nicht-natürlichen Risikos in einem Labor.«[129]

SARS-CoV-2 ist viel ansteckender als SARS-CoV (1), das 2003 kursierte. Könnte dies darauf hindeuten, dass das neuartige Coronavirus einem Labor entstammt? Oder hatte es diese Fähigkeit auf natürlichem Wege erworben? Oder wurde eine der vielen im Labor erschaffenen SARS-CoV-Chimären vielleicht so lange von Tier zu Tier übertragen, bis es durch Aerosole, also über die Luft, übertragbar wurde?

Angesichts der oben aufgeführten Experimente in den USA (2015) sowie in China (2017) und den daraus gewonnenen Erkenntnissen stellt sich eine weitere Frage: Was ist eigentlich aus dem 2015 manipulierten SARS-Coronavirus der University of Northern Carolina geworden?

Dieses Coronavirus wurde ja gentechnisch gezielt so verändert, dass es gefährlicher und ansteckender wurde. Könnte es sein, dass die damals in *Nature Medicine* veröffentlichten Studienergebnisse militärischen US-Forschungslaboren zur Verfügung gestellt wurden? Oder dass die Militärs die veröffentlichten Studienergebnisse eigenständig umgesetzt haben?

Diese Fragen sind umso bedeutsamer, als die US-Gesundheitsbehörde CDC 2019 erneut feststellen musste, dass das amerikanische Hochsicherheitslabor Fort Detrick nicht alle Substanzen oder Erreger dokumentiert hatte, an denen dort geforscht wurde.

US-militärische Hochsicherheitslabore: Historie und Fakten

Die Supermacht USA beheimatet mehrere militärische Forschungslabore. Bekannt sind unter anderem das bereits erwähnte Fort Detrick im US-Bundesstaat Maryland sowie das Hochsicherheitslabor auf dem abgeriegelten Militärstützpunkt Dugway Proving Ground im US-Bundesstaat Utah – eine Anlage der US-Armee zum Testen biologischer und chemischer Waffen. Dieses militärische Areal ist knapp halb so groß wie das Saarland und nur über eine einzige, vom Militär kontrollierte Straße erreichbar.

Hier befindet sich das wichtigste US-Militärlabor für die Entwicklung und Testung biochemischer Waffen und anderer Stoffe wie Halluzinogene und nervenbeeinflussende Substanzen. In dieser Einrichtung werden außerdem inaktive wie aktive (= gesundheitsschädigende) Erreger erforscht[130] und die tödlichsten biologischen Agenzien der Welt aufbewahrt und getestet.[131]

Welche Laborunfälle dort im Laufe der Zeit passierten, wurde vor Kurzem im *Business Insider* dargelegt: »[…] Im Jahr 2011 kam es in der Anlage erneut zu einer Panne: Sie wurde geschlossen, nachdem Arbeiter eine Ampulle mit dem Nervengas VX verloren hatten. Niemand durfte die Einrichtung betreten oder verlassen, nicht einmal die Angestellten.

2016 leiteten die CDC und das Verteidigungsministerium eine groß angelegte Untersuchung ein, nachdem ein Überprüfungsteam festgestellt hatte, dass Dugway mehrere Jahre lang ohne Wissen der Regierung gefährlich gearbeitet hatte. *USA Today* vermeldete »eklatante Fehler« seitens der Führung und des Personals. In den Berichten wurde Brigadegeneral William King, der befehlshabende Oberst in Dugway, besonders hervorgehoben.

Bei der Rechenschaftsprüfung der Army wurde King als unqualifiziert bezeichnet, da ihm die Ausbildung und Schulung fehlte, um die für den Betrieb von Dugway unerlässlichen Vorkehrungen zur biologischen Sicherheit wirksam zu überwachen. […] Unter Kings Kommando versandte die Einrichtung versehentlich lebende Anthrax-Proben an andere Labore. Und das nicht nur einmal, sondern mehrere Male. Über ein Jahrzehnt lang.

Derselbe Bericht enthüllte, dass Arbeiter regelmäßig und vorsätzlich Daten in wichtigen Aufzeichnungen manipuliert hatten. Die Aufzeichnungen sollten belegen, dass Krankheitserreger, die an einen anderen Ort transportiert wurden, abgetötet waren und somit von Forschern ohne Schutzausrüstung sicher gehandhabt werden könnten.«[132] (Hervorhebungen durch die Autorin)

Im Jahr 2015 brachte der *Spiegel* mehrere Berichte darüber, dass von Dugway aus anstatt abgetöteter Anthrax-Bakterien irrtümlich lebende, also potenziell Milzbrand auslösende Anthrax-Erreger quer durch die Vereinigten Staaten in 51 Labore sowie nach Australien, Kanada und Südkorea verschickt worden waren.[133] In einem weiteren Artikel hieß es: »Das Pentagon bestätigte, dass der Vorfall untersucht werde. Es bestehe kein gesundheitliches Risiko für die Öffentlichkeit. Es würden allerdings vier Labormitarbeiter vorsorglich behandelt.«[134]

Wenige Monate später wurde festgestellt, dass die US-Armee diese womöglich aktiven Sporen des Biokampfstoffs Anthrax (Milzbrand-Erreger) bei NATO-Übungen in Deutschland eingesetzt hatte.[135] Der *Focus* schrieb dazu im Juli 2015: »Sporen des tödlichen Erregers wurden in ein Labor der Amerikaner im rheinland-pfälzischen Landstuhl geliefert. Weil es zu Unregelmäßigkeiten kam, könnten die Sporen noch aktiv sein […] Anthrax-Sporen verursachen Milzbrand und können mehrere Jahrzehnte aktiv bleiben. Vergangenes Jahr waren staatliche Einrichtungen in den USA immer wieder wegen eines schlampigen Umgangs mit gefährlichen Substanzen in die Kritik geraten. Die Gesundheitsbehörde CDC schloss zwei ihrer Labore, eines davon wegen unsachgemäßen Umgangs mit Anthrax.«[136]

In den USA hat der fragwürdige und oft unethische Umgang mit Experimenten und Biowaffen eine lange Geschichte.

Dem kollektiven Bewusstsein entgangen sind z.B. die von 1946 bis 1948 in Guatemala durchgeführten US-Syphilisexperimente. Dabei wurden Prostituierte, Soldaten, Strafgefangene, geistig behinderte Patienten und auch Kinder vorsätzlich mit Syphilis und anderen Krankheitserregern infiziert (insgesamt ca. 5000 Personen). Diese Experimente wurden von der guatemaltekischen Regierung als »Verbrechen gegen die Menschlichkeit« eingestuft.[137]

2019 haben 444 der überlebenden Opfer dieser abscheulichen »Versuche« in den USA eine Klage eingereicht gegen die Rockefeller Foundation, die Johns Hopkins University und den Pharmakonzern Bristol-Myers-Squibb.[138] Die Rockefeller Foundation bestreitet jegliche Involvierung in das damalige Projekt. Die Johns Hopkins University veröffentlichte eine Stellungnahme auf ihrer Webpage: »Johns Hopkins drückt sein tiefes Mitgefühl für die Personen und Familien aus, die von der beklagenswerten Syphilis-Studie betroffen sind, die in den 1940er-Jahren von der US-Regierung in Guatemala durchgeführt wurde. Dies war keine Johns Hopkins-Studie.[…]. Von einer präsidialen Kommission wurde eindeutig festgestellt, dass diese skrupellose Forschung von der Regierung der Vereinigten Staaten finanziert und durchgeführt wurde. […]«[139] (Hervorhebungen durch die Autorin)

Der Pharmariese Bristol-Myers-Squibb hat sich bislang nicht zu dieser Klage geäußert (Stand: Ende Mai 2020).

Die Liste der unethischen Experimente, die in den USA selbst durchgeführt wurden, ist lang – siehe z. B. auch die Syphilis-Experimente in Tuskegee und Terre Haute.[140]

Trotz eindeutiger Gesetze scheint bei klinischen Studien immer noch eine gewisse Unachtsamkeit oder auch Risikobereitschaft vorzuherrschen. So hat ein parlamentarischer Untersuchungsausschuss in Indien 2013 festgestellt, dass die internationale gemeinnützige US-Organisation PATH minderjährige Mädchen ohne Einverständnis ihrer Eltern in Studien zur Papilloma-Virus-Impfung einbezogen hatte.[141] Eine Klage ist derzeit beim Obersten Gericht Indiens anhängig (Stand: Juni 2020).[142]

Einen überbordenden Forschergeist bewiesen 2005 Wissenschaftler der US-Gesundheitsbehörde CDC, die in ihrem Labor **das Spanische-Grippe-Virus gentechnisch erneut ins Leben riefen. Die Labormäuse, die diesen Viren ausgesetzt wurden, starben allesamt.**[143] Im darauffolgenden Jahr wurde von den US-Gesundheitsinstituten NIH die Herstellung eines experimentellen Impfstoffes gegen diese Grippe bekanntgegeben.[144]

Was wäre geschehen, wenn dieses hochgefährliche »wiederauferstandene« Virus **vor** der Entwicklung des Impfstoffs aus dem Labor entwichen wäre? Nicht auszumalen. »Entkommene Viren sind wie Funken auf trockenem Boden: Viele erlöschen, ohne Schaden zu verursachen, aber einer genügt, um einen Flächenbrand auszulösen. Wir wissen beispielsweise, dass das SARS-Coronavirus mindestens **siebenmal aus virologischen Labors ausgetreten** ist«, so *Spektrum der Wissenschaft* vom 29. April 2020.[145]

Einem Bericht von *Nature* zufolge sind die meisten Vorfälle in biologischen Hochsicherheitslaboren auf menschliche Fehler zurückzuführen.[146]

Üblicherweise sind Fakten dazu da, gegeneinander abgewogen zu werden, damit man sich aus verschiedenen Quellen, Informationen und Perspektiven eine wahrheitsnahe Meinung bilden kann.

Im Fall von SARS-CoV-2 ist das jedoch noch nicht abschließend möglich, da uns (aus China wie aus den USA) noch zu viele Puzzlestücke fehlen, um uns ein komplettes Bild vom Ursprung dieses Virus machen zu können.

Obwohl diese Frage vielleicht nie mit hundertprozentiger Sicherheit beantwortet werden kann, haben die verschiedenen auch in den sozialen Medien aufgestellten Hypothesen zumindest den Vorteil, unser Augenmerk verstärkt auf die zivilen und militärischen Hochsicherheits-Forschungslabore zu lenken. Heutzutage ist es selbst für einen Biologiestudenten kein Problem mehr, bestimmte Organismen mit den richtigen chemischen Werkzeugen zu verändern. So begrüßenswert die rasche Entwicklung in der Genetik ist, birgt sie doch auch immense Risiken.

Menschen machen Fehler – aber Fehler in (Hoch-)Sicherheitslaboren, in denen aus welchen Gründen auch immer mit hochinfektiösen oder gar tödlichen Krankheitserregern geforscht und experimentiert wird, können weltweit leicht zu einer Art russischem Roulette werden.

Die globale Ausbreitung eines per Zufall aus einem solchen Labor entkommenen pathogenen Virus kann niemals ausgeschlossen werden. SARS-CoV-2 führt uns einmal mehr vor Augen, wie gefährlich solche Einrichtungen sind und dass wir auch auf diesem Gebiet dringend und möglichst schnell eine Lösung finden sollten. Dies umso mehr in einer Zeit, die von Wirtschaftskonflikten, Finanzkriegen und einem erneuten Wettrüsten geprägt sind.

3. MÜSSEN WIR ANGST VOR COVID-19 HABEN? GUTE UND SCHLECHTE NACHRICHTEN

Ich selbst habe ab Anfang Februar in Angst gelebt, denn ich gehöre zur Risikogruppe: 65 Jahre alt und eine Vorerkrankung, die man als eine Art Prä-COVID ansehen könnte – Blutgerinnselbildungen aufgrund einer systemischen Entzündung. Wochenlang verfolgte ich wie hypnotisiert die Bilder aus Italien und sämtliche Zahlen und Statistiken, bis endlich einige Studien herauskamen und die Ärzte immer mehr Therapieansätze ausprobierten und damit Erfolge erzielten.

Allmählich beruhigte ich mich, denn im Zuge eines globalen Learning-by-Doing fanden die Ärzte zunehmend wirksame Therapieansätze für COVID-19, die Leben retteten – wie die Plasmatherapie und die Behandlung mit Blutverdünnern, um nur zwei zu nennen.

Inzwischen ist z. B. wissenschaftlich klar erwiesen, dass ein schwererer Krankheitsverlauf von Covid-19 eindeutig mit Vitamin-D-Mangel in Zusammenhang steht. Selbst die Leitmedien mussten dies schließlich konstatieren.[147]

Vitamin D kann das Ansteckungsrisiko reduzieren und den Krankheitsverlauf mildern, und zwar wenn der Vitamin-D-Blutspiegel bei mindestens 50 ng/ml liegt (siehe hierzu auch das Kapitel über Vitamin D und die neuesten Forschungsergebnisse zu seiner Wirkung in Verbindung mit COVID-19). Mit der Zeit wurde ich einigermaßen zuversichtlich, insbesondere ab Ende April/ Anfang Mai 2020, als zahlreiche wissenschaftliche Studien mit wirklich guten Nachrichten herauskamen!

Erste gute Nachricht: Ansteckungsorte erkennen

In den ersten Monaten 2020 stellten die Forscher fest, wo sich SARS-CoV-2 besonders leicht ausbreitet, also Menschen infiziert und sich somit rasch vermehrt. Nach Monaten voller Ungewissheit endlich zu wissen, welche Orte man tunlichst vermeiden sollte, um sich vor einer Ansteckung zu schützen, ist schon mal ein großer Vorteil.

Wie inzwischen jeder weiß, tummelt sich SARS-CoV-2 vor allem in geschlossenen Räumen – bevorzugt in feucht-warmen, aber auch in eher kühlen. In engräumigen überfüllten Restaurants, Wohnungen, Pflegeheimen und Privatwohnungen (in denen gefeiert wird), aber auch in Schlachthöfen und Großraumbüros ist die Infektionsgefahr daher am größten.[148]

Im Februar 2020 steckten sich in Südkorea 100 Menschen mit SARS-CoV-2 an, die alle im gleichen Fitness-Studio trainiert hatten.[149] Im März ließen sich in einer kleinen Provinzstadt in der Nähe von Rom ebenfalls 50 COVID-19-Fälle in ein Fitness-Studio zurückverfolgen.

Laut chinesischen Studien gehören auch Privathaushalte zu den besonders risikoreichen Orten (das Infektionsrisiko in der Familie und zwischen engen Freunden liegt bei 18 bzw. 22 Prozent).[150] Sicherlich hat dies gerade in China wohl viel mit den dort gemeinhin sehr beengten Räumlichkeiten zu tun, aber das Gleiche gilt auch für Deutschland (siehe Hotspots Göttingen und Berlin). Wenn sich ein Lebenspartner oder ein Familienmitglied infiziert hat, steigt naturgemäß das Ansteckungsrisiko für alle, die im selben Haushalt leben.

»Beliebte« Ansteckungsorte sind auch die öffentlichen Verkehrsmittel (nicht umsonst ist das Tragen von Mund-Nasen-Masken hier ganz besonders wichtig und sinnvoll), wie Muge Cevik, Infektiologin an der schottischen University of St. Andrews feststellte. Anhand der zahlreichen bereits veröffentlichten Studien versuchte sie zu verstehen, in welcher Art geschlossener Räumlichkeiten sich das neue Coronavirus besonders schnell verbreiten kann. »Es zeichnen sich einige Trends ab«, so die Forscherin auf Bloomberg.com. »Gemeinsam zu essen und öffentliche Verkehrsmittel zu benutzen« ist sicherlich mit höheren Ansteckungsrisiken verbunden, aber »die fünf Minuten kurz auf einem Markt oder die flüchtige Begegnung, wenn man an jemandem vorbeigeht oder vorbeijoggt, das sind geringe Risiken.« [151]

SARS-CoV-2 bevorzugt also geschlossene Räume. Eine Rückverfolgung von Kontaktpersonen in Singapur ergab, dass infolge eines Geschäftstreffens, einer Gottesdienstfeier sowie in einem gut besuchten Ladengeschäft jeweils ein Hotspot aufflammte.

In den USA hatte sich jemand bei einer Party mit SARS-CoV-2 infiziert und steckte dann während eines mehr als zweistündigen Gottesdienstes zahlreiche andere Menschen damit an. Aus weiteren Berichten geht hervor, dass auch in überfüllten Büros das Ansteckungsrisiko sehr hoch ist.[152]

Besonders ins Augenmerk gerückt sind Schlachtbetriebe, seit diese auch in Deutschland zu Hotspots mit insgesamt fast 2500 infizierten Mitarbeitern geworden sind (Stand Juni 2020).

Die Firma Tönnies, die im Kreis Gütersloh den größten Schlachthof Deutschlands betreibt, wurde zu einem gefährlichen Verbreitungsort des neuen Coronavirus. Laut *Spiegel* vom 23. Juni 2020 hat man dort über 1500 Mitarbeiter positiv getestet, und der Landkreis war gezwungen, alle 7000 Mitarbeiter samt ihrer im gleichen Haushalt lebenden Angehörigen unter Quarantäne zu stellen. »Krisenstabschef Thomas Kuhlbusch richtet[e] in diesem

Zusammenhang deutliche Worte an die Firma Tönnies: ›Das Vertrauen, das wir in die Firma Tönnies setzen, ist null‹, sagte er. ›Wir haben Adresslisten gekrigt, da waren 30 Prozent der Mitarbeiter ohne Adresse. Da sagt man irgendwann Feierabend. Wir sind gestern Abend um 21 Uhr bei der Firma Tönnies gewesen und waren heute Nacht um 1:30 Uhr fertig. Dann haben wir die kompletten Adresslisten gehabt.‹ Er sei froh, dass das Dunkelfeld der Unterbringung der Mitarbeiter aufgehellt werden konnte.«[153]

In den USA hat es bereits ähnliche Fälle gegeben. Diese Ansteckungsherde entstehen allerdings nicht nur aufgrund der menschenunwürdigen Unterkünfte der dort Beschäftigten, sondern wegen der Zustände in den Schlachthöfen selbst: »Mindestens 12 der 25 Hotspots in den USA – das heißt die Bezirke mit den höchsten Pro-Kopf-Infektionsraten« gingen laut einer Analyse von *The Guardian* »von Fleischfabriken aus, in denen die Beschäftigten unter beengten Bedingungen nebeneinander arbeiten«.[154] Weiter berichtete der *Guardian:* »Die größten Risiken bestehen während der Acht-Stunden-Schichten in der Fabrikhalle, wo sie an der Fertigungsstraße einen halben Meter oder weniger von den Kollegen entfernt arbeiten.«[155] Auch Mitarbeiter einer irischen Firma kamen zu Wort: »›Es gab kein Social Distancing‹, sagt Marco. ›Man musste durch Bereiche gehen, wo man jedem niesend und hustend über den Weg lief.‹ ›Wir bekamen weder Masken noch Handschuhe. Wir mussten uns selbst welche kaufen‹, sagt Florin. ›Die Leute haben Angst, sie sagen, es sei nicht sicher.‹«[156]

Wenn Menschen in einem feucht-kühlen Ambiente eng nebeneinander arbeiten müssen, ist es nur logisch, dass das Infektionsrisiko steigt. Falls überhaupt Masken getragen werden, sind diese nach wenigen Minuten derart durchfeuchtet, dass sie nur noch wenig zum Schutz beitragen können. Diese Gruppe von Arbeitern ist demnach besonders gefährdet. Bis Mitte Mai 2020 sind in den USA 30 Schlachthofmitarbeiter verstorben, und über 10 000 haben sich infiziert oder waren SARS-CoV-2 ausgesetzt.[157]

Dass moderne Massenschlachthöfe wahre Brutstätten für SARS-CoV-2 und somit COVID-19 darstellen, ist ein weltweites Phänomen – auch in Kanada, Irland und Spanien wurden solche Infektionscluster registriert.

Ende Juni 2020 erkannte der Hygieneexperte Martin Hexner bei Tönnies die Lüftungsanlage als einen großen Risikofaktor für die Verbreitung des Virus innerhalb des Werkes.[158] Da diese Gefahrenquelle schon lange aus den USA bekannt ist, hätte entweder die Unternehmensleitung oder die Politik rechtzeitig handeln können.[159] Leider wurden angemessene Sicherheitsmaßnahmen erst nach Bekanntwerden der ersten Infektionsfälle eingeführt – oder überhaupt nicht.[160]

Dank der Pandemie kommen somit schon lange vorhandene Probleme gnadenlos und deutlich ans Licht. Man kann nur hoffen, dass sich an diesen Missständen künftig konkret und nachhaltig etwas ändert. Gleichzeitig könnten aber auch die Verbraucher etwas dazu tun, indem sie weniger, aber dafür qualitativ besseres Fleisch essen (auch um der eigenen Gesundheit willen). Die jüngere Generation befindet sich hier tendenziell bereits auf dem richtigen Weg. Und das ist eine gute Nachricht.

Für jeden von uns ist jedenfalls wichtig zu wissen: Überfüllte Innenräume sollte man möglichst meiden, denn in einer solchen Umgebung scheint sich SARS-CoV-2 besonders wohlzufühlen. Kein Wunder, stammen seine Artgenossen doch aus den feuchtwarmen Grotten Asiens, wo sie sich in den eng aneinandergeschmiegten Fledermäusen, die dort in großen Gruppen zusammenleben, seit eh und je wunderbar (aus Virussicht) vermehren. Also ist es klug, sich aus feucht-warmen Innenräumen fernzuhalten oder diese nur mit einer Mund-Nasen-Maske zu betreten.

Vielleicht auch ein leiser Hinweis darauf, uns gemeinsam mit anderen Menschen wieder mehr in der Natur zu bewegen, damit wir ein Gespür dafür bekommen, wie sehr wir ein Teil von ihr sind.

Zweite gute Nachricht: Schwächelt das neue Coronavirus?

Obwohl die Wissenschaftler SARS-CoV-2 genetisch entschlüsselt haben und einige seiner Veränderungen und Varianten (Mutationen) verfolgen, kann niemand genau wissen, welchen Kurs das Virus plötzlich einschlagen wird.

Insgeheim hofft man, dass sich SARS-CoV-2 vielleicht ähnlich wie sein Cousin SARS-CoV (1) verhält: Der war, nachdem er einige Monate sein Unwesen getrieben hatte, einfach wieder verschwunden.

SARS-CoV (1) war 2002 aufgetaucht und hatte im darauffolgenden Jahr (in den sonnenarmen Monaten Februar, März und April, wenn unser Vitamin-D-Spiegel am niedrigsten ist ... !) einen gefährlichen Ausbruch verursacht, worauf die WHO eine Epidemie ausrief. Im Juli 2003 war SARS-CoV (1) dann fast vollständig wieder von der Bildfläche verschwunden, und die Epidemie galt als weltweit eingedämmt und beendet.[161]

Nun, nach Ansicht vieler Wissenschaftler lassen sich SARS-CoV (1) und das neuartige SARS-CoV-2 nicht miteinander vergleichen, da sie doch sehr unterschiedlich sind. Was die Infektiosität und die Letalität dieser Viren angeht, ist das zweifellos richtig, denn die neue SARS-CoV-2-Variante ist zwar viel ansteckender (infektiöser), gleichzeitig aber auch weniger gefährlich, da weniger tödlich.

Trotzdem haben diese beiden Virusvarianten mehr gemeinsam, als man denkt: Beide verursachen ähnliche Krankheitsbilder

– trockener Husten, Fieber und Blutgerinnsel [162] – und docken in ähnlicher Weise an unseren Zellen an, um sie zu kapern und für ihre Zwecke auszubeuten. Die Ähnlichkeit zwischen SARS-CoV-2 und SARS-CoV (1) betrifft aber noch weitere Aspekte.

In den letzten Monaten mehren sich die Stimmen der Wissenschaftler, die einen **allmählich abgemilderten Verlauf der neuen Krankheit COVID-19** diagnostizieren, ähnlich wie er auch im Verlauf des SARS-CoV (1)-Ausbruchs festgestellt worden war. Viele sagen offen, dass das neue Coronavirus »weniger gefährlich« würde.

So teilte der Virologe Fabrizio Pregliasco von der italienischen Università degli Studi di Milano Anfang Mai 2020 mit, dass SARS-CoV-2 inzwischen weniger gravierende Krankheitsbilder hervorrufe als in den vergangenen Wintermonaten.[163]

Auch Giuseppe Remuzzi, Direktor des international anerkannten Istituto di Ricerche Farmacologiche Mario Negri (IRCCS) (Institut für Pharmakologische Forschung, Mailand), stellte fest, dass SARS-CoV-2 womöglich bereits an Virulenz verloren hat, da die COVID-19-Patienten, die im Frühjahr in die italienischen Krankenhäuser eingeliefert worden waren, deutlich weniger starke Krankheitszeichen aufwiesen als die Patienten, die im Winter in die Notaufnahmen kamen: »Das Einzige, was ich sagen kann, ist, dass es mir so vorkommt, als stünden wir vor einer ganz anderen Krankheit als der, die unser Gesundheitssystem zu Beginn der Pandemie in eine Krise gestürzt hat«, so Remuzzi.[164]

Im Juni 2020 verkündete Remuzzi die Ergebnisse einer Forschungsstudie seines Instituts, die Aufschlüsse über die SARS-CoV-2-Viruslast gaben. Von 300 getesteten Personen waren 40 positiv – bei diesen Infizierten war die Viruslast jedoch so gering, dass sie nach wissenschaftlichem Konsens eigentlich gar nicht ansteckend waren.[165] Deutsche Forscher hatten bereits festgestellt, dass ein positiv getesteter Mensch andere so gut wie nicht mehr anstecken kann, wenn sein Abstrich weniger als 100 000 Kopien des SARS-CoV-2-Erbgutes enthält. [166] Die in der Mailänder Studie gemessene Viruslast lag weit unter dieser Grenze.

Zu einem analogen Schluss kommt Virologe Prof. Drosten, als er Mitte Juni 2020 in einem seiner Podcasts darauf einging, dass sich die neuen Mutationen der SARS-CoV-2-Viruslinie bereits besser an den Menschen angepasst hätten. Wenn dies so bliebe, hätten wir es in Zukunft – insbesondere wenn das Virus seine Replikationsaktivitäten auf die Nasenschleimhaut beschränken würde – nur noch mit einem Erkältungsvirus zu tun. Diese Hoffnung scheint begründet angesichts der Tatsache, dass sich auch andere Viren im Laufe der Zeit abschwächen.

Prof. Drosten dazu: »Also wie wir es drehen und wenden: Das wird in jedem Fall harmloser werden. Schon alleine durch die Bevölkerungsimmunität. Aber vielleicht spielt eben auch die Evolution noch eine Rolle dabei.«[167]

2005 wurde schon bei dem älteren Coronavirus SARS-CoV (1) festgestellt, dass es im Laufe der Zeit mutierte und Stücke seines Genoms (Erbguts) verschwanden. Das ist ein wichtiger Fakt! In der Biologie und Medizin ist dieses natürliche Phänomen als »Deletion« bekannt: »Als Deletion bezeichnet man in der Genetik den Verlust eines DNA-Abschnitts. Die Deletion ist eine Form der Genmutation. Von einer Deletion können nur einzelne Basen der DNA (Punktmutation) oder größere Basensequenzen, das heißt ganze Abschnitte eines Genoms betroffen sein.«[168]

Gleich von Anfang an hatte SARS-CoV (1) sehr rasch Teile seines Erbguts verloren, immerhin ca. 29 Basen (Bausteine der Erbinformation). Nach wenigen Monaten, im Mai 2003, hatte das Virus schon fast 400 seiner Bausteine eingebüßt. Solche Deletionen können die Virulenz eines Virus, also seine Aggressivität oder Infektionskraft, verändern – zum Guten wie zum Schlechten (für uns).

In einer 2018 veröffentlichten internationalen Studie, an der auch Prof. Drosten teilnahm, wurde ein SARS-CoV (1)-Virus gentechnisch so verändert, dass es 29 seiner Basenbausteine verlor, und zwar just diejenigen, die dieses Virus von Natur aus anscheinend häufig »abstreift«. Dabei stellten die Forscher fest, dass dieser Verlust die Vermehrungsfähigkeit des SARS-Coronavirus drastisch reduzierte.[169]

Ähnliches wurde jetzt auch bei »unserem« SARS-CoV-2 festgestellt, wie in einem lesenswerten Bericht im *Spiegel* Anfang Mai 2020 dargelegt: »Das neuartige Coronavirus passt sich offenbar weiter an den menschlichen Wirt an, zeigen Genanalysen. [...] Ob die bisher bekannten Mutationen das neuartige Coronavirus mehr oder weniger gefährlich machen, ist jedoch unklar. Forscher des Los Alamos Laboratory im US-Bundesstaat New Mexico berichten von einer Mutation mit dem Code D614G, die das neuartige Coronavirus ansteckender machen könnte. Patienten im englischen Sheffield, die die Virenvariante in sich trugen, hatten eine höhere Erregerlast. Das heißt, in ihren Rachenabstrichen tummelten sich besonders viele SARS-CoV-2-Viren. **Allerdings erkrankten sie nicht schwerer.** Das könnte ein Hinweis darauf sein, dass die Mutation das Virus ansteckender, aber nicht gefährlicher macht. [...] Andere Untersuchungen deuten sogar darauf hin, **dass das neuartige Coronavirus durch Mutationen weniger gefährlich werden könnte. Forscher der Arizona State University berichten, dass in einigen Proben ganze Abschnitte des Genoms verloren gingen.**«[170] (Hervorhebungen durch die Autorin)

In der erwähnten Studie der Arizona State University wurde festgestellt, dass der untersuchten Variante SARS-CoV-2 gut 81 Bausteine ihres Erbguts abhandengekommen waren und dies allem Anschein nach die Aggressivität des Virus reduzieren könnte.[171]

Die gute Nachricht ist also, dass eine Variante des SARS-CoV-2 zwischenzeitlich gerade den Abschnitt ihres Erbguts verloren hat, der es dem mit ihr verwandten SARS-CoV (1) ermöglicht hatte, unsere Zellen zu zerstören.[172]

Nebenbei: Diese bekannte Fähigkeit der Coronaviren, sich zu verändern (mal schneller, mal langsamer), hätte doch eigentlich mit einbezogen werden müssen, bevor man Abermillionen öffentlicher Mittel in **Hochrisikoinvestitionen** für Impfungen steckte, die Gates selbst als solche bezeichnet.[173]

Virologen und Ärzte wissen, dass Viren (und somit auch Coronaviren) mutieren und dass die Jagd nach einem zuverlässigen Impfstoff daher **per se** recht fragwürdig ist. Der *Spiegel*: »Für die Medikamentenforschung ist es entscheidend zu verstehen, wie sich das neuartige Coronavirus verändert. Wenn Mutationen das Schlüsselprotein so beeinflussen können, dass es nicht mehr von Antikörpern erkannt wird, müsste ein Impfstoff ständig angepasst werden oder wäre nicht in allen Fällen zuverlässig.«[174]

Zur Frage bezüglich eines Impfstoffs ließ die **Forschungsmi-nisterin Anja Karliczek** am 11. Mai 2020 in Berlin (also **nachdem** die Gelder bei der Londoner Geberkonferenz verteilt worden waren) wissen: »**Wir dürfen keine Wunder erwarten.**« Es sei davon auszugehen, dass ein Impfstoff frühestens Mitte nächsten Jahres zur Verfügung stehen werde – und dieser werde **dann vielleicht nicht alle Erwartungen erfüllen.**[175] (Hervorhebungen durch die Autorin)

Wie auch immer, die wirklich gute Nachricht ist, dass uns das neue SARS-CoV-2-Virus anscheinend allmählich »freundlicher« gesonnen ist.

Dritte gute Nachricht: Immunitätsschwelle vielleicht bei 20/40 Prozent

Eine weitere in den letzten Monaten mantramäßig wiederholte Meldung besagt, dass wir eine **Herdenimmunität** brauchen, um die SARS-CoV-2-Infektionen in den Griff zu bekommen. »Herdenimmunität« ist ein eher unelegantes Wort, das aus der Veterinärmedizin übernommen wurde. Sie entsteht, wenn ein gewisser Prozentanteil einer Population immun gegen einen Krankheitserreger ist und sich das Virus »wegen mangelnder Wirte« kaum mehr verbreiten kann.

Anfänglich gingen die Schätzungen davon aus, dass sich 60 bis 80 Prozent der Menschen entweder mit SARS-CoV-2 infiziert haben müssen, um diese Herdenimmunität zu erreichen – oder dass hierzu eine gleich hohe Prozentzahl mittels einer Impfung erreicht werden sollte.

Da das sogenannte schwedische Modell in Deutschland wie in anderen Ländern nicht infrage kam,[176] werden große Hoffnungen auf eine Impfung gesetzt, denn wie Kanzleramtschef Braun präzisierte: »[…] lautet die Strategie, Ansteckungen zu vermeiden und bezüglich der Immunität auf die Einsatzfähigkeit eines Impfstoffs zu warten.«

Die Stimmen derer, die anderer Auffassung sind, werden allerdings lauter, und in Dänemark bereut man sogar schon, dem schwedischen Modell nicht gefolgt zu sein.[177]

So nachdrücklich betont wird, dass es über 60 Prozent Infizierte geben müsste, damit SARS-CoV-2 keine Gefahr mehr für uns darstellt, so sehr ist diese Zahl inzwischen **mit größter Vorsicht** zu betrachten.

Hypothese:
Immunitätsschwelle liegt bei 20 Prozent

Anfang Mai 2020 veröffentlichte die Forscherin Gabriela Gomes von der Liverpool School of Tropical Medicine eine Studie, in der sie und ihre wissenschaftlichen Mitarbeiter zu einem außergewöhnlichen Schluss kommen: Nach den Berechnungen des Forscherteams ist es **falsch, davon auszugehen**, dass eine COVID-19-Herdenimmunität »erst dann erreicht wird, wenn 60 Prozent der Menschen infiziert sind. Wahrscheinlicher sei es, [...], dass die wahre Zahl zwischen 10 und 20 Prozent liegt.«[178]

Die 60-Prozent-Schätzung, so die Forscher, basiere »auf der Annahme, dass wir uns alle mit gleicher Wahrscheinlichkeit an dem Virus anstecken. In Wirklichkeit besteht zwischen den Menschen eine große Bandbreite der Anfälligkeit, sich zu infizieren. Menschen, die gebrechlich sind oder dem Virus stärker ausgesetzt sind – vielleicht weil sie auf einer Intensivstation arbeiten –, haben in der Praxis ein weitaus höheres Erkrankungsrisiko. Mit dem Fortschreiten der Epidemie trocknet der Pool leicht infizierbarer Personen aus, und das Virus muss sich neue Opfer suchen, die weniger leicht infizierbar sind.«[179] (Hervorhebungen durch die Autorin)

Gomez und ihre Forscherkollegen gehen also von einer ebenso interessanten wie wirklichkeitsnahen Annahme aus: Nicht alle Menschen sind auf gleiche Art und Weise »infizierbar« und würden erkranken, denn naturgemäß sind unsere Körper und Immunsysteme alle unterschiedlich. Diese Tatsache wurde aber in den bislang verkündeten Zahlen im Hinblick auf die Herdenimmunität wohl nicht mit einkalkuliert.

Zur Berechnung der unterschiedlichen Anfälligkeiten für SARS-CoV-2 haben die Forscher ein Modell entwickelt, das von einem Variationskoeffizient ausgeht: Bei »null« wäre keine Variabilität gegeben (das heißt alle Menschen infizieren sich mit gleicher Wahrscheinlichkeit), während bei »vier« die größte Variabilität in Bezug auf die Ansteckungsgefahr vorliegen würde. »Wäre dieser Koeffizient tatsächlich null, so die Wissenschaftler, dann wäre die Herdenimmunität erst dann erreicht, wenn über 60 Prozent der Bevölkerung infiziert sind. Wäre der Koeffizient dagegen vier, dann wäre die Herdenimmunität erreicht, wenn 10 Prozent von uns infiziert sind. Das Team hat dann anhand von Daten aus dem realen Leben abzuleiten versucht, wie hoch der Variationskoeffizient tatsächlich ist, und kam zu dem Schluss, dass er im Bereich von knapp unter zwei bis knapp über drei liegt. Das würde bedeuten, dass eine Herdenimmunität erreicht werden könnte, wenn zwischen 10 und 20 Prozent von uns infiziert sind.«[180]

Diese Zahl ist weit von der entfernt, die man uns monatelang via Tageschau, Talkshows, Zeitungen und Verlautbarungen vorgetragen hat. Die Studie von Gabriela Gomez wurde zwar noch nicht peer-reviewed (von Kollegen begutachtet), aber es handelt sich um die Arbeit eines Wissenschaftlerteams, das sich stark an die Realität gehalten hat, denn eine Herdenimmunität von 10 bis 20 Prozent deckt sich mit einigen (wenn auch begrenzten) Erkenntnissen, die wir mit SARS-CoV-2 bereits gewonnen haben.

Nehmen wir z.B. die Zahlen der im Bezirk Stockholm erreichten Herdenimmunitätsschwelle (HIT = engl. herd immunity threshold): »Vernünftigerweise hat die schwedische Gesundheitsbehörde die Häufigkeit von Antikörpern gegen das SARS-COV-2-Virus im Bezirk Stockholm untersucht, das in Schweden am frühesten von COVID-19 betroffen war. Dabei schätzten sie, dass bis zum 11. April 17 Prozent der Bevölkerung infiziert waren und diese Zahl bis zum 1. Mai 2020 auf 25 Prozent angestiegen sei. [...] Die Zahl registrierter Neuinfektionen hat aber bis zum 11. April nicht mehr zugenommen [...], ebenso wenig wie die Krankenhauseinweisungen [...] und seitdem sind beide Werte deutlich zurückgegangen. Dieses Muster deutet darauf hin, dass die Herdenimmunitätsschwelle (HIT) bis zum 11. April erreicht worden war; zu diesem Zeitpunkt scheinen nur 17 Prozent der Bevölkerung infiziert gewesen zu sein.«[181]

Eine neuere Studie ergab zwar eine niedrigere Zahl (7,3 Prozent), aber der schwedische Staatsepidemiologe Anders Tegnell begründete seine Mutmaßung, dass die Zahl der Infizierten in

74

Stockholm sehr viel höher, wahrscheinlich sogar bei 20 Prozent läge, damit, dass die Ansteckungen auch ohne Verschärfung der Corona-Maßnahmen zuletzt rückläufig waren.[182] (Stand Ende Mai 2020)

Dass die Immunitätsschwelle bei SARS-CoV-2 schon viel früher erreicht werden könnte als von Medien und Politik verbreitet, zeigen auch noch weitere Fakten.

Auf der »Diamond Princess«, dem Kreuzfahrtschiff, auf dem sich SARS-CoV-2 frei ausbreiten konnte und auf dem fast alle Mitfahrenden getestet wurden, haben sich 712 der 3711 Passagiere mit SARS-CoV-2 infiziert – also **19 bis 20 Prozent**.[183]

Ähnlich im Schlachthof Tönnies, wo von den ca. 6600 getesteten Mitarbeitern »nur« ca. **20 Prozent** positiv waren.

Auch die heftig kritisierte Studie von Hendrik Streeck, Professor für Virologie und Direktor des Institutes für Virologie und HIV-Forschung an der Medizinischen Fakultät der Universität Bonn, entspricht den hier aufgezählten Ergebnissen weitgehend: Laut der Heinsberg-Studie hatten sich in Gangelt **15 Prozent** der Menschen angesteckt.[184]

In London haben Antikörper-Tests ergeben, dass sich mehr als **17 Prozent** der dort lebenden Bevölkerung mit SARS-CoV-2 infiziert haben.[185] (Stand: Mai 2020)

Eine neue Antikörper-Studie, die Ende April 2020 mit 1300 Einwohnern von New York durchgeführt wurde, kommt zu ähnlichen Zahlen: Von den 1300 zufällig ausgewählten Personen waren **21 Prozent** infiziert.[186] Eine Auswertung von Antikörper-Tests bei insgesamt 3000 Personen bestätigte ähnliche Prozentzahlen auch für die Bevölkerung in der Umgebung von New York.[187]

Von Bedeutung ist in diesem Zusammenhang vielleicht auch die Tatsache, dass artverwandte Coronaviren, die im Winter eine typische leichte Erkältung im Menschen verursachen, nur **20 Prozent** der Bevölkerung infizieren.[188]

Wie stark sich SARS-CoV-2 in Ländern verbreitet hat, in denen die Einwohner einem langen rigorosen Lockdown unterworfen waren, lässt sich lokal durchgeführten Studien entnehmen.

Im Mai 2020 wurde in Spanien durch Antikörper-Nachweise im Blutserum festgestellt, dass sich bis dato gerade einmal 5 **Prozent** der Bevölkerung infiziert hatten.[189] In Madrid, der Stadt mit den meisten COVID-19-Fällen, bewegt sich diese Zahl aber bereits bei **11 Prozent**.[190]

In Wuhan lag die Zahl Ende April 2020 bei **10 Prozent** (der Test wurde bei Personen durchgeführt, die an exponierte Arbeitsstätten zurückkehren wollten).[191]

In Frankreich gehen statistische Projektionen davon aus, dass sich bis Mai 2020 **4,4 Prozent** der Bevölkerung mit SARS-CoV-2 angesteckt hatten.[192]

Anders die Lage in Italien, wo man im April 2020 damit begann, einen Teil der Einwohner der Kleinstadt Robbio auf Antikörper gegen SARS-CoV-2 zu testen. Eine gute Idee, da Robbio in der Provinz Pavia und somit in der von COVID-19 besonders schwer betroffenen Lombardei liegt. Die ersten Ergebnisse zeigen, dass viel mehr Menschen als angenommen bereits Antikörper gebildet hatten – darunter insbesondere asymptomatische Personen. Nach der ersten Datenauswertung zeigt sich eine inzwischen erreichte Herdenimmunitätsschwelle von **22 Prozent**.[193]

Eine weitere Studie, die mit 700 Mitarbeitern eines Unternehmens in Triest durchgeführt wurde, ergab eine ähnlich hohe Prozentzahl: Im April 2020 hatten **17 Prozent** der Belegschaft bereits Antikörper gegen SARS-CoV-2 gebildet.

In der Schweiz läuft unter Epidemiologieprofessor Milo Puhan (Universität Zürich, UZH) derzeit eine groß angelegte Studie, um Daten über die Herdenimmunität in der Schweiz zu sammeln. Prof. Puhan geht davon aus, dass in Genf am Ende der Studienphase 1 (Mai/Juni) zwischen **10 und 15 Prozent** der Bevölkerung Antikörper gegen das neue Coronavirus in sich tragen werden.[194]

Trotz der Unschärfe der unterschiedlichen Antikörper-Tests können diese Untersuchungen durchaus von informativem Nutzen sein.

Hypothese: Immunitätsschwelle liegt bei 40 Prozent

Das hoffnungsvolle Modell von Gomez und Kollegen könnte allerdings durch die Antikörper-Studie in Ischgl sowie eine schwedisch/britische Modellstudie relativiert werden.[195] Am 24. Juni 2020 gab man die Ergebnisse der Antikörperstudie der Universität Innsbruck bekannt: In Ischgl waren 80 Prozent der Einwohner getestet worden, wovon 42,4 Prozent Antikörper gegen SARS-CoV-2 im Blutserum aufwiesen, das heißt, sie hatten die Infektion bereits hinter sich. Diese Prozentzahl korreliert nahezu perfekt mit einer Berechnung von Wissenschaftlern der Universitäten Stockholm und Nottingham, die bei SARS-CoV-2 von einer Immunitätsschwelle von 43 Prozent ausgehen.[196] Dies unterscheidet sich doch sehr von den 60, 70 oder 80 Prozent, die bis heute immer genannt werden.

Tröstlich zu wissen, dass nur 15 Prozent der positiv auf Antikörper getesteten Personen in Ischgl COVID-19-Symptome entwickelt haben; das bedeutet, dass die Infektion bei 85 Prozent der Getesteten unbemerkt verlief.

Da nur bei 27 Prozent der Kinder und Jugendlichen Antikörper zu finden waren, ist man geneigt zu hoffen, dass Gomez mit ihrer Hypothese vielleicht doch richtig liegt und eine Immunitätsschwelle bereits unterhalb der postulierten 60–80 Prozent erreicht werden könnte. Wann uns SARS-CoV-2 letztlich den Rücken zukehrt, steht noch in den Sternen.

Wenn allerdings, wie viele Wissenschaftler schätzen, eine Immunitätsschwelle **zwischen 20 und 40 Prozent** erreicht werden muss, dann dürfte eine zweite SARS-CoV-2-Welle in vielen Ländern – insbesondere in solchen, die einen sehr strikten Lockdown hatten – unausweichlich sein, denn bislang sind diese von ihnen berechneten Prozentzahlen in vielen Ländern noch nicht erreicht.

Wie viele Menschen in Deutschland inzwischen bereits Antikörper gegen SARS-CoV-2 gebildet haben – angesichts unserer im Vergleich zu anderen EU-Ländern weniger rigiden Lockdowns und der später eingeführten Maskenpflicht –, ist noch nicht erwiesen. Die Zahl dürfte aber sicherlich höher liegen als bislang gedacht, was zweifellos eine gute Nachricht ist!

Vierte gute Nachricht: Milderer Krankheitsverlauf von COVID-19

Zu den anfänglich aufgetretenen Symptomen wie Fieber, trockener Husten und Schüttelfrost gesellten sich später noch ganz andere Erscheinungen. Dieses sich mit der Zeit verändernde Krankheitsbild spiegelt wahrscheinlich die Mutationen des Virus wider, und teilweise wohl auch die Tatsache, dass sich unser Immunsystem im Laufe der Jahreszeiten verändert, wie eine Studie der University of Cambridge bestätigt.[197]

Zwei der Symptome, die zwar von Patienten berichtet (und von Ärzten gemeldet), aber erst viel später von offizieller Seite anerkannt wurden, sind der Ausfall des Geschmackssinns (Ageusie) oder des Geruchssinns (Anosmie).

Nun hat eine Studie dargelegt, dass diese Symptome (die häufig zu Beginn der Krankheit auftreten) einen leichteren Verlauf der COVID-19-Erkrankung ankündigen. In einer Mitteilung an die Fachzeitschrift *The Lancet* berichten Wissenschaftler verschiedener Universitäten (USA, Italien, Frankreich, Großbritannien), dass nur wenige der stationär aufgenommenen COVID-19-Patienten die o. g. Symptome erwähnt hatten. Nach den Erkenntnissen dieser Mediziner ist das Risiko, in ein Krankenhaus eingeliefert zu werden, bei COVID-19-Patienten **mit** Geruchsverlust **10-mal geringer** als bei positiv getesteten Patienten **ohne** Geruchsverlust.[198]

Wie auf der Webseite des Robert Koch-Instituts zu lesen (Stand 7. Mai 2020), waren in den letzten Monaten in Europa gerade Geruchs- und Geschmackstörungen die am meisten verbreiteten Symptome der COVID-19-Erkrankung.[199]

Ein Zeichen, dass SARS-CoV-2 schwächelt?

Einerseits ist das eine gute Nachricht, andererseits ist der Verlust des Geruchs- oder des Geschmackssinns oft angsteinflößend und verwirrend. Da die Betroffenen recht unterschiedliche Erfahrungen machen, haben US-Wissenschaftler zur besseren Einordnung dieser Symptome eine Studie in die Wege geleitet.

Nachdem Lavi Secundo (ein an dieser internationalen Studie mitwirkender Arzt und Neurowissenschaftler) an COVID-19 erkrankt war, bemerkte er eines Tages, dass er weder den Geruch von Kreuzkümmel noch den von Knoblauch und Vanille mehr wahrnehmen konnte: »Es war, als würde man Luft riechen.« Nach einigen Wochen kehrte sein Geruchssinn zwar langsam wieder zurück, aber die Erinnerung an diesen Wahrnehmungsverlust ist geblieben: »Es war eine seltsame Erfahrung – das hat definitiv keinen Spaß gemacht.«[200]

Der deutsche Arzt Dr. Paul Gotthardt, der sich während eines Ägypten-Urlaubs mit dem neuen Coronavirus ansteckte und einen Reizhusten entwickelte, erinnert sich an ähnlich sonderbare Erfahrungen in Bezug auf den Geschmackssinn: »Manche Menschen berichten ja, dass sie überhaupt nichts mehr schmecken. Bei mir war das nicht so, für mich schmeckte das Essen einfach anders.« Fleisch und Wurst waren für ihn nur noch salzig, und Bier wurde ihm völlig verleidet, denn »es schmeckte wie muffiger

Heutee, eher sogar wie aufgebrühte Silage mit Schaum.«[201] Wie die Forschungen und die gesammelten Erfahrungen von Neurologen und Neuropsychiatern zeigen, sind gerade diese abstrusen Symptome Zeichen eines leichteren Verlaufs der COVID-19-Erkankung.[202]

Mit solchen Krankheitszeichen kann man leben, da so gut wie alle Patienten diese doch wesentlichen Sinneswahrnehmungen nach einer Weile wiedererlangt haben.

Fünfte gute Nachricht: Hilfreiche Helferzellen

Bislang waren die Mediziner ziemlich besorgt über die Tatsache, dass bei einem Teil der positiv auf SARS-CoV-2 getesteten Patienten nach ca. zwei Monaten die Antikörper verschwanden (bei 40 Prozent der Symptomfreien und bei 12 Prozent derer mit leichten Krankheitszeichen). Dies könnte bedeuten, dass sie vor einer erneuten Infizierung weniger geschützt sind.

Allerdings besteht Hoffnung, und dies hat mit unseren T-Helferzellen zu tun. Nach einer SARS-CoV-2-Ansteckung scheinen diese Gedächtniszellen des Immunsystems selbst bei asymptomatischen Patienten länger aktiv zu bleiben und den Körper vor einer Neuinfektion somit besser zu schützen.

Wissenschaftler der Columbia University haben festgestellt, dass die bislang untersuchten T-Helfer-Gedächtniszellen die Spikes von SARS-CoV-2 wiedererkennen und eine zielgerichtete Abwehr einleiten: »Eine Studie im Fachjournal *Cell* hat nachgewiesen, dass leicht erkrankte COVID-19-Patienten mit zahlreichen auf das Coronavirus zugeschnittenen T-Helfer-Zellen ausgestattet waren. Beim Großteil der Probanden fanden die Forscher außerdem sogenannte zytotoxische T-Zellen, die speziell auf Sars-CoV-2 ausgerichtet waren. Anders als die T-Helferzellen sind sie in der Lage, infizierte Zellen direkt auszuschalten.«[203]

Somit kann man optimistisch sein, dass Menschen, die sich einmal mit SARS-CoV-2 infiziert haben, vermutlich längerfristig gegen dieses neuartige Virus immun sind.

Die nicht so guten Nachrichten: SARS-CoV-2 dringt auch in das Nervensystem ein

Im Juni 2020 veröffentlichte der in den USA tätige Biochemiker Nikita Alexandrov einen »Appell« an die Wissenschaftsgemeinde: Man müsse COVID-19 auch aus anderen Blickwinkeln betrachten – also »out of the box« bzw. über den Tellerrand hinaus denken. Die Fakten, die er hierzu vorbringt, lassen aufhorchen. SARS-CoV-2 agiere ähnlich wie HIV, und zwar in dem Sinne, dass es u.a. die in uns schlummernden Viren reaktiviert (was auch zahlreiche andere einschlägige Experten bereits erkannt und dargelegt haben). Dabei handelte es sich insbesondere um neurotrope Viren, die unser Nervensystem attackieren, wie z. B. das Herpesvirus.[204] Einer im *Journal of the American Medical Association (JAMA)* publizierten Studie zufolge ist SARS-CoV-2 inzwischen als ein neurotropes Virus zu betrachten.[205] Wie der Verlust von Geruchs- und/oder Geschmacksinn bei vielen Patienten deutlich gezeigt hat, kann SARS-CoV-2 nämlich direkt in unser Nervensystem eingreifen.

Weitere besorgniserregende Merkmale, die bei einigen COVID-19-Erkrankten auftraten, lassen ebenfalls den Schluss zu, dass SARS-CoV-2 das zentrale Nervensystem als eines seiner Hauptangriffsziele betrachtet.[206] »Anosmie, Schlaganfall, Lähmung, Defizite der Hirnnerven, Enzephalopathie, Delirium, Meningitis und Krampfanfälle sind einige der neurologischen Komplikationen bei Patienten mit Coronavirus-Krankheit-19 (COVID-19)«, so die Autoren einer Studie, an der mehrere US-Universitäten beteiligt waren, darunter die Johns Hopkins University (JHU).[207]

Eine Studie aus dem chinesischen Wuhan berichtet, dass 45 Prozent schwererkrankter COVID-19-Patienten bei der Entlassung starke neurologische Defizite aufwiesen.

Einer französischen Studie zufolge litten 84 Prozent der Intensivpatienten bei ihrer Entlassung an neurologischen Ausfallerscheinungen; 15 Prozent zeigten ein unkontrolliertes Verhalten und hatten Schwierigkeiten, Entscheidungen zu treffen.[208]

Viele Ärzte sind inzwischen der Auffassung, dass der plötzliche Atemstillstand, unter dem einige COVID-19-Patienten litten, nicht unbedingt auf die Lungenentzündung zurückzuführen war, sondern eher auf eine durch SARS-CoV-2 fehlgeleitete Nervenfunktion des Gehirns, das dem Körper gewissermaßen befahl, das Atmen einzustellen.[209]

Dies ist bislang nur eine Hypothese, die aber viele ärztliche Beobachtungen in den Krankenhäusern erklären würde. Eine Pressemitteilung der Deutschen Gesellschaft für Neurologie vom April 2020 vermeldet, dass SARS-CoV-2 in den Hirnstamm eindringt und ein Atemstillstand demnach auch neural bedingt sein könnte.[210] Eine Invasion des Virus in den Hirnstamm verleitet diesen dazu, »falsche Befehle« auszusenden, woraufhin der Körper die Atmung einstellt.

Forscher der Université de Lille (Frankreich) stellten im Juni 2020 eine zweite Hypothese auf, wonach auch der Hypothalamus Ziel des SARS-CoV-2 sein könnte, da sich gerade in diesem Teil des Zwischenhirns viele ACE2 befinden – also diejenigen Enzyme, die SARS-CoV-2 als Eintrittspforte in unsere Zellen missbraucht.[211]

Diese Hypothese könnte den plötzlichen Atemstillstand bei COVID-19-Patienten erklären, denn neben vielen anderen Funktionen in unserem Körper steuert der Hypothalamus auch die Atmung.

Ein Bericht der Northwestern University (USA) vom Juni 2020 stellt COVID-19 als eine globale Bedrohung für das ganze Nervensystem dar.[212]

In einem auf *Thailand Medical News* veröffentlichten Interview sagte der anerkannte Neurologe Majid Fotuhi, Leitautor einer Übersichtsarbeit, an der auch die Johns Hopkins University beteiligt war: »Wir erfahren, dass eine signifikante Anzahl von hospitalisierten COVID-19-Patienten Hirnschädigungen in unterschiedlichen Ausmaßen aufweisen. Als medizinische Gemeinschaft müssen wir diese Patienten regelmäßig überwachen, da sich bei einigen von ihnen in Zukunft eine kognitive Beeinträchtigung, Aufmerksamkeitsdefizit, Brain fog oder Alzheimer entwickeln könnte. [...] Unsere Erfahrungen mit früheren Coronaviren deuten darauf hin, dass ›genesene‹ Patienten langfristig Depressionen, Schlaflosigkeit, Parkinson, Gedächtnisverlust oder eine beschleunigte Gehirnalterung erleiden können. Von COVID-19 Genesenen empfehle ich regelmäßige Bewegung, eine gesunde Ernährung, die Reduzierung von Stress und ein verbessertes Schlafverhalten anzustreben; all dies sind entscheidende Wege für Patienten, ihr Gehirn zu verjüngen und zukünftige gesundheitlich negative Entwicklungen zu minimieren.«[213]

Es bestehen aber auch andere Möglichkeiten, sich vor den neuronalen Attacken des neuen Coronavirus zu schützen. So nisten sich zum Beispiel Varizella-Zoster-Viren ebenfalls im Nervensystem ein (und verursachen Gürtelrose und Windpocken). Da insbesondere die Gürtelrose jahrzehntelang erfolgreich mit B_{12}-Spritzen behandelt wurde, könnten Patienten, die bereits eine SARS-CoV-2-Infizierung hatten oder gerade durchlaufen, B12 einnehmen. Schaden kann es nicht – und vielleicht lassen sich auf diese Weise gefährliche Wirkungen von SARS-CoV-2 auf das Nervensystem sowie mögliche Spätfolgen präventiv in Schach halten.

In Singapur wurde eine placebokontrollierte Studie (leider nur mit einer sehr kleinen Zahl von COVID-19-Patienten über 50) durchgeführt. Die Behandlungsgruppe umfasste 17 Patienten; ihnen wurde eine Kombination von Vitamin D3 plus Magnesium sowie 500 mg Vitamin B_{12} verabreicht. Nur drei Patienten dieser Gruppe benötigten Sauerstoff.

Die Kontrollgruppe umfasste 26 Patienten; hier mussten 16 Patienten mit Sauerstoff therapiert werden.[214] Dies zeigt zumindest, dass die Gabe von Vitaminen und Mineralien einen milderen Krankheitsverlauf zur Folge haben und sich schützend auf das zentrale Nervensystem auswirken kann, wodurch die Atemfunktion vielleicht nicht so leicht außer Kontrolle gerät.

Auch nicht toll …

Es gibt Hinweise, dass beim Krankheitsverlauf von COVID-19 auch die Blutgruppe der Patienten eine Rolle spielen könnte. So konnte eine multinationale Studie im *New England Journal of Medicine* feststellen, dass bei Patienten der Blutgruppe A ein erhöhtes Risiko für einen schweren Krankheitsverlauf besteht, während bei Patienten mit Blutgruppe 0 dieses Risiko am geringsten ist. Bei Menschen mit der Blutgruppe B oder AB dürfte das Risiko eines komplizierteren COVID-19-Verlaufs in der Mitte liegen.[215]

Laut dieser Studie sind die Mechanismen hierfür nicht bekannt; vermutlich könnten aber einige Faktoren eine Rolle spielen, die mit den Blutgruppen in Zusammenhang stehen, zum Beispiel der Von-Willebrand-Faktor (vWF).

Diese Vermutung hat auch Dr. Anna Aksenova in einer russischen Studie der Staatlichen Universität Sankt Petersburg aufgestellt. Sie geht davon aus, dass der Von-Willebrand-Faktor die Schwere der COVID-19-Erkrankung beeinflussen könnte, das heißt je höher dieser Faktor, desto problematischer der Krankheitsverlauf. Es ist bekannt, dass Menschen mit Blutgruppe 0 die niedrigsten Werte dieses Faktors aufweisen und Menschen mit Blutgruppe A die höchsten. [216]

Keine besonders gute Nachricht ist auch die Tatsache, dass anscheinend COVID-19-Rückfälle möglich sind und mit Spätfolgen dieser Erkrankung zu rechnen ist – darunter Schädigungen des Herzens, der Nieren und auch des Nervensystems (s.o.)[217]

Im April 2020 begannen sich amerikanische, irische und britische Mediziner zu fragen, ob SARS-CoV-2 womöglich auch das **männliche** Reproduktionssystem angreift: Es hatte nämlich Fälle von jungen, auf SARS-CoV-2 positiv getesteten Männern gegeben, die über starke Hodenschmerzen klagten.[218] »Nach einer COVID-19-Infektion besteht die theoretische Möglichkeit einer Hodenschädigung und nachfolgender Unfruchtbarkeit. […] Um diese Möglichkeit zu untersuchen, sind Folgestudien zur Reproduktionsfunktion von genesenen männlichen Patienten erforderlich.«[219]

Auf das **weibliche** Reproduktionssystem scheint sich COVID-19 derzeit nicht auszuwirken – außer, dass es aufgrund eines schwereren COVID-19-Krankheitsverlaufs bei Schwangeren eventuell zu vorzeitigen Entbindungen kommen kann. Momentan gilt eine vertikale Mutter-Kind-Übertragung aber als unwahrscheinlich. Nur in einem einzigen Fall hatte das Neugeborene einer positiv getesteten Mutter Antikörper gegen SARS-CoV-2 gebildet. Dies würde bedeuten, so die Mediziner, dass es dem Virus in der Gebärmutter ausgesetzt war.[220]

Im Juli 2020 haben Wissenschaftler der University of California festgestellt, dass sich bei COVID-19-Patienten mit einem milden Krankheitsverlauf die gebildeten Antikörper rapide reduzieren und innerhalb von drei Monaten nach der Infektion im Körper nicht mehr nachweisbar sind: Alle 36 Tage verringerte sich die Menge an Antikörpern um die Hälfte. Diese Studie legt nahe, dass sich COVID-19-Genesene vermutlich nochmals infizieren und erneut erkranken könnten. Das wirft ein großes Fragezeichen auf, was die Validität eines Immunitätsausweises und den Erfolg von Impfungen betrifft.[221]

4. VITAMIN D – WIRKSAMER SCHUTZ BEI COVID-19

Sich auf die zweite Welle von COVID-19 gut vorzubereiten (vermutlich kommt sie im Herbst/Winter 2020/2021)[222] ist eigentlich trotz aller Unwägbarkeiten ein Muss. Kann das Ansteckungsrisiko mit SARS-CoV-2 minimiert werden?

Ja, durch Einnahme von Vitamin D.

Kann man sich vor einem gravierenden Verlauf der COVID-19-Erkrankung schützen?

Ja, durch Einnahme von Vitamin D.

Die Empfehlungen in diesem Kapitel sind durch wissenschaftliche Studien validiert. Sie erbringen seit mehr als 20 Jahren Nachweise dafür, wie wichtig Vitamin D für unser Immunsystem ist: Es reduziert eindeutig die virale Ansteckungsgefahr und verhindert bzw. lindert in erheblichem Maße Entzündungsvorgänge und Gerinnungsstörungen. Wie uns nun jüngste Forschungen aufzeigen, kann Vitamin D auch bei COVID-19 ausgesprochen hilfreich sein – trotz anderslautender Bekundungen einiger »Fachexperten«.

In einer ARD-Sendung vom 14. April 2020 kam ein Medizinprofessor zu Wort, der sich über den Nutzen von Vitamin D bei COVID-19 äußerte. Er bestritt jegliche Wirkung dieses Vitamins (streng medizinisch ist es eigentlich ein »Steroidhormon«) in Bezug auf die Ansteckungsgefahr mit SARS-CoV-2.

Ich war erstaunt, mit welcher Sicherheit er dies von sich gab – offensichtlich war er nicht auf dem neuesten Stand, und die hohe Anzahl einschlägiger Studien seiner weltweiten Kollegen war ihm unbekannt. Die wissenschaftliche Sachlage ist nämlich eine ganz andere. Vitamin D spielt durchaus eine sehr wichtige Rolle bei Infektionen und Atemwegserkrankungen, ebenso wie bei der Thrombosebildung und Entzündungsvorgängen (alles typische Symptome von COVID-19).

Die Möglichkeit einer erfolgreichen Anwendung dieses Vitamins bei COVID-19 – ob als Prävention oder als Therapie – von vornherein kategorisch auszuschließen ist weder sachgerecht noch mit dem ärztlichen Eid zu vereinen.

Der Professor wusste anscheinend nicht, dass bereits klinische Studien zu Vitamin D und COVID-19 liefen und auf der US-amerikanischen Website ClinicalTrials.gov aufgelistet waren (und sind – siehe weiter unten).

Einige Analysen zur Wirkung von Vitamin D im Zusammenhang mit dem neuartigen Coronavirus wurden inzwischen abgeschlossen und zeigen deutlich, wie gefährlich ein Vitamin-D-Mangel sein könnte. Dies gilt im Hinblick sowohl auf die Ansteckungsgefahr mit SARS-CoV-2 als auch auf den Verlauf von COVID-19. Drei Studien kommen zu demselben Schluss: Ein niedriger Vitamin-D-Spiegel kann das Risiko eines schweren Krankheitsverlaufs und auch das Sterberisiko erhöhen.[223]

Die ersten Ergebnisse zweier dieser Beobachtungsstudien stellten z. B. einen eindeutigen Zusammenhang zwischen der Mortalitätsrate von COVID-19-Patienten und deren Vitamin-D-Spiegel fest. Diese wurden von der Deutschen Gesellschaft für Endokrinologie zeitnah aufgegriffen:

»1. Autoren aus Großbritannien (und Irland) fanden bei ihren Untersuchungen in 20 europäischen Ländern eine Assoziation zwischen niedrigen bis mittleren Vitamin-D-Spiegeln und höheren Erkrankungs- und Mortalitätsraten. Die Sterblichkeit war in Italien und Spanien besonders hoch. In diesen Ländern sind die Vitamin-D-Spiegel im Durchschnitt deutlich niedriger als etwa im Norden Europas. Dazu könnte beitragen, dass in den Südländern vor allem ältere Menschen die Sonne eher meiden. Auch die hohen COVID-19-Erkrankungen in Britannien korrelierten mit den im Mittel niedrigen Vitamin-D-Spiegeln. In skandinavischen Ländern mit bekanntlich niedrigen Raten gebrauchen die Menschen mehr Supplemente und verzehren mehr Vitamin-D-haltige fette Fische. [...]

2. Die US-amerikanische Autorengruppe von der Northwestern University of Illinois untersuchte Krankenhausdaten von COVID-19-Patienten in 10 Ländern mehrerer Kontinente [...] Auch hier fand sich eine Assoziation zwischen niedrigem Vitamin D und höherer Sterblichkeit. Als Erklärung bieten die Autoren an, dass Vitamin D nicht nur das angeborene Immunsystem unterstütze, sondern auch überschießende immunologische Reaktionen mindere und somit die Krankheitsverläufe abschwäche.«[224]

In einem *Lancet*-Artikel zum Thema Vitamin D und COVID-19 vom 20. Mai 2020 wird Rose Anne Kenny – Vollblut-Ärztin am Trinity College (Dublin) und Leiterin der oben erstgenannten britisch-irischen Studie – indirekt zitiert: »Sie fordert nachdrücklich«, so *Lancet*, »dass die Empfehlungen aller öffentlichen Gesundheitsbehörden für die Bevölkerung lauten sollten, während dieser Pandemie Vitamin-D-Präparate einzunehmen.[225]

»Die Indizienbeweise sind sehr stichhaltig«, betonte die Medizinerin über den Zusammenhang zwischen COVID-19 und Vitamin D und fügte hinzu: »Wir verfügen nicht über randomisierte kontrollierte Studienbeweise, aber wie lange wollen wir im Zusammenhang mit einer solchen Krise warten?«[226]

Damit spricht sie mir aus dem Herzen – ebenso wie Dr. Vadim Backman, der Leiter der zweiten (amerikanischen) Studie, denn auch er bescheinigt einem hohen (aber noch im Normbereich liegenden) Vitamin-D-Spiegel eine sehr positive Wirkung bei CO-VID-19: »Unsere Analyse zeigt, dass diese [Wirkung] so hoch sein könnte, dass die Sterblichkeitsrate halbiert wird.« Ein hoher Vitamin-D-Spiegel würde womöglich, so Backman weiter: »[…] Komplikationen verringern und den Tod der Infizierten verhindern.« [227]

Bereits am 6. Mai 2020 veröffentlichten Mediziner der Abteilung für Forschung und Innovation des Queen Elizabeth Hospital Foundation Trust, King's Lynn in Großbritannien eine sehr umfassende Studie zu COVID-19 und Vitamin D. Die Autoren gehen davon aus, **dass ein guter Vitamin-D-Spiegel womöglich auch die Ansteckungsgefahr reduzieren könnte**«.[228]

Dies wird indirekt auch durch eine Ende Juli 2020 publizierte Studie aus Israel bestätigt. Aufgrund einer breit angelegten Analyse (es wurden über 7000 Menschen auf COVID-19 getestet) konnten die Wissenschaftler bei all den positiv Getesteten einen eindeutigen Vitamin-D-Mangel feststellen (im Durchschnitt weniger als 20 ng/ml). Bei den nicht Infizierten lag der Vitamin-D-Spiegel deutlich höher.[229]

Die Fülle an Indizien, dass Vitamin D der beste Kandidat sein könnte, um uns auch vor dieser neuen Krankheit zu schützen, ist erdrückend. Zudem ist Vitamin D kostengünstig und kann keine großen gesundheitlichen Schäden verursachen, wenn nicht mehr als 100 Mikrogramm am Tag (also umgerechnet 4000 IE) eingenommen werden: Dies ist die tägliche Höchstdosis, die laut der Europäischen Behörde für Lebensmittelsicherheit (EFSA) als sicher gilt.[230] IE steht für »Internationale Einheiten«, gleichwertig zu »IU« = engl. International Unit.

Nebenbei: In Italien werden z. B. genesenen Brustkrebspatientinnen 100.000 IU Vitamin D monatlich in einer einzigen Dosis verschrieben. 100.000 IU pro Monat entsprechen ca. 3300 IU pro Tag.

4000 IU wäre die richtige Menge, die in COVID-19-Zeiten insbesondere Risikogruppen täglich nehmen sollten, um einen latenten Mangel oder einen suboptimalen Vitamin-D-Spiegel »aufzufüttern«. Dr. Adrian Martineau (Institute of Population Health Sciences, Barts, und Queen Mary University in London) äußerte sich in einem *Lancet*-Artikel wie folgt: »Im besten Fall wird ein **Vitamin-D-Mangel nur einer von vielen Faktoren sein, die beim Behandlungserfolg von COVID-19 eine Rolle spielen, aber es ist ein Problem, das sicher und kostengünstig korrigiert werden könnte; es gibt keine Nachteile und es gibt guten Grund zu der Annahme, dass es einen Nutzen bringen könnte.«**[231]

Gleicher Auffassung sind die kanadischen Mediziner Dr. Maryam Ebadi und Prof. Aldo Montano-Loza der University of Alberta. Diese betonen im *European Journal of Clinical Nutrition (EJCN)*, dass stationär aufgenommene COVID-19-Patienten mit hochdosiertem Vitamin D behandelt werden sollten. Die Mediziner haben durch mehrere Studien belegt, dass mit einer Vitamin-D-Therapie (250.000 bis 500.000 IU) bei Lungenerkrankten, die unter Beatmung auf der Intensivstation lagen, schon vor dem Ausbruch von COVID-19 gute Behandlungserfolge erzielt werden: Die Vitamin-D-Therapie korrelierte mit einer verkürzten stationären Aufenthaltsdauer, einer verbesserten Fähigkeit des Blutes, Sauerstoff zu transportieren, und mit erhöhten Hämoglobinwerten. Weiter verweisen die kanadischen Mediziner darauf, dass sich das Risiko einer akuten viralen Atemwegserkrankung bereits bei einem Vitamin-D-Spiegel von 38 ng/ml drastisch reduzierte. Sie schlagen daher vor, dass in COVID-19-Zeiten möglichst rasch ein Vitamin-D-Spiegel von 40–60 ng/ml angestrebt werden sollte – insbesondere bei SARS-CoV-2-Infizierten.[232] (Viele Ärzte sind sogar der Auffassung, dass bis zu 10.000 IU täglich ratsam wären, siehe weiter unten.)

Die sonnenreiche Sommerzeit sollte voll genossen werden, aber schon ab September 2020 wäre es angebracht, täglich mindestens 2000 bis 3000 IU Vitamin D einzunehmen – insbesondere dann, wenn ein Vitamin-D-Mangel oder eine für das **Immunsystem** suboptimale Versorgung vorliegt (das heißt, der Wert liegt noch im offiziellen Normbereich, aber unter 50 ng/ml). Natürlich sollte der Vitamin-D-Spiegel ca. alle 6 Wochen kontrolliert werden, damit er nicht über die obere Grenze der erstrebenswerten Normwerte (60–100 ng/ml) hinausschießt.[233] Im Juli 2020 veröffentlichten Wissenschaftler mehrerer international anerkannter Institutionen und Universitäten (darunter die University of Oxford, das NIH und die Universität zu Lübeck) eine Studie zu Vitamin D und COVID-19. Darin kamen sie zu dem Schluss, dass sich mit Vitamin D die überschießende Entzündungsreaktion bei COVID-19-Patienten erfolgreich in den Griff bekommen lässt. Die Forscher wiesen nach, dass Vitamin D die Produktion des »guten« Cytokins IL-10 ankurbelt und das »böse« IL-17 verringert und somit Entzündungsvorgänge im Körper mindern oder sogar unterbinden kann – insbesondere in einer durch COVID-19 angegriffenen Lunge. Sie betonen daher, dass COVID-19-Erkrankten zusätzlich zu anderen Medikamenten auch Vitamin D verabreicht werden sollte.[234]

In einer Empfehlung, die bereits im April 2020 im Irish Medical Journal publiziert wurde, kommen Wissenschaftler der Technological University Dublin und des Trinity College Dublin zu dem Schluss, dass in Corona-Zeiten besonders Risikopersonen **täglich** höhere Dosen Vitamin D einnehmen sollten: »Vitamin-D-Mangel ist weit verbreitet und kann zu einem erhöhten Risiko für Atemwegsinfektionen einschließlich COVID-19 beitragen. Wir empfehlen, dass alle älteren Erwachsenen, Krankenhauspatienten, Bewohner von Pflegeheimen und andere gefährdete Gruppen (z.B. Menschen mit Diabetes mellitus oder eingeschränkter Immunfunktion, Menschen dunkleren Hauttyps, Vegetarier und Veganer, Übergewichtige oder Fettleibige, Raucher und Mitarbeiter im Gesundheitswesen) **dringend** mit 20-50 µg/d [das heißt 800 bis 2000 IU] Vitamin D versorgt werden, um ihre Resistenz gegen COVID-19 zu erhöhen, und dass diese Empfehlung rasch auf die erwachsene Allgemeinbevölkerung ausgedehnt wird.«[235]

Warum diese Substitution insbesondere in dieser Corona-Zeit wärmstens empfohlen wird, kann der interessierte Leser den in diesem Kapitel erläuterten medizinischen Fakten entnehmen. **Diese widerlegen die falschen und unethischen Verlautbarungen der Vitamingegner unter den Ärzten** sowie die auf den **sozialen Plattformen** (Facebook und Co.) und **in den Leitmedien** während dieser Krise allzu lange auf sträfliche Weise als Fakes dargestellten medizinischen Fakten zu Vitamin D und COVID-19.[236]

Es ist zumindest erfreulich zu sehen, wie hoch die Anzahl der Mediziner ist, die sich hier vom »System« abgewandt haben und Vitamin D couragiert empfehlen – denn oft werden Ärzte, die Vitamine als Therapie oder Prävention befürworten, von Kollegen belächelt und von Journalisten kritisiert.

Doch kommen wir zu einigen weiteren Fakten.

Italien, das weltweit als zweites Land mit dem Coronavirus-Ausbruch zu kämpfen hatte, war auf dem europäischen Kontinent eine Zeit lang am stärksten von der SARS-CoV-2-Pandemie betroffen.

In Piemont befassten sich einige Ärzte schon sehr früh mit der Frage, inwiefern Vitamin D eine Rolle bei COVID-19 spielen könnte. Bereits im März 2020 und – soweit bekannt – als Erste in

Europa stellten die Professoren G. Isaia und E. Medico (nomen est omen) von der Università di Torino fest, dass die Mehrheit der stationär aufgenommenen COVID-19-Patienten einen extrem niedrigen Vitamin-D-Spiegel aufwies. Folglich gingen die beiden Mediziner davon aus, dass höhere Vitamin-D-Spiegel das Infektionsrisiko womöglich reduzieren könnten und dass der diffuse (und bekannte) Vitamin-D-Mangel speziell bei älteren Italienern eine der Ursachen für die rapide Ansteckung und die gravierenden Folgen von COVID-19 in dieser Altersgruppe sein könnte.[237] Mit dieser Einschätzung und der Forderung, der Bevölkerung als Schutz vor COVID-19 Vitamin D zu empfehlen, stehen sie nicht alleine – und aus gutem Grund.

Einer der Hotspots in dieser Region der vollmundigen Weine und edlen Trüffel war ein Nonnenkloster. Diese Frauen, die ihr Leben ganz auf Gott ausrichten, leiden oft an einem schweren Vitamin-D-Mangel, da sie sich kaum der Sonne aussetzen und ihre Körper mit hochgeschlossenen schwarzen Gewändern umhüllen. Neun der fünfzehn infizierten Nonnen dieses Hotspot-Klosters verstarben an COVID-19.[238]

Durch SARS-CoV-2 gefährdet sind aber nicht nur ältere dunkel gekleidete Menschen, wie die gehäufte Anzahl der Kinder zeigt, die im Frühling 2020 in Europa an einem Kawasaki-ähnlichen Syndrom erkrankten. Die Professoren Isaia und Medico sind daher der Auffassung, dass der Vitamin-D-Spiegel in der Bevölkerung erhöht werden sollte. In einem Bericht über ihre Studie auf der Website der Università di Torino heißt es: »Darin schlagen die Autoren den Ärzten vor, **für einen ausreichenden Vitamin-D-Spiegel in der Bevölkerung zu sorgen** in Verbindung mit den bekannten allgemeinen Präventionsmaßnahmen. Dies betrifft vor allem bereits infizierte Personen und deren Angehörige, das Gesundheitspersonal, alte gebrechliche Menschen, Gäste in Pflegeheimen, Klosterbewohner sowie all jene, die sich aus verschiedenen Gründen nicht ausreichend dem Sonnenlicht aussetzen. Darüber hinaus könnte bei COVID-19-Patienten, deren Atemfunktion besonders beeinträchtigt ist, auch die intravenöse Verabreichung von Calcitriol, der aktiven Form von Vitamin D, in Betracht gezogen werden.

Diese Indikationen lassen sich aus zahlreichen wissenschaftlichen Erkenntnissen ableiten:

1. Die aktive Rolle von Vitamin D bei der Modulation des Immunsystems.
2. Die häufige Korrelation einer Hypovitaminose D mit zahlreichen chronischen Krankheiten, die die Lebenserwartung älterer Menschen verkürzen können, insbesondere in Fällen einer COVID-19-Infektion.
3. Die Wirkung von Vitamin D bei der **Verringerung des Risikos von viralen Atemwegsinfektionen, einschließlich Coronavirus-Infektionen.**
4. Die Fähigkeit von Vitamin D, Lungenschäden infolge von Hyperentzündungen entgegenzuwirken.«[239]

Das Paper der Turiner Universität stellt keine Meinung dar, sondern basiert auf soliden Daten und Forschungsergebnissen, die darin auch aufgeführt werden.

Bereits im Jahr 2017 wurde im *BMJ* (vormals *British Medical Journal*) eine Metaanalyse bzw. High Quality-Studie publiziert, die eindeutig Folgendes feststellte: »Die Vitamin-D-Supplementierung **war sicher und schützte insgesamt vor einer akuten Infektion der Atemwege. Patienten mit starkem Vitamin-D-Mangel und Patienten, die keine Bolusdosen erhielten, zeigten den größten Nutzen.**«[240] (Hervorhebungen durch die Autorin) »Bolusdosis« bedeutet hohe Vitamin-D-Gaben innerhalb eines kurzen Zeitintervalls, um den Wirkspiegel schnell zu steigern.

Selbst die WHO hat auf ihrer Website eine Zusammenfassung der Forschungen veröffentlicht, die Vitamin D als mögliche Prävention für Atemwegsinfektionen, darunter auch Lungenentzündungen, benennen.[241] Die dort aufgeführten Studien dazu sind teilweise widersprüchlich in dem Sinne, dass eine große Anzahl die präventive Wirkung bestätigt, andere dagegen keine Korrelation erkennen (mehr zu Fehlbarkeiten bei medizinischen Studien siehe weiter unten). Die unterschiedlichen Ergebnisse liegen oft darin begründet, dass in den Studien das Vitamin D in unterschiedlichen Dosierungen verabreicht wurde.

Vitamin D hilft gegen Blutgerinnselbildung

Um zu verstehen, warum Vitamin D bei der aktuellen Pandemie von fundamentaler Bedeutung ist, muss ein wenig ausgeholt werden.

In Italien konnte die schwindelerregende Anzahl der täglichen Todesfälle erst dann abgebremst werden, nachdem sich immer mehr Ärzte fragten, **warum** ihnen die Patienten so schnell und abrupt wegstarben – und einige Antworten gefunden hatten.

Maurizio Viecca, Kardiologe und Chefarzt im Mailänder Krankenhaus Ospedale Luigi Sacco, erklärte in einem Interview, dass er in seiner langen medizinischen Laufbahn bei seinen Patienten noch nie zuvor derartige Lungenentzündungen erlebt hatte. Was ihn daran so verstörte, war die Erfahrung, dass sich der Zustand eines COVID-19-Patienten nach Anschluss an die Sauerstoffzufuhr innerhalb einer Stunde so verschlechterte, dass er intubiert werden musste – und nach einer halben Stunde trotzdem verstarb.

Diese rapide Verschlechterung und dieser plötzliche unvermittelte Tod konnten nicht nur auf einer Lungenentzündung beruhen. Dr. Viecca sprach mit Kollegen, und man beschloss, die Verstorbenen zu obduzieren. Alle 38 Leichen wiesen in den Lungen verteilt zahlreiche kleine Thromben auf.[242] Nach dieser Entdeckung war es ab April 2020 für die italienischen Mediziner klar, dass die von COVID-19 verursachten Todesfälle hauptsächlich auf Gerinnungsstörungen zurückzuführen waren, das heißt auf Verklumpungen in der Blutbahn. Zu einem COVID-19-Tod führt also hauptsächlich nicht eine gravierende Lungenentzündung, sondern mehrheitlich die Bildung von Blutgerinnseln (Thromben), die in der Folge Lungenembolien und Organversagen verursachen. Im Mai 2020 wurde das anhand von Autopsie-Daten aus Hamburg (Blutgerinnsel in der Prostata, tiefe Beinvenenthrombosen, Lungenembolien etc.) auch in Deutschland erkannt.[243]

Offenbar hatten es die Mediziner versäumt, die Studien zu lesen, die bereits im Februar 2020 weltweit zum Thema SARS-CoV-2 publiziert worden waren. So hatten chinesische Ärzte in Wuhan die Blutgerinnsel-Ursache schon recht früh erkannt und in einem Bericht dargelegt, der seit dem 19. Februar 2020 in einer bekannten englischsprachigen Fachzeitschrift zugänglich war.[244] Bereits einige Wochen später wurde auch bekannt, dass die Chinesen ihre Patienten erfolgreich mit Blutverdünner behandelten.[245] Wie im *Spiegel* am 21. April 2020 zu lesen ist, fand diese Studie aber aufgrund der geringen Anzahl der Studienteilnehmer kaum Beachtung.[246]

Trotzdem haben deutsche Ärzte im Vergleich zu ihren italienischen Kollegen sehr schnell damit begonnen, die Therapie mit Blutverdünnern bei stationär aufgenommenen COVID-19-Patienten anzuwenden. Der *Spiegel* darüber: »Noch ist nicht abschließend geklärt, wie stark schwer erkrankte COVID-19-Patienten von Blutverdünnern profitieren. Eine kleine Studie aus China hatte zwar ergeben, dass Heparin die Chancen erhöht, die Krankheit zu überleben. Als wissenschaftlicher Beleg reicht die Untersuchung allein jedoch noch nicht aus.

Unabhängig davon kommt das Medikament in Deutschland bei der Versorgung schwer erkrankter COVID-19-Patienten jedoch bereits zum Einsatz. ›Wir behandeln alle COVID-19-Patienten auf der Intensivstation vorsorglich mit Blutverdünnern‹, sagt Holger Thiele, Direktor der Universitätsklinik für Kardiologie am Herzzentrum Leipzig. ›Das ist etwas, das wir sonst nicht bei allen Intensivpatienten routinemäßig machen.‹« [247]

Im *Journal of the American College of Cardiology* erschien im Mai 2020 eine erste Beobachtungsstudie in den USA über die Anwendung von Antikoagulanzien (AC). Die Ärzte der medizinischen Fakultät des Mount Sinai Hospital kamen anhand einer großen Datenzahl zu folgendem Schluss: »[…] unsere Ergebnisse deuten darauf hin, dass eine systemische AC [blutverdünnende Therapie] bei stationären COVID-19-Patienten mit besseren Behandlungserfolgen in Verbindung gebracht werden könnte.« [248]

Dass die Krankheit COVID-19 nicht zu unterschätzen ist, lässt sich auch daran erkennen, dass ihr im Frühjahr 2020 vermehrt auch Kinder zum Opfer fielen. Die Erkrankung verläuft plötzlich, unvermittelt und ähnlich wie das Kawasaki-Syndrom: In schweren Fällen kommt es zu Arterien- und Herzentzündungen, und es bilden sich Blutgerinnsel. Am 28. April 2020 sprach die Asociación Española de Pediatría (spanische Gesellschaft für Kinder- und Jugendmedizin) diesbezüglich eine Warnung aus. [249]

Doch zurück zu Vitamin D und seiner Rolle bei der Regulierung der Blutgerinnung.

Bevor wir auf die unterschiedlichen Wirkungen dieses Sonnenvitamins eingehen, was Ansteckung und Verlauf von Infektionskrankheiten betrifft, seien einige Studien erwähnt, die eine deutliche Korrelation zwischen Vitamin-D-Mangel und der erhöhten Bildung von Blutgerinnseln aufzeigen. Immerhin wurde durch viele Forschungsarbeiten bereits belegt, dass die Verabreichung von Vitamin D (in seinen unterschiedlichen Formen wie z.B. Cholecalciferol oder Calcitriol) das Risiko von Thrombenbildungen drastisch zu reduzieren vermag. In COVID-19-Zeiten ist dies von fundamentaler Bedeutung.

In einer Studie der Universität Genf konnten die Wissenschaftler feststellen, dass durch Gabe hoher Dosen von **Vitamin D ein Rückgang jener gefährlichen Moleküle** erreicht wurde, die im Blut zu einem erhöhten Risiko von Blutgerinnselbildungen führen: Vitamin D (in diesem Fall Cholecalciferol) hat die Vorstufen der Blutgerinnsel drastisch reduziert und abgebaut. »**Bei schwerem Vitamin-D-Mangel wurde eine hochdosierte Cholecalciferol-Supplementierung mit einer Verringerung der Thrombinbildung verbunden** […]. Dies deutet darauf hin, dass ein schwerer Vitamin-D-Mangel mit einem potenziell reversiblen prothrombotischen Risiko assoziiert sein könnte.«[250]

2019 kamen israelische Wissenschaftler zu dem Schluss, dass die Verabreichung von Vitamin D (hier war es Calcitriol) an Patienten mit Diabetes Typ II (einer durch COVID-19 besonders gefährdeten Gruppe) die Zusammenlagerung der Blutplättchen und somit das Risiko einer Blutgerinnselbildung verringerte.

Je stärker ausgeprägt ein Diabetes ist, desto weniger Vitamin D verbleibt im Körper, und desto höher ist die Gefahr einer Verklumpung (Aggregation) der Blutplättchen. »**Diese erhöhte Aggregation**«, so die israelischen Mediziner, »**könnte durch einen neuartigen, direkten Effekt von Calcitriol reguliert werden, was für eine positive Wirkung von Vitamin D auf vaskuläre Komplikationen im Zusammenhang mit Diabetes spricht.**«[251]

Wie stark ein Vitamin-D-Mangel mit der Zahl der Blutplättchen korreliert, wurde bereits mehrmals nachgewiesen, so z. B. in einer vor Jahren veröffentlichten Studie in Südkorea mit über 3000 Erwachsenen.[252] Mediziner der Università degli Studi di Napoli Federico II haben diese Faktenlage Anfang 2020 erneut bestätigt.[253] Obwohl seit Langem bekannt ist, **dass Vitamin D als Blutverdün-**

ner wirkt und als solcher auch therapeutisch einsetzbar wäre, wurden weltweit Patienten mit erhöhtem Thrombose-Risiko jahrelang mit gefährlichen Medikamenten behandelt. Seit einigen Jahren sind zwar Arzneimittel mit neuen Wirkstoffen im Einsatz, die im Vergleich zur älteren Blutverdünner-Generation zu einer geringeren Blutungsneigung führen –, aber auch bei diesen sogenannten (teuren) NOAKs (ca. 100 Euro/Monatspackung) ist Vorsicht geboten.[254]

Vitamin D wäre da erheblich kostengünstiger. Bereits vor fast einem Jahrzehnt hatten Forscher auf die blutverdünnende Wirkung von Vitamin D hingewiesen.[255] Doch mit Vitamin D lässt sich nun einmal nicht so viel verdienen wie mit Cumarin-Derivaten und den neueren NOAKs.

Die Fakten zeigen, dass auf diesem Gebiet dringend weiter geforscht werden sollte – aber ohne Aussicht auf Profit hat die Pharmabranche an der Finanzierung entsprechender Studien womöglich kein großes Interesse.

Die bislang gewonnenen Daten bestätigen jedenfalls eindeutig, dass das **preiswerte** Vitamin D im Zusammenhang mit Blutgerinnselbildungen eine fundamentale Rolle spielt. Die Korrelationen zwischen Vitamin-D-Mangel und tiefen Venenthrombosen[256] sowie venösen Thromboembolien der Lunge sind jedenfalls eindeutig erwiesen.[257] **Und gerade diese Krankheitserscheinungen treten bei COVID-19 häufig auf.**

All diese Studien über Vitamin D und seine mannigfaltigen Wirkungen in unserem Körper sollten einige Mediziner eigentlich dazu bewegen, sich nun, nachdem die bedrohlichste Phase von COVID-19 überstanden ist, weniger von der Pharmabranche abhängig zu machen und getreu ihrem ärztlichen Eid auch alternative Behandlungsmöglichkeiten in Betracht zu ziehen – zum Nutzen der Kranken und nicht zuletzt auch zum Nutzen der Krankenkassen und damit der Versicherten wie der Steuerzahler.

Fehlbarkeiten der Wissenschaft – Wie hoch sollte unser Vitamin-D-Spiegel sein?

Dass ein Großteil der Forschung fehlerhaft ist, hat der Stanford-Professor John Ioannidis bereits 2005 ebenso ausführlich wie präzise dargelegt (seine Studie wurde weltweit schon über 8500-mal zitiert). Die sogenannten »peer-reviewten Studien« und die »evidenzbasierte Medizin« – die allzu oft mitnichten Evidenz aufzeigt – sind selbst konservativen Figuren wie Richard Horton, dem Chefredakteur der angesehenen medizinischen Fachzeitschrift *Lancet*, ein Dorn im Auge, ebenso wie Marcia Angell, der ersten Frau an der Spitze des renommierten *New England Journal of Medicine*. 2009 bemängelte diese ebenso leidenschaftliche wie feinfühlige Ärztin in einem Artikel, wie die medizinische Forschung von **Betrügereien und Profitstreben** durchseucht wird.[258]

Ihr Kollege Richard Horton vom *Lancet*, der seinerzeit nicht besonders gut auf sie zu sprechen war, musste Jahre später (2015) doch einiges einräumen und ihr letztlich zustimmen: »Die Anklage gegen die Wissenschaft ist direkt: **Ein Großteil der wissenschaftlichen Literatur, vielleicht die Hälfte, könnte einfach unwahr sein.** Heimgesucht von Studien mit kleinen Stichprobengrößen, winzigen Wirkungen, ungültigen explorativen Analysen und **eklatanten Interessenkonflikten,** zusammen mit einer Besessenheit, modische Trends von zweifelhafter Bedeutung zu verfolgen, **hat die gesamte Wissenschaft eine Wende in Richtung Finsternis vollzogen.«** [259]

Können wir angesichts dieser schon lange bekannten Fehlbarkeiten der wissenschaftlichen Arzneimittelforschung und ihren Studien noch blindlings unser Vertrauen schenken? Im Hinblick auf die medizinischen Skandale in der Corona-Zeit fällt das zunehmend schwerer.

So mussten beispielsweise im Juni 2020 zwei umfangreiche peer-reviewte (!) Studien zu COVID-19 vom *Lancet* bzw. vom *New England Journal of Medicine* zurückgezogen werden.

Die im *Lancet* publizierte Studie von amerikanischen und Schweizer Forschern zur Hydroxychloroquin-Therapie bei CO-VID-19-Patienten war mit Daten von weltweit 96 000 Patienten gefüttert worden. Laut der Schlussfolgerung lag die Zahl der Todesfälle bei den damit behandelten Patienten deutlich höher als bei den unbehandelten Patienten, woraufhin die WHO alle klinischen Studien mit Hydroxychloroquin stoppte.[260] Wie der Guardian ermittelte, waren diese Zahlen jedoch **falsch**: Die Studie basierte u.a. auf einer weitaus höheren Anzahl von COVID-19-Verstorbenen in australischen Krankenhäusern, als bei den Behörden tatsächlich gemeldet worden war.

Ähnliche Zahlenspielereien machten auch der zweiten Studie den Garaus – nämlich der »am 1. Mai im *New England Journal of Medicine* veröffentlichte[n] Studie zu herzkranken COVID-19-Patienten unter Therapie mit ACE-Hemmern oder AT1-Rezeptorblockern (Sartanen)«.[261]

Was am meisten verstört, ist die Tatsache, dass Mediziner und Wissenschaftler, die diese Studien überprüft hatten (es handelt sich ja um peer-reviewte, also durch Fachleute überprüfte Studien), hier **völlig versagten**.

Die Problematik der Fehlbarkeit selbst sogenannter seriöser Studien ist bereits seit der Analyse von Prof. Ioannidis, also seit mehr als 15 Jahren, weltweit bekannt – trotzdem ist ihr offenbar nicht beizukommen.

Die University of Oxford publizierte vor einigen Jahren zusammen mit dem *BMJ* (ehemals *British Medical Journal*) ein Manifest, laut dem **endlich Lösungen gefunden werden sollten, damit in der Forschung wieder der Patient im Mittelpunkt steht und nicht anderweitige Interessen den Vorrang haben**.[262]

In vorliegendem Buch werden daher bevorzugt Studien oder medizinische Meinungen und Äußerungen zitiert, die nicht nur stichhaltig sind, sondern von Medizinern und Wissenschaftlern stammen, die keine Interessenkonflikte aufweisen sowie Forschung betreiben wollen, deren Prinzipien nicht durch Fremdinteressen korrumpiert werden. Beispiele ethisch agierender Ärzte gibt es zuhauf. Dazu zählen auch jene, die wie Prof. Marcello Ciaccio und Kollegen der Università degli Studi di Palermo (Italien) eine Anhebung des unteren Vitamin-D-Referenzwertes fordern.

Diese Mediziner publizierten 2017 eine Studie, wonach sich die positive Wirkung von Vitamin D auf unser Immunsystem nur dann richtig und gut entfalten kann, wenn wir höhere Vitamin-D-Spiegel aufweisen: »Die Vitamin-D-Referenzwerte neu zu definieren scheint ein kritisches, wenn nicht gar dringendes Thema zu sein.«[263]

Der heutige untere Referenzwert, der den Leitlinien gemäß zurzeit immer noch bei mageren 20 ng/ml liegt[264], wird dieser Notwendigkeit nicht gerecht. Er beruht auf einer veralteten und insofern falschen Festlegung, die rein auf den PTH-Werten basiert. Diese Werte sind aber nur für die Aufrechterhaltung einwandfreier Kalziumwerte und für die Knochen relevant, nicht für ein gut funktionierendes Immunsystem.

In der o. g. Studie heißt es hierzu weiter: »Ein solches Kriterium [Festlegung des unteren Vitamin-D-Werts nur aufgrund der PTH-Werte] ergibt sich eindeutig aus einer unvollständigen Kenntnis der Biologie des Vitamins D, sodass es zumindest als veraltet betrachtet werden kann.«[265]

Warum hört niemand auf die Ärzte, die schon lange eine Anhebung des unteren Referenzwertes für den Vitamin-D-Spiegel fordern? Denn nur so könnte der Wirkung dieses Vitamins auf unser Immunsystem Rechnung getragen werden, was uns einen besseren Schutz vor einem breiten Spektrum an Krankheiten bieten würde. Warum verhallen diese Rufe ungehört? Die Antwort darauf ist schmerzlich eindeutig, denn die Interessen (s.o.) sind leider nicht von der Hand zu weisen.

Kleiner Exkurs: Große Berichte in renommierten Zeitungen zu veröffentlichen (April 2020) und darin nur wenige Studien zu zitieren, die eine mögliche positive Wirkung von Vitamin D auf die Ansteckungsgefahr und den Krankheitsverlauf von akuten Atemwegserkrankungen ausschließen (was angesichts der Titelschlagzeilen auch für COVID-19 gelten soll), ist kein sauberer Journalismus – insbesondere dann, wenn zur Untermauerung dieses kurzsichtigen Rückschlusses eine türkische Studie zitiert wird, deren Autoren selbst explizit darauf hinweisen, dass ihre Arbeit aufgrund möglicher Probleme nur begrenzt aussagekräftig ist![266]

Ganz anders Journalisten wie Lorenz Borsche von *Telepolis*, der den Mut hatte, nicht nur die wirklich relevanten Studien zu zitieren, sondern auch darauf zu verweisen, dass sich Vitamin D, wenn es einen Blutwert von ca. 50 ng/ml erreicht, sehr wohl stärkend für unser Immunsystem und somit auch gegen COVID-19 auswirken kann.[267] Gerade in der aktuellen Situation ist ein höherer Vitamin-D-Spiegel also allemal einen Versuch wert – schon weil sich der offizielle Normbereich immerhin von 20 bis 100 ng/ml erstreckt und wir uns nicht unbedingt am niedrigsten Grenzwert bewegen sollten.

Vitamin D zur Prävention von Ansteckung

In einer wichtigen Metastudie der University of Wisconsin, die auf 108 (!) Studien basiert, wurden 2011 die antiviralen Eigenschaften von Vitamin D belegt.[268] Eigentlich müsste jedem auffallen, dass schwerwiegende Infektionen nur sehr selten im Sommer auftreten – also dann, wenn unser Vitamin-D-Spiegel aufgrund der intensiveren Sonneneinstrahlung am höchsten ist.

2014 erschien eine Studie, für die italienische und israelische Mediziner (Tel Aviv, Jerusalem, Padua) die Wechselwirkungen zwischen Vitamin D, dem Immunsystem und Infektionskrankheiten erforscht hatten. Sie stellten einen Zusammenhang fest zwischen Vitamin-D-Mangel und verschiedenen Krankheiten (Infektionen der Atemwege, des Darms, der Harnwege, Mittelohrentzündung, Vaginose, Sepsis, Grippe, Dengue, Hepatitis). In ihrer Schlussfolgerung schreiben die Mediziner diesen Zusammenhang der Fähigkeit von Vitamin D zu, die antimikrobielle, antivirale und immunmodulatorische Aktivität des Körpers zu erhöhen.[269]

Dies bedeutet nichts anderes, als dass wir alle (außer Allergiker oder mit bestimmten Krankheiten Vorbelastete) unseren Vitamin-D-Spiegel im Sommer durch Sonnenbäder bzw. im Herbst/Winter mittels Tabletten so weit wie möglich erhöhen sollten, um das Risiko der o.g. Erkrankungen zu minimieren.

Zu diesem Thema hat die Yale University schon vor Jahren eine sehr wichtige Studie publiziert: Menschen mit einem Vitamin-D-Spiegel von mindestens 38 ng/ml (das ist fast das Doppelte des heute gültigen unteren Normwerts!) hatten nur ein halb so hohes Risiko, sich im Winter eine akute Atemwegserkrankung einzufangen im Vergleich zu Menschen mit einem niedrigeren Vitamin-D-Spiegel.[270]

Gerade in der aktuellen COVID-19-Krise (aber auch aus anderen wissenschaftlichen und medizinischen Gründen, auf die weiter unten noch eingegangen wird) legen all diese nicht interessegeleiteten Forschungsarbeiten eigentlich eine Anhebung des Vitamin-D-Spiegels nahe. Zumindest könnte dies dem Körper helfen, eine SARS-CoV-2-Infektion besser zu verkraften – und bei ärztlicher Empfehlung wären auch keine Nebenwirkungen zu befürchten. Sich dazu einfach ausreichend der Sonne auszusetzen mag für junge Leute problemlos sein, jedoch weniger für Ältere oder für Menschen, die ständig in Innenräumen arbeiten oder sich aufgrund von Krankheiten oder heller Haut besonders schützen müssen.

In Anbetracht der kommenden Wintermonate sollte man daher schon jetzt damit anfangen, Vitamin D langsam und stetig einzunehmen. Laut einer Studie der Harvard University (Mai 2020) gehen die Epidemiologen nämlich davon aus, dass SARS-Cov-2 anders als sein Cousin SARS-CoV-1 (2003) nach seinem weltumspannenden Ausbruch nicht plötzlich verschwinden, sondern uns noch lange begleiten wird – womöglich bis ins Jahr 2024: »Selbst im Falle einer scheinbaren Eliminierung sollte die SARS-CoV-2-Überwachung aufrechterhalten werden, da ein Wiederaufleben der Ansteckung noch bis 2024 möglich sein könnte.«[271]

Sollte sich das neue Virus also nicht, wie manche Wissenschaftler vermuten, abschwächen oder ganz verschwinden, wird es umso wichtiger, Wege zu finden, wie wir uns in der Zwischenzeit schützen können.

Auch Forscher aus Kalifornien und Ungarn kommen diesbezüglich zu einer wichtigen Schlussfolgerung. In ihrem Paper schreiben sie: »Die Rolle von Vitamin D bei der Minimierung des COVID-19-Risikos wird unter anderem dadurch belegt, dass der Ausbruch im Winter stattfand – einer Zeit, in der die 25-Hydroxyvitamin-D-(25[OH]D)-Konzentrationen am niedrigsten sind; [...] Um das Infektionsrisiko zu verringern, wird empfohlen, dass Menschen mit einem Influenza- und/oder COVID-19-Risiko über einige Wochen die Einnahme von Vitamin D3 in der Dosis 10.000 IU/täglich in Erwägung ziehen, um die 25(OH)D-Konzentrationen möglichst rasch zu erhöhen, gefolgt von 5000 IU/täglich. Ziel sollte es sein, die 25(OH)D-Konzentrationen auf über 40–60 ng/ml (100–150 nmol/l) anzuheben. Für die Behandlung von COVID-19-Infizierten könnten höhere Vitamin-D3-Dosen nützlich sein. Zur Evaluierung dieser Empfehlungen sollten randomisierte kontrollierte Studien und umfangreiche Bevölkerungsstudien durchgeführt werden.«[272] (Hervorhebungen durch die Autorin)

Auf der Website der U.S. National Library of Medicine sind Studien über COVID-19 aufgelistet, die schon im Frühling 2020 begonnen wurden – und viele, die noch in den Startlöchern stehen. Am 10. April 2020 hat die Universidad de Granada (Spanien) eine randomisierte Studie eingeleitet, für die COVID-19 Patienten mit mittelschwerem Krankheitsverlauf zusätzlich mit Vitamin D behandelt werden. In der kurzen Zusammenfassung der Studienbeschreibung ist u. a. zu lesen: »[…] **In der Vergangenheit wurde ein verminderter Vitamin-D-Spiegel bei Kälbern als Hauptursache für die Infektion mit dem bovinen Coronavirus angesehen. Es scheint daher plausibel, dass die Verwendung von Vitamin D als ergogenes [leistungsförderndes] Nahrungsergänzungsmittel eine potenzielle Behandlungsmöglichkeit für COVID-19-Infizierte sein könnte, die asymptomatisch bleiben bzw. milde und schwere Symptome aufweisen. In dieser Studie soll untersucht werden, ob die Verwendung von Vitamin D als immunmodulierendes Agens bei COVID-19-Patienten mit milden Symptomen eine signifikante Verbesserung des Gesundheitszustands und des Gesamtbildes bewirkt und gleichzeitig eine Verschlechterung des Verlaufs von COVID-19 verhindert.«**[273] (Hervorhebungen durch die Autorin)

Auf der o.g. medizinischen Website wurde außerdem eine französische Studie angekündigt, in der geplant ist, älteren an COVID-19 **erkrankten** Patienten, die auf zwei Studiengruppen verteilt werden, **ausschließlich sehr hohe** Dosen von Vitamin D zu verabreichen. Es soll festgestellt werden, wie sich zwei unterschiedliche Dosierungen auf den Verlauf der Krankheit auswirken, wobei sofort bei Beginn der Erkrankung die eine Studiengruppe 50.000 IU Einheiten und die andere 400.000 IU Einheiten erhält.[274]

Auch die University of Arizona hat eine Studie auf den Weg gebracht, für die COVID-19-Patienten täglich 10.000 IU Vitamin D bekommen werden (ab 70 Jahre: 15.000 IU), bis sie einen »höheren« Vitamin-D-Spiegel von bis zu 49 ng/ml aufweisen. Anschließend werden diese Patienten mit weiteren täglichen Dosen von 5.000 IU/Tag behandelt, bis ihr Vitamin-D-Spiegel bei mindestens 50 ng/ml und höher liegt.[275]

Es ist wichtig zu verstehen, warum Wissenschaftler dem Vitamin D in unserer derzeitigen Corona-Krise eine Chance geben wollen. Mediziner können dem bestehenden Pharmasystem nicht mehr wie früher vertrauen, denn dass aufgrund neuartiger Coronaviren eine weitere Epidemie oder Pandemie auftreten könnte, war Wissenschaftlern, Epidemiologen und Politikern, aber insbesondere auch den CEOs der Pharmafirmen bekannt. Seit dem Ausbruch des ersten SARS-CoV-(1)-Virus im Jahre 2003 hatten Letztere immerhin 17 Jahre Zeit gehabt, um ein Medikament und einen Impfstoff zu entwickeln – was aber nicht angepackt wurde (siehe auch Kapitel: »COVID-Impfung – sicher?«).

Das medizinische Augenmerk auf Vitamin D hat auch damit zu tun, dass Impfstoffe (für deren gesundheitssichere Entwicklung man mindestens fünf Jahre veranschlagen müsste) diesmal ziemlich rasch auf dem Markt gebracht werden könnten, ohne Einhaltung der üblichen Sicherheitsstandards – denn wenn offiziell eine Pandemie ausgerufen wird, dürfen die üblichen Testphasen von Impfstoffen legal beschleunigt, das heißt abgekürzt werden.[276] Laut der University of Oxford soll der erste Impfstoff wahrscheinlich schon im Oktober 2020 verfügbar sein.[277]

Auch wenn eine Impfung erst 2021 zur Marktreife käme, wer wäre in der Lage, uns zu garantieren, dass diese Impfung sicher ist? Seriöserweise niemand. In den USA wurde bereits Anfang Februar 2020 eine Verordnung erlassen, wonach Hersteller für gesundheitliche Probleme aufgrund ihrer neuen Medikamente und Impfungen gegen COVID-19 **nicht haftbar gemacht werden können.**[278] (Zu dieser Sachlage siehe auch Kapitel »COVID-Impfung – sicher?«)

Angesichts der Unsicherheiten einer unter Zeitdruck entwickelten SARS-CoV-2-Impfung wäre es eigentlich ein Gebot der ärztlichen Fürsorge, nach nicht potenziell gesundheitsgefährdenden Lösungen zu suchen.

Warum Vitamin D hier ein guter Kandidat ist, wird verständlich, wenn man sich einmal die biologischen Mechanismen anschaut, mit denen SARS-CoV-2 unseren Körper für seine Zwecke ausbeutet.

Vitamin D zur Prävention und Behandlung von COVID-19-Entzündungen

Eine große Anzahl wissenschaftlicher Studien hat schon vor Jahrzehnten aufgezeigt, dass Vitamin D nicht nur ein banales Vitamin ist, sondern eine Art Hormon, das in sehr vielen Bereichen des Körpers Wirkung entfaltet. Vor Kurzem wurde entdeckt, dass es 143 verschiedene Stellen unserer DNA beeinflusst.[279] Vitamin D steuert und moduliert auch unser Immunsystem, indem es die Bildung bestimmter Substanzen fördert, ausgleicht oder unterdrückt (insbesondere solche, die mit Entzündungen in Verbindung stehen). Auf der Website von AMBOSS, einem Nachschlagewerk für deutschsprachige Ärzte und Ärztinnen, ist unter »Pathogenese von COVID-19« zu lesen: »Ähnlich wie bei der Sepsis erfolgt eine Reaktion des Immunsystems mit der Freisetzung von Cytokinen (IL-6) und der Auslösung einer **fulminanten Entzündungsreaktion.**« [280] Diese gilt es also in erster Linie zu verhindern. Sie entsteht, weil unser Körper nicht weiß, wie er auf den unbekannten Eindringling reagieren soll, der sich mithilfe unserer Zellen vermehren will – aber auch, weil SARS-CoV-2 gleichzeitig eine entzündungsbildende molekulare Kaskade auslöst.

Bei jungen Menschen (wenn auch nicht bei allen) geschieht dies in einer verminderten Form. Infiziert sich jedoch ein älterer Mensch, ist der Krankheitsverlauf meist wesentlich gravierender und endet allzu oft tödlich.

Zu den Substanzen, die der Körper während seiner »verzweifelten« Abwehrreaktion freisetzt, gehören die sogenannten Cytokine (Peptidhormone). Es handelt sich dabei um »körpereigene Substanzen, die von Zellen des Immunsystems (Lymphozyten und Makrophagen) produziert werden und eine Rolle bei der Steuerung der körpereigenen Abwehr spielen. Eine Art Botenstoffe, die Informationen von einer Zelle des Immunsystems an eine andere Zelle des Immunsystems übermitteln.«[281]

Nun gibt es Cytokine, die eine Entzündung herunterregulieren (wie z. B. Interleukin-10) und andere, die eine Entzündung verstärken (darunter insbesondere Interleukin-6). Letzteres kann durch COVID-19 eine explosionsartige Zunahme erfahren und im weiteren Verlauf der Krankheit die Organe – hauptsächlich die Lunge, aber auch Leber, Nieren, Bauchspeicheldrüse und Herz – so entzünden, dass es zum Organversagen kommt.

Ein Arzt, der sich mit älteren, aber auch mit den aktuellen Studien befasst, würde wissen, dass Vitamin D bei der Regulierung genau dieser beiden Interleukine eine Rolle spielt – und dabei insbesondere die segensreiche Fähigkeit besitzt, **die Bildung des gefährlichen Interleukin-6 zu reduzieren** (also jener Substanz, die bei COVID-19 explosionsartig zunimmt).

In ihren Mitteilungen, Reports und auch in bereits durchgeführten Studien haben Ärzte wie bereits erwähnt festgestellt, dass bei COVID-19-Patienten eine rapide Interleukin-6-Erhöhung zu verzeichnen ist. In besonders schweren Fällen ist sie fast dreimal so hoch wie bei weniger kritischen Verläufen.[282]

Dass ein Vitamin-D-Mangel mit einem erhöhten Interleukin-6-Spiegel in Zusammenhang steht, ist ferner durch mehrere Studien belegt.

So belegten die Ergebnisse einer von der Ulster University (Nordirland) durchgeführten Studie 2014, dass die Teilnehmer mit Vitamin-D-Mangel höhere Werte an Interleukin-6 (IL-6) und CRP (C-reaktives Protein) aufwiesen im Vergleich zu den ausreichend mit Vitamin D versorgten Teilnehmern.

Zudem zeigte sich bei den unzureichend Vitamin-D-versorgten Patienten ein ungünstigeres, höheres Verhältnis von IL-6 zu IL-10 bzw. CRP zu IL-10. Diese Patienten verfügten somit über eine **geringere Menge des schützenden Interleukin-10** – mit der Folge, dass Entzündungen bei ihnen eher entstanden und aufrechterhalten wurden.[283]

Schon 2012 versuchten Wissenschaftler der Gesundheitseinrichtung National Jewish Health (Denver, USA) zu verstehen, auf welche Weise Vitamin D gegen Entzündungen wirken kann. Sie waren in ihrer Studie zu dem Schluss gekommen, dass dieses Vitamin die Freisetzung des »bösen« Interleukin-6 in Grenzen zu halten oder ganz herunterzufahren vermag.[284]

Im selben Jahr kamen Ärzte verschiedener norwegischer Universitätskliniken in ihrer Studie zu ähnlichen Resultaten: Hier wurden den Patienten ein Jahr lang hohe Vitamin-D-Dosen verabreicht. Am Ende waren nicht alle ihre Entzündungsparameter gesunken, aber das eine, das eine eindeutige Minderung erfahren hatte, war Interleukin-6 (IL-6).[285] Die Tatsache, dass Vitamin D die Produktion von Interleukin-6 zu drosseln vermag, hatte man 1999 auch schon an Mäusen festgestellt.[286]

Im Grunde genommen kann die Wissenschaft auf ein 20-jähriges Wissen über diese Zusammenhänge zurückgreifen, was in

unserer gegenwärtigen Krisenlage auch in Bezug auf die möglichen Risiken einer Impfung von größter Bedeutung sein könnte (siehe auch die Kapitel »COVID-Impfung – sicher?« und »Impfen ja – oder lieber doch nicht?«).

Nun, in besonders gravierenden Fällen wird Vitamin D womöglich nicht (mehr) greifen können, obwohl einige Ärzte vorgeschlagen haben, diese Substanz auch in solchen Fällen intravenös zu verabreichen.[287] **Trotzdem wäre es eigentlich die Pflicht des Gesundheitssystems und nicht nur einzelner gut informierter und vorausdenkender Ärzte, die Bevölkerung darauf aufmerksam zu machen, dass die Einnahme von Vitamin D die Ansteckungsgefahr reduzieren sowie den Verlauf einer COVID-19-Erkrankung zumindest abmildern könnte.**

Vitamin D fördert das schützende ACE2

Auch hier geht es darum, die von der Natur im Laufe der Evolution entwickelten und uns zur Verfügung stehenden Substanzen endlich nicht mehr als Quacksalberei abzutun. Es ist eine unbestreitbare Tatsache, dass Vitamin D in unserem Immunsystem eine Schlüsselrolle spielt und das Risiko von Blutgerinnseln verringert – beides betrifft SARS-CoV-2 und die von diesem Virus ausgelöste Krankheit COVID-19.

Aber das ist noch nicht alles: **Wichtig zu wissen ist auch, dass Vitamin D die Aktivität von ACE2 steigert.** ACE2 gehört zur Gruppe der »Angiotensin-konvertierenden Enzyme«. Die wichtigsten davon sind »ACE« und »ACE2«. Beide spielen eine wesentliche Rolle bei der Blutdruckregulierung.

Das ACE2 **soll** gewissermaßen die Eintrittspforte für SARS-CoV-2 in unsere Zellen sein. Daher sucht die internationale Forschungsgemeinschaft gerade fieberhaft nach Substanzen, die SARS-CoV-2 daran hindern sollen, sich an ACE2 anzuheften, um so die Einschleusung seiner viralen DNA in die Wirtszelle zu verhindern.[288] Einmal dort angekommen, »versklavt« SARS-CoV-2 nämlich diese Zelle und deren DNA, um sich rasant zu vermehren und dann millionenfach weitere Körperzellen zu attackieren.

Damit nicht genug: SARS-CoV-2 hat leider auch die Fähigkeit, ACE2 zu reduzieren, wodurch das ACE/ACE2-Gleichgewicht aus den Fugen gerät. Auf diese Weise greift das neue Virus so massiv in unsere körpereigenen Funktionen ein, dass insbesondere die Lunge darunter leidet. Um diese zu schützen, braucht es mehr ACE2: Bereits vor 15 Jahren hatten Wissenschaftler in Zusammenarbeit mit der Österreichischen Akademie der Wissenschaften bei Tieren festgestellt, dass uns dieses Enzym vor einer akuten Lungenentzündung bewahrt,[289] was später auch in Studien mit Menschen bestätigt wurde.[290]

Was Vitamin D damit zu tun hat? Nun, es wirkt sich positiv auf ACE2 aus, indem es den Abbau dieses lungenschützenden Enzyms verhindert, wie 2016 von chinesischen Wissenschaftlern der Wuhan-Universität bestätigt wurde. [291]

Mit anderen Worten: Je mehr Vitamin D, desto mehr ACE2 – und damit mehr Schutz bzw. weniger Schädigung der Lunge. Diese Strategie könnte in COVID-19-Zeiten fundamental sein. Auch britische Wissenschaftler haben dies im Mai 2020 in einer Studie über Vitamin D und seine Rolle bei COVID-19 (Prävention und Behandlung) in Betracht gezogen.[292]

Auf *IntraMed*, einer von argentinischen Medizinwissenschaftlern gegründeten Website, stellten Dr. Daniel De Girolami und Kollegen am 26. März 2020 die Frage, ob in der aktuellen medizinischen Ausnahmesituation die Gabe hoher Vitamin-D-Dosen eine Alternative sein könnte. Damit gehört er zu den zahlreichen Ärzten, die diesen medizinisch fundierten, kostengünstigen und nebenwirkungsfreien Ansatz für die Prävention und Behandlung von COVID-19 verfolgen: »Die zentrale Idee des Vorschlags, der

Allgemeinbevölkerung Vitamin D zu verabreichen – insbesondere denjenigen, die am stärksten exponiert sind –, besteht darin, eine Erhöhung der Blut- und Gewebespiegel von Vitamin D zu erreichen. [...]. Wir glauben, dass diese Bevölkerungsstrategie praktisch ohne negative Auswirkungen eine vorteilhafte alternative Verteidigungsmaßnahme gegen das [SARS-CoV-2] Virus bieten kann, wie die Überprüfung von über 76 000 Patienten in kontrollierten Studien mit Vitamin-D-Supplementierung gezeigt hat.[...]

Es handelt sich weder um eine Behandlung, die das Virus abtöten kann, noch um den ersehnten Impfstoff, der Ansteckungen verhindern kann.

Die Gabe von Vitamin D kann jedoch den Grundzustand der Patienten verbessern, sodass sie größere Chancen haben, sich gegen COVID-19 und vielleicht auch gegen Dengue und andere Viren zu verteidigen.

Nach Fertigstellung dieses Artikels stellten wir fest, dass wir glücklicherweise nicht die Einzigen sind, die in diese Richtung denken. [...]

Dosierung: Würde man diese Strategie umsetzen, wären mögliche Dosen für den raschen Anstieg der Vitamin-D-Spiegel im Blut folgende: 5000 IU täglich für Erwachsene unter 50 Jahren. 10.000 IU täglich für Ältere oder 100.000 IU wöchentlich für einige Wochen.«[293]

Faktencheck zu einigen Fehlvorstellungen

Auf den ersten Blick scheint die erhöhte Anzahl von Todesfällen in den Mittelmeerländern in Vergleich zu den mittel- und nordeuropäischen Ländern (ausgenommen Großbritannien) der Annahme entgegenzustehen, dass zwischen Vitamin D und der Ansteckungsgefahr bzw. dem Verlauf von COVID-19 ein Zusammenhang bestehen könnte – müssten doch die Bewohner gerade dieser sonnenreichen Länder eher durch Vitamin D geschützt sein.

Dies ist jedoch eine trügerische Vermutung, denn aus epidemiologischen Studien ist bekannt, dass seit mehreren Jahrzehnten gerade in den südlichen Ländern Europas insbesondere die älteren Menschen **einen geringeren Vitamin-D-Spiegel** aufweisen als ihre Altersgenossen in Deutschland oder Schweden, wo Hausärzte und Orthopäden seit Jahren eine zusätzliche Vitamin-D-Zufuhr empfehlen.

Wie schon erwähnt, haben sich Wissenschaftler der University of East Anglia und des Queen Elizabeth Hospital Foundation Trust, King's Lynn (QEH) eingehend mit diesem Thema befasst. Die Forscher haben hierzu die Daten aus über 20 europäischen Ländern unter die Lupe genommen und anhand der SENECA-Studie entdeckt, dass ältere Menschen in Italien und Spanien einen mittleren Vitamin-D-Blutspiegel von 28 nmol/l und 26 nmol/l (umgerechnet ca. 11 und 10 ng/ml, also ein eindeutiger Mangel) aufweisen, während er bei Menschen gleichen Alters in den mittel- und nordeuropäischen Staaten einen Mittelwert von 45 nmol/l Vitamin D im Blut erreicht (also 18 ng/ml – auch im Mangelbereich, aber insgesamt höher).

Daraus folgerten die Ärzte: »Die Vitamin-D-Spiegel in der alternden Bevölkerung, insbesondere in Spanien, Italien und der Schweiz, sind sehr niedrig. Dies ist auch die für COVID-19 anfälligste Bevölkerungsgruppe. […] Zusammenfassend fanden wir signifikante Zusammenhänge zwischen den Vitamin-D-Spiegeln und der Anzahl von COVID-19-Fällen und insbesondere der durch diese Infektion verursachten Mortalität. Die für COVID-19 anfälligste Bevölkerungsgruppe ist gleichzeitig diejenige, die das größte Defizit an Vitamin D aufweist.

Es hat sich bereits gezeigt, dass Vitamin D vor akuten Atemwegsinfektionen schützt und dass es sich als sicher erwiesen hat.

Wir glauben, dass wir eine Vitamin-D-Supplementierung zum Schutz vor einer COVID-19-Infektion empfehlen können.«[294]

Der Zusammenhang zwischen Vitamin-D-Mangel und Ansteckungsgefahr bzw. Krankheitsverlauf wird eigentlich auch deutlich durch die schmerzlichen Erfahrungen, die die Menschen in den USA machen. So sehr die sozialen und wirtschaftlichen Ungleichheiten in den Staaten dabei eine wichtige Rolle spielen, so wenig lassen sich die hohen Zahlen an Toten insbesondere unter Afro-Amerikanern und Latinos medizinisch ausreichend erklären. Laut epidemiologischen Studien leiden allerdings just diese beiden Bevölkerungsgruppen an Vitamin-D-Mangel. So hat die NHANES-Studie 2003/2004 in den USA festgestellt, dass 40 Prozent der erwachsenen US-Amerikaner an Vitamin-D-Mangel leiden, während es bei Latinos gut 70 Prozent und bei Afro-Amerikanern sogar 80 Prozent sind.[295]

Der ausgeprägte Vitamin-D-Mangel in diesen beiden Bevölkerungsgruppen steht mit großer Wahrscheinlichkeit in Zusammenhang mit den hohen Sterberaten der Afro-Amerikaner und Latinos (ähnlich wie bei den älteren Menschen in Italien und Spanien).

Dies kann allerdings nicht darüber hinwegtäuschen, dass die sozialen Ungleichheiten in einem Land, das sich als die beste Demokratie rühmt, verstörend sind.

Ein paar abschließende Überlegungen

Warum hat Deutschland so viel weniger Todesfälle im Vergleich zu Frankreich, Spanien und Italien?

Erstens: Die deutschen Ärzte konnten von den Erfahrungen profitieren, die die Mediziner in China und Italien in ihren Untersuchungen gesammelt hatten. Zweitens: In der deutschen Bevölkerung wird seit Jahren die Einnahme von Vitamin D empfohlen und tatsächlich auch praktiziert. In dem Wissen um diese Tatsache kam mir schon ziemlich früh der Gedanke, dass diese bereits jahrelang bestehenden Vitamin-D-Empfehlungen in Deutschland eine Erklärung dafür liefern könnten, dass wir (zumindest bislang) relativ wenig Todesfälle zu verzeichnen haben. Die Zahl der Infizierten ist in Deutschland allerdings mehr oder minder genauso hoch wie in den anderen europäischen Ländern.

Zudem setzt das deutsche Gesundheitssystem die gleichen Medikamente und die gleichen Therapien ein, die COVID-19-Patienten auch in anderen Ländern bekommen. Zwar hat Deutschland den Vorteil einer größeren Anzahl von Intensivbetten im Vergleich zu Italien – das allein würde aber unsere geringere Todesrate immer noch nicht erklären, denn unsere Intensivbetten-Kapazitäten wurden selbst während der Akutphase nicht voll ausgeschöpft und sogar in den Hochinfektionsgebieten waren die Kliniken kaum ausgelastet. Was also macht die Deutschen vergleichsweise so resistent gegen dieses Virus?

Die Vermutung liegt nahe, dass dies mit Vitamin D zu tun hat – untermauert durch die Tatsache, dass Vitamin D eines der am meisten verkauften Medikamente in Deutschland ist: »Für rund 177 Millionen Euro verkauften allein Apotheken im Jahr 2017 Vitamin-D-Präparate. Das hat das Unternehmen IQVIA ausgerechnet, das den Pharmamarkt beobachtet.«[296]

Womöglich weist ein Teil der deutschen Bevölkerung also dank der Vitamin-D-Supplementierung einen verhältnismäßig höheren Vitamin-D-Spiegel auf als andere EU-Bürger. Eine befreundete Ärztin sagte mir schon vor Jahren, dass sie ihren Patienten – und zwar durch die Bank, also nicht nur denjenigen mit einem nachgewiesenen Mangel – über den Tag verteilt die Einnahme von mindestens 4000 IE Vitamin D empfiehlt. Hinzu kommt, dass aufgrund des Osteoporose-Risikos nach dem Klimakterium viele deutsche Ärzte insbesondere Frauen ab 50 zur Einnahme von Vitamin D raten.

Die Mär, dass der Körper genügend Vitamin D bildet, wenn man sich »im Sommer regelmäßig kurz draußen aufhält«[297], gehört ein für alle Mal vom Tisch: Erstens ist bekannt, dass mit dem Alter die Haut schlicht nicht mehr in der Lage ist, genügend Vitamin D zu bilden.[298] Auch können Sonnenschutzcremes, die ja gern mit schwindelerregend hohen Schutzfaktoren aufgetragen werden, die Bildung dieses Vitamins verhindern[299].

Weiter ist bekannt, dass die in den Sommermonaten getankte Sonnenenergie und deren körpereigene Umwandlung in Vitamin D in den Wintermonaten beträchtlich absinkt, wie Studien an Menschen selbst aus dem sonnenüberfluteten Südflorida belegen.[300]

Nicht von ungefähr treten die großen Influenza- und Grippewellen gerade in den Monaten auf, in denen der Vitamin-D-Spiegel der Menschen jahreszeitlich bedingt am niedrigsten ist.

Resümee

Die offiziellen Statements angesehener Mediziner in den Massenmedien stehen somit in klarem Kontrast zur wissenschaftlichen Realität (und zwar jener, in der Profit nicht an übergeordneter Stelle steht).

Vitamin D kann die Ansteckungsfahr mindern; es kann das Risiko der Bildung von Blutgerinnseln (bei COVID-19 besonders ausgeprägt) stark reduzieren und es kann den explosiven Anstieg von Entzündungsfaktoren wie Interleukin-6 in Schach halten und gleichzeitig die Bildung der »guten Cytokine« wie Interleukin-10 unterstützen. Auch hat Vitamin D nachweislich einen fundamentalen Einfluss auf das ACE2-Enzym, indem es verhindert, dass diese lungenschützende Substanz im Körper von SARS-CoV-2 abgebaut wird.

Nicht umsonst plädieren Ärzte, die keinen »Gefallen an den Gefälligkeiten«[301] der Pharmaindustrie finden, dafür, dass die Bevölkerung so bald wie möglich flächendeckend ihren Vitamin-D-Spiegel hochfährt, damit wir mit einer gesunden Abwehr gegen neue pathologische Erreger gerüstet sind.

Da die aktuelle Prognose davon ausgeht, dass sich in Deutschland momentan nur 6 Prozent der Bevölkerung mit SARS-CoV-2 infiziert haben, ist im Herbst/Winter 2020 wohl mit einer zweiten Infektionswelle zu rechnen – wenn nicht später sogar mit einer dritten.

Umso dringlicher wäre es – wissenschaftlich fundiert –, Vitamin-D-Gaben ärztlich zu empfehlen. Das gilt insbesondere für ältere Menschen, für Patienten mit Vorerkrankungen und für jene, die Sonnencremes mit hohem Sonnenschutzfaktor verwenden. Diese Bevölkerungsgruppen sollten mit der Einnahme von Vitamin D jetzt beginnen und sie die kommende Herbst/Winter/ Frühling-Saison hindurch beibehalten.

Menschen, die sich der Sonne ohne Sonnenblocker aussetzen können oder Produkte mit einem niedrigen Sonnenschutzfaktor verwenden, wäre die Einnahme eines Vitamin-D-Präparats ab Oktober/November 2020 dringend zu empfehlen.

Welchen Vitamin-D-Spiegel man erreichen sollte, um sich so gut es geht vor einer Infektion mit SARS-CoV-2 oder im Fall einer COVID-19-Erkrankung bestmöglich vor gravierenden Folgen zu schützen, wurde oben dargelegt: Er sollte über 50 ng/ml liegen.

5. COVID-19 – SYMPTOME UND THERAPIEN

Seit Beginn dieser Pandemie haben sich die Krankheitszeichen von COVID-19 ständig erweitert. Anfänglich galten Fieber, trockener Husten, Atemnot und Halsschmerzen als die offiziellen Hauptsymptome der neuen Krankheit. Diese Liste blieb ziemlich lange gültig, und Testabstriche wurden anfänglich nur dann verordnet, wenn man Fieber hatte (und selbst dann nicht immer – eine Münchner Bekannte von mir, immerhin jenseits der 60, litt im Februar 2020 unter trockenem Husten, Abgeschlagenheit und 39,6 Grad Fieber, aber trotz mehrmaliger Anrufe des Ehemanns beim Gesundheitsamt wurde bei ihr nie ein Abstrich gemacht).

Mit der Zeit haben die Ärzte bei den Patienten immer neue und unerwartete Symptome festgestellt, bis man verstand, dass es sich bei COVID-19 in erster Linie nicht um eine Lungenerkrankung als solche, sondern eher um eine systemische Entzündung handelt, die nahezu alle Organe und Gewebe befallen kann.

Die Symptomliste des Robert Koch-Instituts wird laufend aktualisiert und ist auf der RKI-Website unter »Hinweise zu Erkennung, Diagnostik und Therapie von Patienten mit COVID-19« zu finden[302]. Im Laufe der Zeit kamen u. a. folgende Krankheitsbilder hinzu: Anosmie (auch ohne Rhinitis), Kopf- und Gliederschmerzen, Rhinitis, Übelkeit, Erbrechen, abdominelle Schmerzen, passagere Diarrhoe, Konjunktivitis, Exanthem [Hautausschlag, Anm.], Lymphknotenschwellung.

In einer aktualisierten Liste des RKI sind weitere Symptome aufgelistet – darunter Schnupfen, Desorientiertheit, Muskel- und Gelenkschmerzen, Appetitlosigkeit und Gewichtsverlust.[303] Wir haben es also hier mit einer ganzen Palette von Krankheitsbildern zu tun. Zu diesen offiziellen Listen kommen jene Symptome hinzu, von denen Ärzte aus verschiedenen Ländern wiederholt berichteten. Dabei kann die Symptomatik von Land zu Land ziemlich unterschiedlich ausfallen.

So gab es im April/Mai 2020 in amerikanischen Hautkliniken viele Patienten, die als einziges Krankheitsbild beulenförmige Hautschwellungen an den Zehen aufwiesen, die sogenannten »COVID-Zehen«. Da sich diese ungewöhnlichen Symptome häuften, rieten die US-Dermatologen dringend zu Abstrichen, wie die New York Times berichtete: »Vor dem Ausbruch des Coronavirus pflegte Dr. Lindy Fox, Dermatologin in San Francisco, vier oder fünf Patienten pro Jahr mit Frostbeulen zu behandeln – schmerzhafte rote oder violette Läsionen, die typischerweise im Winter an Fingern oder Zehen auftreten. In den letzten Wochen hat sie Dutzende gesehen […]. Die Leute sind sehr besorgt.«[304]

Im *International Journal of Dermatology* berichteten auch Ärzte aus Bilbao (Spanien) von diesen neuen Erscheinungen, die in allen Altersgruppen auftraten – bei einigen ungefähr einen Monat, **nachdem** sie die üblichen COVID-19-Symptome gezeigt hatten, bei anderen zwei Wochen **nach** einem positiven SARS-CoV-2-Test.[305]

Aufschlussreich ist folgender Fall eines 15-jährigen Jungen, der im April 2020 in Spanien in die Notaufnahme kam. Er litt weder an Husten noch an Atemnot – hatte aber frostbeulenähnliche Schwellungen an allen Zehen. Die Ärzte wussten bereits, dass dies eines der COVID-19-Symptome sein kann, und ordneten daher trotz fehlender Atemprobleme eine Röntgenaufnahme der Lungen an. Auf den Bildern war eindeutig eine typische COVID-19-Lungenentzündung zu erkennen. Ein Abstrich sowie Antikörper-Schnelltests fielen jedoch negativ aus – so, als läge keine COVID-19-Erkrankung vor.[306] Diese Fallbeschreibung sagt viel über die Genauigkeit dieser Tests aus (siehe auch Kapitel »Die Tests für COVID-19«).

Von solchen beulenartigen Schwellungen sowie windpockenähnlichen Hautausschlägen wurde auch aus Italien und Frankreich berichtet.

Zu den gravierendsten Krankheitsbildern von COVID-19 zählt sicherlich die Bildung von **Blutgerinnseln**, denn diese Gefäßverstopfungen (Thromben) können zu Schlaganfällen, Herzinfarkten, Lungenembolien und zu Organversagen führen.

Insbesondere Nieren und Leber leiden unter der überschießenden Immunreaktion des Körpers auf das neue Virus. Im Mai 2020 stellte sich heraus, dass über ein Drittel der stationär behandelten COVID-19-Patienten **akute Nierenschäden** entwickelte, die teilweise bis zum Organversagen führten. Zahlreiche dieser Patienten mussten an die Dialyse angeschlossen werden.[307]

Im Juni 2020 berichtete eine französische Studie der Université de Lorraine darüber, dass bei COVID-19-Patienten sehr häufig das sogenannte **Fanconi-Syndrom** auftritt. Diese Erkrankung der Nierentubuli (feine röhrenförmige Strukturen) führt zu einer erhöhten Ausscheidung wichtiger Substanzen wie Kalium, Bikarbonat etc. In dieser Studie waren 75 % der SARS-CoV-2-Infizierten davon betroffen.[308]

Von den Leitmedien kaum angesprochen ist die Tatsache, dass SARS-CoV-2 auch mittelschwere bis gravierende **Pankreasentzündungen** verursachen kann, wie Ärzte aus Europa und China berichten.[309]

Bei stationär aufgenommenen COVID-19-Patienten wurden auch **Schilddrüsenprobleme** beobachtet: Je schwerwiegender der Krankheitsverlauf, umso weniger Schilddrüsenhormon (T3) vermag diese wichtige Drüse zu produzieren.[310]

Bei Patienten, die vor der Infektion mit SARS-CoV-2 keinen **Diabetes** hatten, kann COVID-19 genau diesen auslösen – begleitet von schweren Symptomen wie einer **Ketoazidose** (eine gefährliche Stoffwechselentgleisung). Im Juni 2020 wurde im *New England Journal of Medicine* darüber berichtet.[311] Auch der Fall eines 19-Jährigen aus Deutschland bestätigte diese Beobachtungen. Seine Ärzte gehen davon aus, dass das neue Coronavirus die Zellen der Bauchspeicheldrüse zum Absterben bringt.[312]

All diese Probleme zeigen, dass das neue Coronavirus auch die endokrinen Drüsen attackieren und das Hormonsystem durcheinanderbringen kann. Mediziner aus Sri Lanka vermuten, dass SARS-CoV-2 auch die Nebennieren angreift und somit ein **Fatigue-Syndrom** auslösen kann (wie nach dem ersten SARS-CoV [1]-Ausbruch geschehen).[313]

Darmnekrosen (abgestorbene Darmschlingen) sowie **Gallenstau** waren insbesondere bei Patienten in den USA zu beobachten.[314]

Sorge bereitete im Frühjahr 2020 auch das plötzliche Auftreten eines akuten Krankheitsbildes bei Hunderten von Kindern in den USA, Großbritannien, Norditalien, Frankreich, Schweiz und Spanien. Es handelte sich um **ein atypisches Kawasaki-Syndrom** (eine schwere Entzündung der Gefäße), begleitet von Hautausschlägen und Fieber.[315] Das Kawasaki-Syndrom kann auch tödlich verlaufen. Angesichts des sprunghaften Anstiegs dieser eigentlich eher seltenen Erkrankung war es für viele Ärzte von Anfang an klar, dass diese Fälle mit dem neuen SARS-CoV-2-Virus in Verbindung standen.

Die erste Studie dazu wurde in Italien durchgeführt und im

Lancet veröffentlicht. Darin wurde der Zusammenhang mit COVID-19 insbesondere bei jüngeren Kindern bestätigt.[316] Die Symptomatik verläuft überall ziemlich ähnlich – zum Beispiel auch in Großbritannien, wo die BBC unter Berufung auf den britischen Gesundheitsdienst NHS (National Health System) berichtete: »Zu den Symptomen gehören Fieber, niedriger Blutdruck, Hautausschlag und Atemnot. Einige Kinder hätten zudem Magen-Darm-Beschwerden wie Bauchschmerzen, Erbrechen und Durchfall.«[317]

In der *Welt* hieß es dazu: »Ende April schlugen Kinderärzte in mehreren europäischen Ländern Alarm. […] ›Innerhalb von Stunden könnten die Kinder in einen Schock fallen und niedrigen Blutdruck sowie Herzprobleme bekommen. Die Patienten müssten sofort ins Krankenhaus eingewiesen werden‹, schrieb der spanische Kinderärzteverband.«[318]

Dank einer Immunglobulin-Therapie und durch Verabreichung von Steroiden lässt sich diese Erkrankung allerdings selbst in ihren schlimmsten Erscheinungen zum Glück gut in den Griff bekommen.[319]

Im Frühjahr 2020 wurde weiter festgestellt, dass SARS-CoV-2 auch eine Vorliebe für das Nervensystem zu haben scheint. Bei COVID-19-Patienten werden sowohl häufige als auch selten auftretende **neurologische Krankheitsbilder** beschrieben (Verlust von Geruchs- und/oder Geschmackssinn, Kopfschmerzen, Bewusstseinsstörungen durch Enzephalitis, metabolisch-toxische Enzephalopathie, Demyelinisierung, Anfälle, Schlaganfälle und andere vaskuläre Ereignisse sowie das Guillain-Barré-Syndrom).[320] (Siehe dazu Kapitel: »Müssen wir Angst vor COVID-19 haben?«)

SARS-CoV-2 kann sich auch innerhalb der Herzzellen vermehren und dort vermutlich krankhafte Veränderungen hervorrufen, wie eine Studie des Universitätsklinikums Hamburg

Eppendorf im Juli 2020 zeigte. Die Kardiologen vermuten, dass die veränderte Genaktivität in den Herzzellen zu Langzeitschäden führen kann und COVID-19-Patienten nach ihrer Genesung in Zukunft auch diesbezüglich engmaschig kontrolliert werden sollten.[321]

Ein typisches COVID-19-Symptom ist auch die **Lymphopenie**, das heißt eine krankhafte Reduzierung der Lymphozytenzahl im Blut. Im Juli 2020 hat eine Gruppe chinesischer Wissenschaftler des Wuhan Institute of Virology (WIV) festgestellt, dass diese Veränderung (die als Zeichen einer Immunschwäche zu interpretieren ist) bis zu 11 Wochen nach der Genesung im Blutbild nachweisbar ist. Dies deutet darauf hin, so die Wuhaner, dass eine SARS-CoV-2-Infektion einen weitreichenden Einfluss auf die Lymphozyten hat und potenziell zu lang anhaltenden Funktionsstörungen führen kann.[322]

Laut einer Studie der Università Cattolica (Rom) und des Ospedale Gemelli, die im Juli 2020 im Fachblatt *Journal of the American Medical Association (JAMA)* veröffentlicht wurde, litten COVID-19-Patienten, die einen schweren Krankheitsverlauf hatten, noch lange nach ihrer Genesung an den typischen Symptomen dieser Krankheit. Bei der Mehrheit der knapp 150 Patienten waren selbst zwei Monate nach dem Auftreten der ersten Krankheitszeichen persistierende Symptome festzustellen.[323] Die meisten von ihnen klagten über zumindest ein, wenn nicht sogar mehrere Beschwerden. Nur knapp 13 % waren zu diesem Zeitpunkt frei von jeglichen Symptomen. Bei 87 % der Patienten wurde laut dem *Spiegel* in dieser Studie Folgendes festgestellt: »Rund 53 Prozent der Patienten litten demnach noch unter Erschöpfung. 43 Prozent berichteten von Atemnot. 27 Prozent hatten Gelenkschmerzen, knapp 22 Prozent Schmerzen im Brustraum. Rund 15 Prozent klagten über andauernden Husten oder Geruchsverlust.«[324]

All dies zeigt, dass man SARS-CoV-2 sicherlich nicht auf die leichte Schulter nehmen kann – auch wenn 80 % der Infizierten nur milde oder sogar überhaupt keine Symptome haben.

Aber wie steht es mit der Therapie bzw. den Therapien? Werfen wir kurz einen Blick in Vergangenheit und Zukunft.

Keine Therapie für COVID-19? Doch!

Für all die Menschen, die zu den Risikogruppen gehören, ist es von größter Wichtigkeit zu wissen, dass COVID-19 **schon jetzt** (Stand: Juli 2020) gut **behandelt werden kann.**

Dagegen war zu Beginn des SARS-CoV-2-Ausbruchs die Verzweiflung der Ärzte und des Pflegepersonals überall zu spüren – insbesondere in Italien, dem ersten Epizentrum der Pandemie in Europa.

In diesen ersten Monaten hatten viele Ärzte schlicht nicht die Zeit gehabt, sich die Fallbeschreibungen aus Wuhan anzuschauen – andernfalls hätten sie schon früher gewusst, dass die Todesfälle weniger den Lungenentzündungen als vielmehr den von SARS-CoV-2 verursachten Entzündungen und Gerinnungsstörungen zuzuschreiben waren und die Patienten anders hätten behandelt werden können. Chinesische Ärzte hatten nämlich bereits am 19. Februar 2020 über just diesen gravierenden Aspekt des Krankheitsbildes in einer englischsprachigen Fachzeitschrift berichtet.[325]

Dies ist nicht als Vorwurf zu verstehen, standen die Ärzte doch damals unter enormem Druck – insbesondere in Norditalien, wo sie ins Strudeln gerieten. Ende Februar und im März 2020 waren sie naturgemäß voll darauf fokussiert, den tagtäglichen Ansturm schwer erkrankter Menschen zu bewältigen. Es galt zu verstehen, welche Therapien greifen könnten – und zu entscheiden, wer an die Beatmungsgeräte angeschlossen werden sollte und wer nicht. In dieser Situation waren Ärzte wie Pfleger einer absoluten Grenzerfahrung ausgesetzt: Sie arbeiteten Tag und Nacht in schweißtreibenden Schutzanzügen, die das Atmen erschwerten – ganz zu schweigen von den Todesdramen, die sich auf den Intensivstationen abspielten und sie oft an den Rand ihrer seelischen Kräfte brachten. Wegen der Ansteckungsgefahr mussten viele Ärzte und Pfleger wochenlang in den Krankenhäusern verbleiben, getrennt von ihren Kindern und Lebenspartnern.

Den Leitlinien der WHO folgend[326] (die damals auch noch nicht immer auf dem neuesten Stand waren), versuchten sie anfänglich so gut es ging, diesem Krankheits-Tsunami mit fiebersenkenden Mitteln, Antibiotika, Sauerstoffzufuhr, Intubation und maschineller Beatmung Herr zu werden. Eine verzweifelte Anstrengung, die in Italien dazu führte, dass sich das Krankenhauspersonal massenhaft infizierte, und die am Ende 116 Ärzte und 40 Pfleger das Leben kostete (Stand April/Mai 2020).[327]

Das war der Anfang – und Italien diente vielen Ländern in Europa als Warnsignal und gab ihnen die Möglichkeit, sich rechtzeitig und besser vorzubereiten. Obwohl selbst im reichen Deutschland ein Mangel an Masken,[328] Schutzanzügen und geschultem Personal herrschte, waren wir mit einer großen Anzahl bereits vorhandener Intensivbetten für COVID-19 recht gut gewappnet.

Was wäre wohl geschehen, hätte man zu diesem Zeitpunkt bereits dem Vorschlag der Bertelsmann-Stiftung Folge geleistet und die Bettenzahl auf die Hälfte reduziert? Gerade zu Corona-Zeiten hat sich diese Stiftung diesbezüglich Kritik eingeholt. Vielleicht hat sie deshalb den Vorschlag auf ihrer Website ergänzt: Die Bertelsmann-Stiftung bleibt zwar bei ihrer Empfehlung, fast die Hälfte der deutschen Krankenhäuser zu schließen, da ambulante Betreuung und Personalbündelung zu einer besseren Gesundheitsversorgung führen würden – betont aber, dass sie nie eine Reduzierung der Intensivbetten vorgeschlagen hätte.[329] Nun, **expressis verbis** sicherlich nicht – aber wenn fast 50 % der Krankenhäuser geschlossen werden, würde dann nicht automatisch auch ein großer Teil der Intensivbetten wegfallen? Den Vorschlag der Bertelsmann-Stiftung – Schließung von Krankenhäusern in diesem Ausmaß – sollte man überdenken, denn gerade dank der guten Bettenausstattung in Deutschland war es in einigen Fällen möglich, ganze Stationen ausschließlich COVID-19-Erkrankten zu widmen und die vorhandenen Patienten zu ihrem Schutz in andere Krankenhäuser zu verlegen. Zudem haben diese Möglichkeiten auch dazu beigetragen, dass sich SARS-CoV-2 innerhalb der Krankenhäuser nicht so dramatisch verbreiten konnte wie in Norditalien.

Im Vergleich zu Italien hatten die Ärzte in Deutschland mehr Zeit, sich auf die Therapien vorzubereiten, die sich im Laufe der Pandemie bewährt hatten (z. B. Blutverdünner); außerdem konnten sie sich mit vielen chinesischen, italienischen und Schweizer Kollegen austauschen und sich deren Erfahrungen zunutze machen.

COVID-19: Die möglichen Therapien

Dexamethason – das Überlebenstool

Im Juni 2020 kam die ersehnte Nachricht: Dexamethason, ein altbewährtes entzündungshemmendes Medikament (ein synthetisch hergestelltes stark wirkendes Kortison) ist laut einer klinischen Studie der University of Oxford das einzige Mittel, das die Mortalität (Sterberate) von schwerkranken stationär aufgenommenen COVID-19-Patienten signifikant reduziert, und zwar insbesondere bei denen, die an ein Beatmungsgerät oder an eine Sauerstoffzufuhr angeschlossen sind.[330] Die WHO spricht hier von einem Durchbruch.[331]

Dexamethason sollte allerdings nur bei einem gravierenden Krankheitsverlauf eingesetzt werden, nicht bei einem leichteren oder mittelschweren.[332] Nichtsdestotrotz sind viele Ärzte der Auffassung, dass kortisonhaltige Mittel auch in einer weniger akuten Phase verschrieben werden sollten, da sie sich günstig auf die durch SARS-CoV-2 verursachten Entzündungsprozesse auswirken.[333]

Sollte sich Dexamethason weiterhin bewähren, bleiben dennoch einige Fragen offen, denn auch für einen mittelschweren Verlauf sind Medikamente notwendig. Welche Therapien kommen hierfür infrage?

Coronavir – »Liebesgrüße aus Moskau«?

Coronavir ist ein in Russland entwickeltes antivirales Medikament, das die Vermehrung von SARS-CoV-2 hemmt. Nach einer russischen Studie mit 110 Patienten vermochte es in leichten und mittelschweren Fällen die Replikation des Virus zu blocken, wonach Coronavir im Juli 2020 in Russland die Zulassung für CO-VID-19 erteilt wurde. Bei über 50 % der Patienten, die mit diesem Medikament zu Hause behandelt wurden, konnte eine eindeutige Besserung der Symptome verzeichnet werden im Vergleich zur Kontrollgruppe, in der sich nur 20 % der Patienten erholt hatten. Das russische Pharmaunternehmen R-Pharm, das Coronavir entwickelt hat, gab bekannt, dass nach einer 5-tägigen Behandlung über 70 % der Viren eliminiert werden.

Mikhail Samsonov, medizinischer Direktor von R-Pharm, auf *Reuters*: »Der Vergleich zwischen den klinischen antiviralen Therapien weltweit und den Ergebnissen der von uns durchgeführten klinischen Studie bestätigt, dass Coronavir die Infektion viel schneller stoppt, da es die Vermehrung des Virus wirksam behindert.«[334]

Nach Osten zu schauen, in diesem Fall nach Russland, könnte sich lohnen, denn dieses Land hat eine lange Tradition exzellenter medizinischer Forschung und Praxis (als Beispiel sei hier nur die Behandlung von antibiotikaresistenten Infektionen mit Bakteriophagen erwähnt).[335]

Colchicin – Pflanzenkraft gegen Entzündungen

Im Mai 2020 wurde berichtet, dass Colchicin, ein langjährig erprobtes und kostengünstiges Gichtmittel, bei COVID-19 Patienten sehr gute Resultate erzielt. Diese ursprünglich aus einer Pflanze gewonnene Substanz schützt vor der ausufernden Bildung von Cytokinen (typisch für diese Krankheit) und somit vor einer systemischen Entzündungsreaktion. Die ersten klinischen Studien mit Colchicin wurden bereits in März 2020 in Kanada in die Wege geleitet. [336]

Im selben Monat erschien in *Clinical Immunology* ein wissenschaftlicher Bericht über die positive Wirkung von Colchicin. Italienische Ärzte des Krankenhauses S. Raffaele in Mailand hatten Altenheim-Patienten, die an COVID-19 litten, mit diesem Gichtmittel erfolgreich behandelt. Neun Patienten, die trotz Medikation (fiebersenkende Mittel und Antibiotika) mehrere Tage lang unter steigender Temperatur und einem zunehmend schweren Krankheitsverlauf gelitten hatten, bekamen zusätzlich Colchicin. Innerhalb von 72 Stunden sank bei den meisten das Fieber auf unter 37,5 °C, und sie fühlten sich erheblich besser. In ihrem Paper plädieren die Mediziner für den Einsatz dieser Substanz insbesondere in Alten- und Pflegeheimen.[337]

Die Ergebnisse einer randomisierten Studie aus Griechenland (mit über 100 Patienten) konnten im Juni 2020 zeigen, dass Colchicin bei COVID-19-Patienten die Dauer eines stationären Aufenthalts verringern kann. Das Mittel führte auch zu einer starken Reduktion des D-Dimer-Werts im Blut. (D-Dimere liefern wichtige Hinweise darauf, ob und in welchem Maße sich im Körper Blutgerinnsel gebildet haben und ob Entzündungen vorhanden sind. Man bestimmt diesen Wert u. a. bei Verdacht auf eine Lungenembolie oder eine übermäßige Blutgerinnung.)

Mit Colchicin lassen sich somit von COVID-19 verursachte Entzündungen und die dadurch entstehenden Blutgerinnsel erfolgreich in den Griff bekommen.[338]

Die bereits verfügbaren medizinischen Möglichkeiten lassen die kommenden Monate in einem etwas hoffnungsvolleren Licht erscheinen.

Zu Beginn der Ausbruchsphase von COVID-19 und auch Monate später konnte nur auf Medikamente zurückgegriffen werden, die ursprünglich entweder für andere Erkrankungen gedacht waren (z. B. Hydroxychloroquin, ein Bayer-Medikament für Malaria) oder die damals noch keine Zulassung hatten (z. B. Remdesivir, entwickelt von Gilead Sciences gegen Ebola).

So gab es anfänglich z. B. Meldungen aus Frankreich, wonach die seit Jahrzehnten eingesetzten Malariamittel **Hydroxychloroquin** und Chloroquin (zusammen mit Azithromycin) eine gute Möglichkeit bieten würden, auch COVID-19 zu behandeln.

Wenig später kam im *Lancet* eine Studie heraus, der zufolge Hydroxychloroquin den Krankheitsverlauf sogar verschlechtern bzw. zu einer erhöhten Mortalität führen sollte; im Juni 2020 wurde diese peer-reviewte Studie allerdings **zurückgezogen, denn sie basierte auf falschen Daten.** Der Schaden war aber bereits entstanden, denn aufgrund genau dieser Studie hatte die WHO alle klinischen COVID-19-Trials mit diesem (nicht sehr lukrativen) Medikament gestoppt.

Aber damit war das wissenschaftliche Hin und Her um dieses Medikament noch nicht zu Ende: Am 1. Juli 2020 erschien im *International Journal of Infectious Diseases* eine amerikanische Studie mit über 2500 COVID-19-Patienten (!), wonach **Hydroxychloroquin sehr wohl wirkt und die Sterblichkeit verringert** – ob allein verabreicht oder in Kombination mit Azithromycin.[339] Letzteres hatte der bekannte Virologe Didier Raoult in Frankreich gleich zu Beginn der Pandemie vorgeschlagen[340] und angewandt, auch wenn ihn seine Kollegen später (zu Unrecht) dafür kritisierten.

Der Krieg »Preiswertes Hydroxychloroquin gegen teures Remdesivir« begann schon recht früh, und Trumps anfängliche Begeisterung für das alte Malariamittel wurde von Dr. Fauci, einem wichtigen Mitglied seiner Corona-Taskforce, wiederholt gedämpft: In Trumps täglichen Live-Pressekonferenzen sprach Dr. Fauci öfters von Remdesivir als dem womöglich besten Kandidaten im Kampf gegen COVID-19.

Remdesivir – kontrovers und unverschämt teuer

Remdesivir ist ein antivirales Medikament, das von Gilead Sciences u. a. gegen Ebola entwickelt worden war, aufgrund von allerlei Problemen aber nie die Zulassung durch die US-Arzneimittelbehörde FDA (Food and Drug Administration) erhalten hatte.

In den ersten Monaten der Corona-Krise konnte man den Eindruck gewinnen, dass fast alle anderen therapeutischen Möglichkeiten ins Hintertreffen gerieten, da hauptsächlich ein Wettrennen zwischen dem Malariamittel Hydroxychloroquin und dem Ebolamittel Remdesivir stattfand.

Zwischen diesen beiden Medikamenten entspann sich ein regelrechter Krieg, der auch in einer unerwarteten Entscheidung der FDA zum Ausdruck kam: Im Juni 2020 widerrief diese Behörde ihre COVID-19-Notfallzulassung für Hydroxychloroquin und Chloroquin.[341]

Die Frage ist, ob sie diesem Mittel nun erneut die Zulassung erteilt (angesichts der Tatsache, dass die o. g. neue US-Studie mit einer bemerkenswert hohen Anzahl von Patienten nachweisen konnte, dass Hydroxychloroquin das Sterberisiko von COVID-19-Patienten deutlich senkt[342]).

Am 29. April 2020 präsentierte Dr. Fauci während einer Pressekonferenz im Weißen Haus mit großem Enthusiasmus eine NIH-Studie[343], der zufolge Remdesivir die **stationäre Verweildauer von COVID-19-Patienten** verkürzte – in dem Sinne, dass sie maximal 4 Tage früher als geheilt nach Hause geschickt werden konnten als die Patienten der Kontrollgruppe. Die Tatsache, dass

Remdesivir **keinen Einfluss auf die Mortalität (Sterberate) hat,** wurde von Fauci aber nicht angesprochen (womit wir es wieder einmal mit institutionellen Halbwahrheiten zu tun haben – siehe auch Kapitel »Wahrheiten, institutionelle Lügen und Fakes, die keine sind«).

Nach dieser Pressekonferenz schoss der Kurs der Gilead Sciences-Aktie in die Höhe. Als Remdesivir am Tag danach (1. Mai 2020) von der FDA die Notfallzulassung für die Behandlung von COVID-19 erteilt wurde[344], taten die Aktien noch einen weiteren Sprung nach oben.[345]

Nur – wie wurde diese von Dr. Fauci hochgelobte Studie durchgeführt? Dazu gleich.

Zunächst gilt es zu wissen, dass am Tag jener Pressekonferenz im *Lancet* eine randomisierte Doppelblind-Studie über Remdesivir erschienen war: Chinesische Mediziner hatten zwar auch eine **Verkürzung des stationären Aufenthalts** festgestellt, diese aber als **nicht signifikant** eingestuft. Hinzu kommt, dass diese Studie abgebrochen worden war, weil Remdesivir zu gesundheitsschädlichen Nebenwirkungen geführt hatte.

Somit kamen die Chinesen zu einem ganz anderen Schluss als die Amerikaner: »Unsere Studie ergab, dass intravenös verabreichtes Remdesivir bei Patienten mit schwerem COVID-19-Verlauf im Vergleich mit der Placebogruppe die Zeit bis zur klinischen Besserung, die Mortalität sowie die Zeit bis zur kompletten Viruseliminierung nicht signifikant reduzierte.«[346]

Die chinesischen Studienergebnisse zeigten also, dass Remdesivir als Mittel zur Bekämpfung von COVID-19 **zu wünschen übrig lässt.**

Wie die meisten internationalen Leitmedien nahm Dr. Fauci jedoch ausschließlich die NIH-Studie (s. o.) zur Kenntnis, da sie auf einer großen Teilnehmerzahl beruhte – die in Wirklichkeit aber gar nicht so groß war. Am 29. April, also am Tag der Mitteilung dieser Studie durch die NIH und durch Dr. Fauci, lagen lediglich die Daten von **weniger als der Hälfte** der Teilnehmer ausgewertet vor.[347]

Anscheinend hatten es die Amerikaner sehr eilig, denn all dies geschah am selben Tag, als im *Lancet* die chinesische Studie mit den gegenteiligen Schlussfolgerungen über Remdesivir erschien. 48 Stunden später erteilte die FDA diesem Medikament eine Notzulassung.

Einige amerikanische Wissenschaftler bemängeln, dass von den über 1000 Teilnehmern der NIH-Studie am Ende **nur** die Daten von 480 Genesenen in die vorläufigen Studienergebnisse einbezogen wurden. Die Kritik geht also dahin, dass die FDA dieses Medikament ziemlich flott als Notmedikament für COVID-19 zugelassen hatte, obwohl diese NIH-Studie zum Zeitpunkt der Mitteilung (am 29. April 2020) noch unvollständig war.[348]

Man fragte sich, ob die Unterbrechung der Studie nicht gleichzeitig eine verpasste Chance darstellte, denn in erster Linie hätte es auch in dieser COVID-19-Studie eigentlich um die **Auswirkung des untersuchten Medikamentes auf die Sterblichkeit** gehen sollen. Man spricht hier vom »primären Endpunkt« einer Forschungsstudie.

Dazu Peter Bach, Direktor des Center for Health Policy and Outcomes am Memorial Sloan-Kettering Cancer Center (New York) in einem Interview mit *STAT,* einem Online-Newsmagazin für Wissenschaft und Forschung: »Wir haben unsere ganze Gesellschaft nicht heruntergefahren […], um den COVID-19-Patienten ein paar Tage stationären Aufenthalt zu ersparen. Es geht darum, zu verhindern, dass die Patienten sterben. […] Die Mortalität ist der richtige Endpunkt.«[349]

Die Europäische Arzneimittelbehörde EMA (European Medicines Agency) hat sich im Juni 2020 für die bedingte Zulassung von Remdesivir als dem ersten offiziell gegen COVID-19 eingesetzten Medikament ausgesprochen[350] (wie zu erwarten war, weil die EMA fast immer und manchmal voreilig – siehe Vioxx-Skandal[351] – den Entscheidungen der amerikanischen FDA folgt[352]). (Siehe auch Kapitel »Wahrheiten, institutionelle Lügen und Fakes, die keine sind«)

Das erste in der EU zugelassene COVID-19-Medikament ist also eines, das den stationären Aufenthalt eines Patienten lediglich um wenige Tage verkürzt, sein Sterberisiko aber nicht verringert – obwohl andere Medikamente wie z. B. Dexamethason und Hydroxychloroquin genau dies bewirken würden: Wie bereits Mitte Juni 2020 im *Ärzteblatt* zu lesen war, senkt Dexamethason die Sterberate von COVID-19-Patienten um bis zu 35 %.[353]

Auch das kostengünstige Colchicin wird offenbar außen vor gelassen (Stand: Juli 2020), obwohl es sich gegen COVID-19 bereits erfolgreich bewährt hat.[354] (Siehe auch weiter unten)

In der Zwischenzeit hat das *New England Journal of Medicine* die nunmehr vervollständigte und peer-reviewte NIH-Studie über Remdesivir veröffentlicht (22. Mai 2020). Selbst die Autoren haben darin eindeutig zu verstehen gegeben, dass die Verkürzung des stationären Aufenthalts zwar gut und schön ist, wir aber in erster Linie COVID-19-Medikamente brauchen, welche die Sterblichkeit reduzieren: »Angesichts der hohen Mortalität **trotz des Einsatzes von Remdesivir** ist jedoch klar, dass die Behandlung mit **einem** antiviralen Medikament **allein** wahrscheinlich **nicht** ausreicht. Zukünftige Strategien sollten antivirale Wirkstoffe in Kombination mit anderen therapeutischen Ansätzen oder Kombinationen von antiviralen Wirkstoffen evaluieren, um die Behandlungserfolge bei COVID-19 weiter zu verbessern.«[355] (Hervorhebungen durch die Autorin)

Bereits Ende April 2020 hatte *Wissenschaft.de* über die begrenzte Effektivität dieses Medikaments berichtet und war zu dem Schluss gekommen: »**Damit scheint Remdesivir nicht das Wun-**

dermittel gegen COVID-19 zu sein, als das es im Vorfeld zeitweilig gehandelt wurde.«[356]

Und ausgerechnet dieses Medikament wird von der amerikanischen und der europäischen Arzneimittelbehörde (FDA und EMA) als Erstes gegen COVID-19 zugelassen. Warum – was steckt dahinter?

Dass Remdesivir trotz seines »geringen Nutzens«[357] bereits seit Monaten als das Medikament schlechthin propagiert wird, lässt nämlich aufhorchen – insbesondere, wenn man bedenkt, dass eine 5-tägige Behandlung pro Patient netto über 2000 Euro kosten wird und Gilead Sciences dabei einen Reingewinn von ca. 200 % verbucht. Diese Prozentzahl berechnet sich nach den vom ICER (Institute for Clinical and Economic Review) im Juni 2020 für Remdesivir angegebenen Entwicklungs- und Herstellungskosten von 1600 Dollar für eine 10-tägige Behandlung (also 800 Dollar für fünf Tage).[358]

Im Mai 2020 war dieses unabhängige Institut aber noch von ganz anderen Herstellungskosten ausgegangen, und zwar von 5 Dollar für fünf Tage.[359] Damals wurde ein Preis von 4500 Dollar für eine 10-tägige Behandlung veranschlagt (das entspricht über 2.200 Dollar für fünf Tage), wobei ICER damals davon ausging, dass Remdesivir die Sterblichkeit reduziert. Dies ist aber nicht der Fall. (Stand: 12. Juli 2020)

Folgendes sollte ebenfalls in Betracht gezogen werden: Bereits vor Jahren bekam Gilead Sciences von der US-Regierung 70 Mio. Dollar für die Remdesivir-Entwicklung,[360] weshalb die Universität Liverpool die Herstellungskosten mit weniger als einem (1) Dollar pro Dosis berechnete (also 5 Dollar für eine 5-tägige Behandlung).[361] Andere setzen die Produktionskosten pro Dosis bei weniger als 7 Dollar an.[362] Auf dieser Grundlage würde Gilead Sciences nicht nur 200 % Reingewinn erzielen, sondern eine vierstellige Prozentzahl.

Warum hat Remdesivir den Zuschlag erhalten, wenn eine 5-tägige Behandlung mit anderen, leistungsstärkeren Arzneien wie z. B. Dexamethason bei den Krankenkassen mit weniger als 10 Euro/5-Tages-Behandlung zu Buche schlagen würde?

Für Bernd Mühlbauer, Direktor des Instituts für Klinische Pharmakologie am Klinikum Bremen Mitte, stellt die bedingte Zulassung von Remdesivir eher ein Problem als eine Lösung dar: »Ich habe erhebliche methodische Zweifel an der Studie, die zur Zulassung geführt hat, und damit zu ihrer Aussagekraft. Und nun, nach der Zulassung, wird die Durchführung von Studien mit einer Vergleichsgruppe erheblich erschwert.«[363]

Auf der *ZDF*-Website heißt es weiter: »Für Mühlbauer spielen zwei Aspekte eine große Rolle bei der Zulassung von Remdesivir: Öffentliche Profilierung: Die Regierungen, ob in Amerika oder Europa, wollten zeigen, dass sie aktiv sind und die Pandemie bekämpfen. Der Hersteller von Remdesivir wolle mit dem Einsatz bei COVID-19 die Kosten der gescheiterten Entwicklung als Ebola-Mittel refinanzieren.«[364]

Trump hat Remdesivir-Dosen für 500 000 Behandlungen vorbestellt. Dies bedeutet de facto, dass Gilead Sciences (ausgehend von den angegebenen Kosten) allein dank dieser US-internen Bestellung 750 Mio Dollar Reingewinn machen wird. Wenn sich die Produktionskosten pro Dosis tatsächlich auf 1 Dollar belaufen, geht der Gewinn womöglich in einen hohen Milliardenbereich.

Man muss wissen, dass die indischen Generika-Hersteller bereits von einer sehr hohen landeseigenen Produktion ausgehen und pro Remdesivir-Dosis einen Preis von 45 bis 53 Euro veranschlagen. Eine 5-tägige Behandlung würde hier also zwischen 225 Euro und 265 Euro kosten ... und nicht über 2000 Euro.[365]

An dem Tag, als Gilead Sciences den Preis für eine 5-tägige Behandlung mit Remdesivir verkündete (ca. 2400 Dollar), gab Michael Weinstein, Chef der amerikanischen AIDS Healthcare

Foundation, seinem Frust offen Ausdruck: »Gilead Sciences entarnt sich heute [...] als gieriger Bastard.«[366] Auch der Infektiologe Gerd Fätkenheuer von der Uniklinik Köln kritisierte den Preis als »enorm hoch«.[367]

Der astronomische Gewinn in Pandemiezeiten erfreut sicherlich auch die Anteilsinhaber von Gilead Sciences (z. B. die Fonds Vanguard und Blackrock).

Ist es wirklich sinnvoll, dass wir Europäer für eine Krankheit, die wir eigentlich bereits ganz gut im Griff haben, ungeheure Mengen eines ungeheuer teuren Medikaments bestellen, das laut der Remdesivir-Studie der NIH zudem auch noch in Kombination mit anderen Arzneien verabreicht werden sollte, um für CO-VID-19-Patienten wirklich nützlich zu sein? Könnte hier etwas ganz anderes im Spiel sein? Wer hat sein Geld wann in die Aktien dieses Unternehmens gesteckt?

Dazu hat Prof. Uwe Janssens, Präsident der Deutschen Interdisziplinären Vereinigung für Intensiv- und Notfallmedizin (DIVI), klare Worte gefunden: »Handfeste wirtschaftliche Interessen spielen da eine wesentliche Rolle, verquickt mit wahrscheinlich Erfolgsbedürfnissen aus der Politik, dass wir die Krankheit besiegen.«[368]

Bei diesem exorbitanten Behandlungspreis könnten die Krankenkassen am Ende auch noch erhöhte Beiträge erheben.

Hydroxychloroquin – zur Ansteckungsprävention?

In einem Cochrane-Protokoll wurde das Augenmerk darauf gerichtet, ob dieses Medikament bei COVID-19 prophylaktisch, also vorbeugend eingesetzt werden könnte – angesichts der Tatsache, dass bis zur Verfügbarkeit eines wirkungsvollen Impfstoffs wohl viel Zeit vergehen wird: »Trotz des Mangels an Daten über die prophylaktische Wirkung hat der Indian Council of Medical Research HCQ [Hydroxychloroquin] bereits als Prä-Expositions-Prophylaxe für Beschäftigte im Gesundheitswesen an vorderster Front empfohlen [...]«[369]

Nicht nur in Indien, sondern auch in Großbritannien wird Hydroxychloroquin als potenzielles Präventionsmittel angesehen: Die University of Oxford hat diesbezüglich eine der weltweit größten placebokontrollierten Studien gestartet. An dieser Mega-Studie, welche die Wirkung von Hydroxychloroquin als Prophylaxe untersuchen wird, nehmen 40 000 Ärzte, Pfleger und andere Beschäftigte aus dem Gesundheitswesen aus unterschiedlichen Ländern teil. Gerade diese in systemrelevanten Berufen beschäftigten Menschen, die in der Corona-Krise an vorderster Front stehen und tagtäglich mit Infizierten in Kontakt kommen, gilt es zu schützen. Falls sich jemand aus dieser Personengruppe trotz der prophylaktischen Verabreichung von Hydroxychloroquin mit SARS-CoV-2 infiziert, so die Studie, soll dem Betroffenen das Medikament weiter verabreicht werden – solange anderweitige therapeutische Maßnahmen nicht sinnvoller erscheinen.[370] Die Studie wird voraussichtlich ein Jahr lang dauern, also bis April 2021.

Wir erinnern uns: Nach dem Skandal um die zurückgezogene peer-reviewte Studie im *Lancet,* in der fälschlicherweise behauptet wurde, die Behandlung von COVID-19-Patienten mit Hydroxychloroquin würde deren Sterberate erhöhen, hatte die WHO ihre klinischen Trials weltweit gestoppt und dieses Medikament Mitte Juni 2020 von der Liste der möglichen Arzneien gegen COVID-19 gestrichen.[371]

Wie bereits dargelegt, zeigte eine groß angelegte US-amerikanische Studie, die im Juli 2020 im *International Journal of Infectious Diseases* publiziert wurde, dass Hydroxychloroquin die Sterblichkeit bei COVID-19 Patienten eindeutig **doch** reduzieren kann.[372]

Wird die WHO überhaupt darauf reagieren?

Andere valide Therapiemöglichkeiten für COVID-19?

Die Hinweise und Empfehlungen für die Behandlung von CO-VID-19-Patienten basieren weitgehend auf den weltweit erfolgten Studien. Wie viele Forschungsarbeiten zu COVID-19 momentan in Europa durchgeführt werden, lässt sich auf der Website »*EU Clinical Trials Register*« in Erfahrung bringen: Am 24. Juni 2020 waren dort 37 401 klinische Studien gemäß dem EudraCT-Protokoll aufgelistet; 6144 davon untersuchten Minderjährige unter 18 Jahren.[373]

Das Robert Koch-Institut weist zur Therapie bei COVID-19 auf Folgendes hin: »Bei unkomplizierter Erkrankung ist eine rein symptomatische Therapie empfohlen. Nur bei stationärer Behandlung kann der Einsatz **experimenteller Arzneimittel** erwogen werden.« Als aktuell verfügbare mögliche antivirale Wirkstoffe sind »Camostat, Favipiravir, Hydroxychloroquin, Lopinavir/Ritonavir, Remdesivir« aufgezählt. In Bezug auf andere Medikamente, insbesondere auf solche, die zur Behandlung von Entzündungen eingesetzt werden, schreibt das RKI: »Als möglicher Therapie-Ansatz wird in dieser Situation eine Blockade des **Interleukin-6 (IL-6)-Rezeptors** diskutiert […] z. B. mit Tocilizumab, Sarilumab oder Siltuximab […]. Tocilizumab ist zur Behandlung der rheumatoiden Arthritis […] zugelassen. Ein Einsatz im Off-Label-Use kann bei kritisch kranken Patienten erwogen werden.«[374]

Hierzu eine kurze Erläuterung: Wie im Kapitel über die fundamentale Bedeutung von Vitamin D bei COVID-19 dargelegt, wurde in wissenschaftlichen Studien eindeutig nachgewiesen, dass dieses Vitamin die Bildung von Interleukin 6 (IL-6, siehe oben) reduziert. Im Fall einer COVID-19-Erkrankung würde demnach gelten: Je mehr Vitamin D im Körper zirkuliert (es sollte ein Blutspiegel von 50/60 ng/ml erreicht werden), desto besser sind Zellen und Gewebe vor Entzündungsstürmen geschützt.

Trotz der zahlreichen Studien, die diese Wirkung belegen, geht das Robert Koch-Institut auf diese simple, aber segensreiche Behandlungsmöglichkeit nicht ein.

Inzwischen hat die US-Arzneimittelbehörde FDA das Medikament Siltuximab (siehe oben die RKI-Liste) für die III. Phase einer klinischen Studie zugelassen, um bei Patienten mit akuten Atemschwierigkeiten die entzündungsfördernden IL-6-Cytokine in Schach zu halten.[375] Dies wiederum zeigt, dass Vitamin D aufgrund seiner erwiesenen günstigen Wirkung auf ebendiese IL-6-Cytokine **sehr wohl für die COVID-19-Behandlung infrage kommen** könnte, wie laufende, wenngleich noch nicht abgeschlossene Studien bereits aufzeigen (siehe Kapitel »Vitamin D«).

Blutverdünnende Mittel

Ein Wort zur Thromboseprophylaxe mit Heparin. Sehr wahrscheinlich bedeutete diese in deutschen Krankenhäusern von Anfang an konsequent durchgeführte Therapie in vielen Fällen den Unterschied zwischen Leben und Tod.

Besonders wichtig ist diese Therapie für Patienten mit einem hohen D-Dimer-Wert im Blut (D-Dimere liefern u. a. Hinweise auf die Bildung von Thromben und Lungenembolien im Körper).[376] Heparin (und zwar das niedermolekulare) scheint auch die Vermehrung von Viren einzudämmen.[377]

Bei stationärer Versorgung empfiehlt das Robert Koch-Institut die »Konsequente Einleitung einer Thromboseprophylaxe, ggf. therapeutische Antikoagulation unter Berücksichtigung des möglichen Blutungsrisikos« vorzunehmen.[378] Daran sollte man sich als Patient im Fall einer COVID-19-Erkrankung immer erinnern.

Rekonvaleszenten-Plasma – die beste Waffe gegen COVID-19?

Früher als (Blut-)Serumtherapie bezeichnet, taucht diese altbewährte Behandlungsform (oft auch in Afrika angewendet, wo Medikamente Mangelware sind) heute mit unterschiedlichen Namen auf (Plasmatherapie, passive Immunisierung etc.) und erlebt derzeit ein Comeback. Bei dieser einfachen und sehr kostengünstigen Therapie werden die Antikörper von Genesenen eingesetzt. Wer die neue Viruskrankheit COVID-19 also erfolgreich überstanden und (hoffentlich) Antikörper gegen SARS-CoV-2 entwickelt hat, die ihn (vermutlich) vor einer erneuten Infektion schützen, kann Blut spenden. Das daraus gewonnene »Rekonvaleszenten-Plasma« sollte reich an Antikörpern sein, um den Krankheitsverlauf von COVID-19-Patienten zu mildern oder ihnen womöglich das Leben zu retten.

In Deutschland, Frankreich, Großbritannien und etlichen weiteren Ländern laufen diesbezüglich zurzeit mehrere Pilotstudien. »In den USA hat die Aufsichtsbehörde FDA inzwischen die Verwendung von Plasmapräparaten von genesenen Patienten zur Behandlung von Menschen, die schwer an COVID-19 erkrankt sind, zugelassen.«[379]

Bereits im März 2020 hatten Krankenhausärzte in Pavia und Mantua (Italien) mit der Plasmatherapie begonnen und als Erste eine entsprechende klinische Studie mit 46 Patienten angemeldet.[380] Inzwischen konnten sie über ihre vorläufigen Ergebnisse berichten – so z. B., dass dank dieser Therapie die Sterblichkeit von 15 % auf 6 % gesunken war.[381]

Im Mai 2020 veröffentlichte die Fachzeitschrift *Nature* einen Artikel, wonach die Plasmatherapie womöglich die beste Behandlungsmöglichkeit gegen COVID-19 sein könnte, die uns derzeit zur Verfügung steht – insbesondere bei Schwerkranken. Nachdem auch einige Berichte aus China und Italien die Wirkung von antikörperreichem Rekonvaleszenten-Plasma belegten, taten sich in den USA einige Universitäten zusammen, um genesene COVID-19-Patienten zu Plasmaspenden aufzurufen. »›Diese Option wurde schnell zur besten, ohne wirklich bewiesen zu haben, dass sie funktionieren würde‹, sagt Arturo Casadevall, Leiter des Lehrstuhls für molekulare Mikrobiologie und Immunologie an der Johns Hopkins University, der die US-Bemühungen um den Einsatz von Rekonvaleszenten-Plasma vorangetrieben hatte. Die Wahrscheinlichkeit einer Schädigung ist sehr gering im Verhältnis zum möglichen Nutzen.«[382]

Diese Therapie wurde von Emil von Behring begründet, der 1901 dafür den allerersten Nobelpreis für Medizin bekam. Aufgrund seiner Erfolge bei der Entwicklung von aus Blutserum gewonnenen »Arzneimitteln« gegen Diphtherie und Wundstarrkrampf (Tetanus) wurde er als »Retter der Kinder« gefeiert. Das rettende Serum wurde damals zwar aus Tieren gewonnen, die diese gefährliche Krankheit überlebt hatten, konnte aber an Diphtherie erkrankten Kindern den Luftröhrenschnitt ersparen.

Mit Beginn des Ersten Weltkriegs wurde die Plasmatherapie auch bei den Soldaten im Feld angewendet, die sich oft mit Tetanus infizierten. Später setzte man diese Therapie auch bei der Spanischen Grippe ein. Diese Pandemie kostete zwischen 1918 und 1920, also genau vor einem Jahrhundert, weltweit 50 Millionen Menschen das Leben. Dank der Blutspenden von Genesenen konnte die Sterblichkeit um 20 % gesenkt werden. Damit war bewiesen, dass diese Art der sogenannten passiven Immunisierung (das heißt, die Krankheit wird nicht aktiv von einem selbst bekämpft, sondern passiv durch die Antikörper, die andere Patienten gebildet haben) auch bei gravierenden Atemwegserkrankungen funktionierte.

Auf diese altbewährte Therapie wurde übrigens auch während der ersten SARS-CoV (1)-Epidemie zurückgegriffen.

Zurzeit wird die Plasmatherapie wieder geschätzt – nicht nur, weil sie sich als ein höchst erfolgsversprechender Behandlungsansatz herausstellt, sondern vor allem auch, weil sie im Gegensatz zu Remdesivir, dem einzigen bislang zugelassenen Medikament, kaum Nebenwirkungen aufweist. (Stand: Juli 2020). »›Wir halten uns oft daran fest, immer das neueste, aktuellste, größte Ding zu tun. Manchmal sind die Klassiker auch gut‹, sagte der Infektiologe Jeffrey Henderson von der Washington University in St. Louis der *Washington Post*.«[383]

Auch in Deutschland, Österreich und der Schweiz wird die Plasmatherapie bei COVID-19 in vielen Krankenhäusern erfolgreich eingesetzt.[384] Es gibt allerdings einige Einschränkungen bzw. Bedingungen:

1. Zunächst einmal müssen die Spender 14 Tage symptomfrei sein. Danach gibt es ein ungefähres Zeitfenster von zwei Monaten, innerhalb dessen sie spenden können. Nach den zwei Monaten ist die Menge an Antikörpern so weit gesunken, dass die Therapie an Effektivität verlieren kann (wie norwegische Forscher nachwiesen).[385]

2. Zahlreiche Studien sind noch im Gange, und eine eindeutige abschließende Beurteilung dieser Therapie für COVID-19 steht noch aus.[386]

Dass die Plasmatherapie aber grundsätzlich zu Hoffnung Anlass gibt, ist auch daraus ersichtlich, dass sich mehrere weltweit agierende Pharmafirmen zur CoVIg Plasma Alliance zusammengeschlossen haben, um ein polyklonales Hyperimmun-Immunglobulin-Arzneimittel herzustellen: Hierzu werden aus dem Blutplasma zahlreicher Patienten die Antikörper herausgefischt, einem besonderen Reinigungsverfahren unterzogen und konzentriert. »Plasma von vielen Genesenen wird zusammengemischt und dann verarbeitet, um die Antikörper herauszufiltern und in eine hoch konzentrierte Form zu bringen. Bei diesem Verfahren werden auch infektiöse Erreger und andere Proteine entfernt, um das Produkt sicherer zu machen und es jedermann unabhängig von seiner Blutgruppe verabreichen zu können. Letztendlich hat das Produkt im Vergleich zum Plasma eines einzelnen Individuums eine präzise berechenbare Konzentration von Antikörpern, die dann in einem kleineren Volumen an einen kranken Patienten abgegeben werden können«, so Dr. Toni Hoover von der Bill & Melinda Gates Foundation, die diese Pharmafirmen zusammengebracht hat.[387] Mit einem solchen Herstellungsverfahren lässt sich eine größere Menge an Antikörpern gewinnen, die folglich einer größeren Anzahl von Patienten zur Verfügung steht.

Erfolgreiche Ozontherapie

Vorab: Diese Behandlungsmaßnahme ist nicht unumstritten und auch kaum durch solide Studien belegt. Trotzdem kann diese kostengünstige Therapie auch im Zusammenhang mit COVID-19 konkrete Erfolge vorweisen und soll daher in diesem Buch nicht unerwähnt bleiben.

Die Sauerstoff-Ozon-Eigenbluttherapie, oder kurz Ozontherapie, funktioniert so: Dem Patienten werden 100 oder 200 ml Blut entnommen, das mit Ozon angereichert und ihm anschließend wieder eingespritzt wird. Die Wirkungen dieser Eigenbluttherapie sind wie gesagt wissenschaftlich noch nicht eindeutig nachgewiesen, allerdings schwören zahlreiche Mediziner auf die von ihnen festgestellten Behandlungserfolge. Einige Krankenkassen übernehmen die Kosten, andere nicht.[388]

Viele von uns kennen inzwischen auch die Anwendung der Ozontherapie bei zahnärztlichen Eingriffen, um mögliche bakterielle und virale Herde abzutöten und somit Entzündungen vorzubeugen.

Bei COVID-19 waren es italienische Ärzte, die chinesischen Kollegen des Universitätskrankenhauses in Tianjin bereits im März 2020 halfen, einem Patienten mittels Ozontherapie das Leben zu retten. »Wir berichten über den ersten Fall einer Therapie mit einer ozonisierten Eigenblutbehandlung bei einem lebensbedrohlich erkrankten COVID-19-Patienten. Bei diesem wurden innerhalb von 72 Stunden nach Aufnahme in der Intensivstation (ICU) ein schweres akutes Atemnotsyndrom (ARDS) sowie eine **lebensbedrohliche** refraktäre Hypoxämie diagnostiziert [mit Sauerstoff und Medikamenten nicht zu behandelnder Sauerstoffmangel]. Um die Sauerstoffversorgung des Patienten zu verbessern, wurde bei ihm über 5 Tage eine ozonisierte Eigenblutbehandlung mit 40 μg/ml Ozon in 100 ml Blut durchgeführt, worauf sich der Patient ohne Nebenwirkungen vom ARDS erholte und nach der Viruselimination aus dem Krankenhaus entlassen wurde. Dieser Fall legt nahe, dass die ozonisierte **Eigenblutbehandlung eine alternative nicht-invasive medizinische Therapie** für schwerkranke COVID-19-Patienten sein könnte.«[389]

Nur ein Einzelfall? Vor Kurzem wurde eine Kohortenstudie veröffentlicht, an der spanische, kanadische und amerikanische Wissenschaftler beteiligt waren. Stationär aufgenommene COVID-19-Patienten mit schweren Lungenentzündungen wurden auf zwei Gruppen aufgeteilt. Die eine bekam zusätzlich zu einer antiviralen Medikation die ozonisierte Eigenblutbehandlung. Die Patienten dieser Gruppe konnten das Krankenhaus im **Schnitt 11 Tage vor** denen der Kontrollgruppe verlassen. (Mit Remdesivir hätte diese Gruppe 4 Tage vor der Kontrollgruppe nach Hause gehen können.) Auch sanken bei den zusätzlich mit Ozon behandelten Patienten die Entzündungsparameter viel früher als bei der Kontrollgruppe.[390] In der Zwischenzeit laufen verschiedene Studien über Patienten, die zusätzlich zur »Standardtherapie« auch mit ozonisiertem Eigenblut behandelt werden.[391]

Die Fachzeitschrift *The Lancet* berichtete bereits 1892 über die Anwendung der Ozontherapie bei Tuberkulose. Die über 100-jährigen Erfahrungen mit Ozon verliefen mal mehr, mal weniger positiv – aber trotz aller Zweifel fragen sich heute viele Ärzte weltweit, ob dieser energiereiche »aktive Sauerstoff« nicht auch bei COVID-19 eingesetzt werden sollte.

Der erfolgreiche Einsatz von Ozon während der Ebola-Epidemie in Afrika (2015) ist bekannt, wenn auch nur aufgrund von Fallbeschreibungen.[392]

Die Ärzte in einigen norditalienischen Krankenhäusern (u. a. in Bergamo, Udine, Pavia) sowie am Universitätskrankenhaus Umberto I in Rom haben mit der Ozontherapie bei zahlreichen COVID-19-Patienten in der Frühphase des stationären Aufenthalts seit einigen Monaten gute Resultate erzielt.[393] Sie drängen auf klinische Studien und haben dies bei der italienischen Arzneimittelbehörde AIFA (Agenzia Italiana del Farmaco) schon vor Monaten beantragt, bekamen aber keine Antwort.

Nachdem am Universitätskrankenhaus von Udine 35 von 36 gravierend an COVID-19 erkrankte Patienten mit der oben beschriebenen Ozon-Eigenblutbehandlung erfolgreich therapiert worden waren (sie konnten nach wenigen Tagen wieder nach Hause entlassen werden, und nur ein einziger von ihnen musste beatmet werden)[394], erlaubte das Ethikkomitee der Region Friaul eine entsprechende Studie mit 200 Teilnehmern, die noch nicht abgeschlossen ist.

Warum die AIFA keine klinischen Studien über diese zusätzliche Behandlungsmöglichkeit zulässt, wirft Fragen auf, so z. B. Professor Antonio Carlo Garofalo von der Università di Pavia: »Warum […] ist die Anwendung der Ozontherapie nicht in allen Krankenhäusern mit COVID-19-Patienten zugelassen, handelt es sich doch um eine kostengünstige Therapie, die frei von Nebenwirkungen ist und keine antimikrobielle Resistenz aufweist? […] Die Geschichte der Medizin lehrt uns, dass die Ozontherapie bei anderen Viren […] zu positiven Ergebnissen geführt hat. Warum wird die Ozontherapie nicht eingesetzt, um Ärzte, Krankenschwestern und die Beschäftigten im Gesundheitswesen zu schützen, die ständig dem Virus ausgesetzt sind?«[395] Zahlreiche spanische Ärzte sind ebenfalls der Ansicht, dass die Ozontherapie eine der besten Methoden ist, um COVID-19 zu bekämpfen.[396] Mehrere klinische Studien zur Ozontherapie bei COVID-19-Patienten werden zurzeit insbesondere in China und im Iran durchgeführt. [397]

Es ist eigentlich nicht nachzuvollziehen, dass sich diese Therapieform in Europa nicht durchsetzt, denn die Nebenwirkungen, die sie früher aufgrund problematischer Verabreichungsmethoden aufwies, gehören längst der Vergangenheit an – heute ist die Therapieform eine durchaus sichere.

Man mag sich nur ungern vorstellen, dass sich die Ozontherapie deswegen nicht durchsetzt, weil sie nur wenige Euro kostet, während antivirale Pharmaprodukte wesentlich lukrativer sind.

Vitamin C und Vitamin D als Alternativen

Zu Beginn der COVID-19-Pandemie haben die Öffentlich-Rechtlichen und die Leitmedien immer wieder darauf hingewiesen, dass Vitamin D (siehe das Kapitel zu diesem Thema) und Vitamin C keinerlei Schutzwirkung gegen SARS-CoV-2 hätten und diesbezügliche Empfehlungen in den sozialen Medien gefährliche Fakes seien.

Nur – zur gleichen Zeit, als diese »offiziellen Wahrheiten« die Runde machten, wurden in China, den USA und anderen Ländern klinische Studien über den Einsatz von Vitamin C und Vitamin D bei COVID-19 begonnen, sei es als präventives Mittel, als ergänzende Unterstützungstherapie zu anderen Medikamenten oder auch – hochdosiert und intravenös verabreicht – als alleinige Behandlung. Diese Studien laufen noch.[398]

Die Rolle der Leber und der Gallensäuren

Am Immunsystem sind insbesondere Leber[399] und Milz beteiligt. Laut einer Untersuchung des Penn State Health Milton S. Hershey Medical Center ist die Virus-Immunabwehr dieser Organe sogar stärker als die der Lymphknoten, in denen unsere Immunabwehr beginnt.[400]

Dies zu wissen ist wichtig, **denn gerade eine gesunde Leber ist bei der Abwehr, Bekämpfung und Eliminierung von Viren von entscheidender Bedeutung.** Wie entscheidend eine gut funktionierende Leber in Corona-Zeiten ist, zeigt z. B. eine Madrider Studie im *Journal of Infectious Disease* (Juni 2020): Sie besagt, dass COVID-19-Patienten, die eine Leberfibrose aufweisen (Narben aufgrund einer Fettleber etc.) einen schlechteren Krankheitsverlauf erleiden.[401]

Daher wäre es in Corona-Zeiten absolut nicht angesagt, sich extremem Alkohol-, Fett- und Zuckergenuss hinzugeben, weil dies die Leber ungebührlich unter Stress setzen würde.

Italienische Wissenschaftler von den Universitäten in Perugia und Neapel haben im Juni 2020 ein Paper veröffentlicht, wonach es bestimmte von der Leber produzierte Gallensäuren (es handelt sich dabei um Ursodesoxycholsäure und Chenodesoxycholsäure) dem SARS-CoV-2-Virus erschweren, an unsere Zellen anzudocken – insbesondere dann, wenn die Viruslast nicht besonders hoch ist.[402]

Die Ursodesoxycholsäure ist bei Lebererkrankungen bereits als Medikament zugelassen. Laut der italienischen Wissenschaftler sollte insbesondere diese, aber auch die Chenodesoxycholsäure als Arzneimittel für COVID-19 (in seiner leichteren Form) in Betracht gezogen und diesbezüglich Trials durchgeführt werden. Dies umso mehr, als gerade die Ursodesoxycholsäure – ähnlich wie Vitamin D (siehe das entsprechende Kapitel) – das »schlechte« Cytokin IL-6 und somit die von SARS-CoV-2 verursachten Entzündungen reduzieren kann.[403]

SARS-CoV-2 mag es sauer

Zu Beginn der Corona-Zeit fragten sich viele Mediziner, warum junge Menschen nicht so stark betroffen sind wie ältere Jahrgänge. Nun, je älter man wird, desto mehr verschiebt sich bekanntlich der zelluläre pH-Wert: Er wird zunehmend weniger basisch.[404] Vielleicht ist das eine mögliche Antwort.

Im Juli haben Forscher der Johns Hopkins University, der NIH und der Columbia University eine bemerkenswerte Entdeckung gemacht: Je niedriger der pH-Wert einer Zelle (also je mehr er in Richtung »sauer« geht), desto besser ist SARS-CoV-2 in der Lage, unser Immunsystem zu umgehen, da bestimmte neutralisierende Antikörper es dann nicht mehr eliminieren können.[405]

Diese wissenschaftliche Studie ist von größter Bedeutung, denn sie könnte implizieren, dass wir in den kommenden Monaten Getränke und Nahrungsmittel, insbesondere zuckerhaltige, die unseren Säure-Basen-Haushalt in Richtung »weniger basisch« verschieben, tunlichst vermeiden sollten, um SARS-CoV-2 die Vorliebe für »sauer macht lustig« auszutreiben.[406]

6. COVID-19-IMPFUNG – SICHER?

Inzwischen arbeiten 160 Forschungsgruppen fieberhaft an der Entwicklung eines Impfstoffs gegen SARS-CoV-2. Davon haben 20 schon mit klinischen Studien am Menschen begonnen, die anderen 140 sind noch in der präklinischen Phase (Stand Juli 2020), d.h. mit Laborexperimenten oder mit Tierversuchen beschäftigt, die insbesondere an unseren nächsten Verwandten, den Primaten, durchgeführt werden.

Bevor wir in dieses hochumkämpfte Gebiet eintreten, sei kurz eine Frage in den Raum gestellt: Da SARS-CoV (1) und SARS-CoV-2 eine gewisse Ähnlichkeit aufweisen – warum machte man sich nicht schon nach dem ersten SARS-Ausbruch im Jahr 2003 daran, einen Impfstoff zu entwickeln?

Die Pharmafirmen hatten 17 lange Jahre Zeit, einen solchen vorzubereiten, denn die Entwicklung eines Impfstoffs gegen mögliche Coronaviren lag auf der Hand – umso mehr, als Bill Gates bereits 2015 vor einer Virus-Pandemie warnte (bei diesem TED-Talk war auf dem Bühnenhintergrund ein riesengroßes Coronavirus zu sehen).[407]

Der Arzt und Wissenschaftler Dr. Peter Hotez (Co-Direktor des Impfentwicklungszentrums des Texas Children's Hospital und Dekan am Baylor College of Medicine in Houston) und sein Team hatten zwar seinerzeit einen vielversprechenden proteinbasierten

Impfstoff entwickelt, fanden jedoch weder finanzielle Unterstützung noch ein Pharmaunternehmen, das sich zur Zusammenarbeit bereit erklärte. In einem Interview mit der *NBC* sagte Dr. Hotez, dass er schon ab 2016 versucht habe, Forschungsgelder für die Weiterentwicklung eines Impfstoffs gegen gefährliche Coronaviren zu erhalten: »Wir haben wie verrückt versucht, Investoren oder Zuschüsse zu finden, um das in die Klinik zu bringen […] Aber wir konnten einfach nicht viel Interesse wecken.«[408]

In den aktuellen von der Corona-Pandemie überschatteten Monaten suchte er bei Pharmaunternehmen erneut um finanzielle Unterstützung nach, aber vergeblich: »Wir haben in den letzten Wochen mit großen Pharmaunternehmen einige Gespräche über unseren Impfstoff geführt, und einer sagte wörtlich: ›Nun, wir halten uns zurück, um zu sehen, ob dieses Ding Jahr für Jahr wiederkommt.‹«[409]

Im März 2020 sprach Dr. Hotez vor einem Ausschuss des US-Kongresses über das Coronavirus. Bei dieser Gelegenheit wurde der erfahrene Wissenschaftler seinen Frust los – und zwar nicht nur über die Unzulänglichkeiten des medizinischen Forschungs- und Gesundheitssystems, sondern auch über die wirtschaftlichen Folgen einer Mentalität, für die Prävention allzu oft ein Fremdwort ist: »Weil niemand ein paar Millionen Dollar in diese SARS-Impfstoffe investieren wollte, haben wir nun ... keine Ahnung, wie hoch die Summe ist, 10 Milliarden Dollar, 100 Milliarden Dollar an wirtschaftlichen Verlusten […] Es steht so viel auf dem Spiel, und der Geldbetrag, von dem Sie sprechen, um diese Forschung zu finanzieren, ist so bescheiden.«[410]

Warum weder öffentliche Institutionen noch private Pharmafirmen die Möglichkeit wahrgenommen haben, zeitnah nach dem ersten Ausbruch von SARS-CoV (1) im Jahre 2003 einen Impfstoff zu entwickeln, ist für etliche Ärzte und Virologen unerklärlich.

Nach der Kongressanhörung forschte Dr. Hotez trotzdem weiter, und erst kürzlich wurde in einer Fachzeitschrift eine wichtige Warnung publiziert, die sich aus seinen Studien ergeben hat: Gerade bei Impfstoffen gegen Coronaviren, so heißt es dort, könne bei den Geimpften das in der Impfstoffforschung und -produktion bekannte Phänomen der »überschießenden Immunantwort« auftreten. Dr. Hotez erwähnt hierzu mehrere Versuchsstudien mit Tieren, die nach dem ersten SARS-Ausbruch durchgeführt wurden. Sobald sie mit dem SARS-CoV (1) infiziert wurden, entwickelten die geimpften Tiere entweder eine Leberentzündung oder eine schwere Lungenentzündung. Die Impfung schützte sie also nicht nur nicht vor einer Erkrankung, sondern verschlechterte auch noch deren Verlauf.[411] Schon aus diesen Gründen ist bei einem Impfstoff gegen SARS-CoV-2 extreme Vorsicht geboten.

Wie groß das Risiko einer »überschießenden Immunantwort« eines solchen Impfstoffs ist, lässt sich auch der Tatsache entnehmen, dass die internationale Impfstoffinitiative CEPI (etwa: Koalition für Innovationen in der Epidemievorbeugung, engl. Coalition for Epidemic Preparedness Innovations) gemeinsam mit dem Impfnetzwerk Brighton Collaboration im März 2020 ein dringendes Wissenschaftsmeeting einberufen hat, um eben jenes Problem einer möglichen »überschießenden Immunantwort« bei einer SARS-CoV-2-Impfung anzugehen.[412]

Einige unter den 160 Forschungsgruppen, die sich momentan im Wettlauf um einen Impfstoff gegen SARS-CoV-2 befinden (Stand Anfang Juli 2020), arbeiten an der Entwicklung bahnbrechend neuer und bislang noch nie erprobter Verfahren. Dabei geht es u. a. um nukleinsäurebasierte Impfstoffe – also Impfstoffe, die DNA oder RNA enthalten. »Mindestens 20 Teams streben an, genetische Anweisungen (in Form von DNA oder RNA) für ein Coronavirus-Protein zu verwenden, das eine Immunantwort auslöst. Die Nukleinsäure wird in menschliche Zellen eingeschleust, die dann Kopien des Virusproteins produzieren; die meisten dieser Impfstoffe kodieren das Spike-Protein des Virus.«[413] Auf diese Weise sollen Informationen in unsere Zellen eingebracht und diese veranlasst werden, nur die Spike-Proteine des kugeligen SARS-CoV-2-Virus nachzubauen. Gegen diese Spikes, die der Körper als Fremdlinge erkennt, könnte unser Immunsystem dann Antikörper entwickeln. Sollten wir uns später mit einem »echten« SARS-CoV-2-Virus infizieren und versucht dieses, sich an unsere Zellwände anzuheften, vermag unser Körper dieses Virus bereits als solches zu erkennen und vielleicht zu zerstören.[414]

So der Plan.

RNA- oder DNA-basierte Impfstoffe sind leicht herzustellen, allerdings sind diese Impfstoffe – wie auf der Webseite des Fachmagazins *Nature* nachzulesen – noch niemals zur Anwendung gekommen. Darauf verweist auch die nachdrücklich vor einer **Impfpflicht** warnende Vereinigung Ärzte für individuelle Impfentscheidung e.V. in ihrem Positionspapier.[415] (Siehe auch Kapitel »Impfen ja – oder lieber doch nicht?«)

Wichtig zu wissen: Keine bislang autorisierte Impfung basiert auf dieser neuen Technologie.[416] Sie ist jedoch vielversprechend und womöglich revolutionierend.

Die deutschen Unternehmen CureVac und BioNTech arbeiten derzeit daran, einen mRNA-Impfstoff zur Marktreife zu bringen. In den USA wird diese Technologie von dem in Boston ansässigen Biotechunternehmen Moderna und den US-Gesundheitsinstituten (National Institutes of Health, NIH) vorangetrieben. Die Bill & Melinda Gates Foundation ist an allen drei Unternehmen beteiligt.

Die Moderna scheint BioNTech bei dieser Art der Impfung überholen zu wollen, denn sie hatte den innovativen Impfstoff nach 42 Tagen (!) fertiggestellt und schon im März 2020 Tests mit 45 freiwilligen Probanden gestartet, ohne dass **vorher** Tierversuche stattgefunden hatten. Diese liefen bei Moderna **parallel** zu den Tests mit den Probanden.[417] »Das ist sehr ungewöhnlich«, erklärte Akiko Iwasaki, eine Mikrobiologin an der Yale University, die die Immunantwort auf Viren untersucht.[418]

Im Mai 2020 lagen bereits die ersten Resultate vor. Sie wurden von Moderna an die Presse weitergeleitet, ohne aber die Studie als solche zu veröffentlichen (diese erschien erst im Juli im *New England Journal of Medicine*).[419] Als die Mitteilung herauskam, dass sich bei den ersten acht Probanden nach der RNA-Impfung Antikörper gebildet hatten, schossen die Moderna-Aktien sofort in die Höhe. Ein Artikel in *Nature* mahnte jedoch zur Vorsicht: Die Bildung von Antikörpern bedeute noch lange nicht, dass diese eine neutralisierende Wirkung hätten, also SARS-CoV-2 tatsächlich aus dem Körper eliminieren könnten.[420] Trotzdem hat Moderna im Juli 2020 bereits die III. Klinische Phase gestartet, in der ihr Impfstoff an 30 000 Freiwilligen getestet wird.

Für manche ist die Bekämpfung eines COVID-19-Ausbruchs dringlich genug, um die gleichzeitige Arbeit an Versuchsschritten zu rechtfertigen, die eigentlich sauber nacheinander durchgeführt werden müssten. So sehr dies mit der COVID-19-Erkrankung und den daraus resultierenden Folgen begründet wird, so deutlich zeigt sich daraus ein eher marktorientierter Umgang mit der Gesundheit der Menschen.

Nebenbei: Die US-Arzneimittelbehörde FDA, die die Zulassung von Medikamenten und Impfstoffen regelt und als oberstes Ziel die Wahrung der menschlichen Gesundheit haben sollte, wird über eine sogenannte »Nutzungsgebühr« zu 75 Prozent von privaten Pharmaunternehmen finanziert.[421] Auch die Europäische Arzneimittelagentur EMA (vormals EMEA) finanziert sich zu 80 Prozent über Gebühren, die von Pharmakonzernen stammen.

In Europa wird die Testreihenfolge (also zuerst mit Tieren, dann mit Menschen) mit COVID-19-Impfstoffen nicht zugunsten eines fragwürdigen Zeitgewinns außer Acht gelassen, da sich sonst unbekannte Risiken ergeben können.[422] In Deutschland wird die mRNA-Technik von der Tübinger CureVac und von der Mainzer BioNTech vorangetrieben. Beide haben bereits die klinischen Studien begonnen. Die BioNTech, die mit Pfizer zusammenarbeitet, vermeldete die ersten positiven Resultate im Juli 2020: 60 Probanden hatten nach der Impfung sowohl Antikörper als auch T-Zellen gebildet. [423]

Im Juni 2020 war Pfizer-CEO Albert Bourla davon ausgegangen, dass die Impfung Ende Oktober 2020 vorliegen kann.[424]

Eine »überschießende Immunantwort« könnte, wie schon erwähnt, bei einigen in der Entwicklung befindlichen Impfstoffen gegen SARS-CoV-2 zu einem Problem werden. Der oben erwähnte Arzt und Wissenschaftler Dr. Peter Hotez vom Baylor College of Medicine mahnte nicht ohne Grund, dass besonders bei einer Krankheit wie COVID-19 das Augenmerk auf diesen Aspekt gerichtet sein muss. So sagte er am 5. März 2020 vor dem US-Kongressausschuss, dass die Corona-Impfstoffe »eine wissenschaftliche Herausforderung darstellen und ein einzigartiges potenzielles Sicherheitsproblem haben – **das gleiche Problem mit der überschießenden Immunantwort, das den Tod der Kinder verursachte, die den Dengue-Impfstoff erhalten hatten.**«[425]

In einer Pressemitteilung teilte Moderna im Mai 2020 mit, dass ihre »mRNA-1273-Impfung im Allgemeinen sicher und gut verträglich« ist.[426] Von den 45 Probanden zeigten drei, die die höchste Dosis erhalten hatten, schwere Nebenwirkungen.

Ian Haydon, ein junger Studienteilnehmer, der von vielen US-Leitmedien interviewt wurde, fühlte sich 12 Stunden nach der zweiten Impfdosis miserabel und bekam hohes Fieber (bis zu 39,4 °C). Seine Freundin fuhr mit ihm in die Notaufnahme, aber nach einer kurzen Behandlung wurde er wieder entlassen. Zu Hause angekommen, fiel er in Ohnmacht; am nächsten Tag ging es ihm wieder besser. Haydon ist in der Biotechnologie tätig und weiß daher, wie wichtig es ist, über solche Nebenwirkungen zu berichten, damit Wissenschaftler **zuverlässigere** Impfungen entwickeln können.[427]

Der erst im Juli 2020 im *New England Journal of Medicine* veröffentlichten Studie über den m-RNA-Impfstoff von *Moderna* ist zu entnehmen, dass die Probanden neutralisierende Antikörper gebildet hatten – aber auch, dass mehr als 50 Prozent unter anderem über Kopf- und Muskelschmerzen sowie Erschöpfung und Schüttelfrost klagten. Nach der zweiten Impfung stieg die Zahl der Probanden, die solche Nebenwirkungen aufwiesen.[428]

Moderna hätte sich womöglich doch an die übliche Reihenfolge halten sollen, also den Impfstoff erst an Tieren, dann an Menschen testen. Das hätte Mr. Haydon und anderen Probanden vielleicht einiges erspart. Zumindest konnte das Auftreten von Nebenwirkungen bei den ersten Probanden Moderna dazu bewegen, für die III. Klinische Phase ein besseres Protokoll zu erstellen: Nun wird der Hälfte der 30 000 Freiwilligen nur noch 100 Mikrogramm des Impfstoffes verabreicht – also nicht mehr die 250-Mikrogramm-Dosis, welche die gravierendsten Nebenwirkungen verursacht hatte.

Moderna, BioNTech und CureVac verhandelten mit der EU bereits über Vorab-Kaufverträge (Stand Mitte Juli 2020). Diese Reuters-Meldung gab den Aktienkursen von Moderna heftigen Auftrieb. [429]

Als die Presse bekanntgab, dass sich die USA für fast 2 Mrd. US-Dollar (1,67 Mrd. Euro) 100 Millionen Dosen des deutschen Impfstoffs im Vorfeld gesichert haben, schossen auch die Aktien der Kooperationspartner BioNTech/Pfizer in die Höhe.[430]

Vorher hatte die FDA den beiden ein **beschleunigtes Zulassungsverfahren** zugesichert.[431]

Ein weiteres hochgehandeltes Produkt könnte ebenfalls rasch auf den Markt kommen und das Wettrennen gewinnen: Die University of Oxford und ein Forscherteam aus Pomezia (Italien) spekulierten bereits im April 2020, dass ihr Impfstoff im Oktober 2020 vorliegen würde. »Die in Oxford entwickelte Vakzine ChAdOx1 nCoV-19 basiert auf einem abgeschwächten Adenovirus aus Schimpansen (ChAd), das die Information für das Spike-Protein des SARS-CoV-2 enthält.«[432]

Herstellung und Vertrieb übernimmt der Pharmariese Astra-Zeneca. Ende April 2020 berichtete die *New York Times* über die erfolgreichen Experimente mit sechs Rhesusaffen, die nach der Impfung einer hohen SARS-CoV-2-Viruslast ausgesetzt wurden. 28 Tage danach waren sie immer noch nicht erkrankt. Also erhielt AstraZeneca die Erlaubnis, diesen Impfstoff (einen Vektor-Impfstoff) sofort an über 10 000 Menschen zu testen (2000 davon in Brasilien).[433]

Die Rhesusaffen-Studie der University of Oxford und des NIAID (National Institute of Allergy and Infectious Diseases – ein US-Forschungszentrum für Infektionskrankheiten) liefert noch weitere Fakten.

Ein sehr positives Resultat ist, dass es bei den Primaten nicht zu einer »überschießenden Immunantwort« kam. Dies könnte einer der Gründe sein, warum die Regierung Israels an diesem Impfstoff interessiert ist und bereits über Lieferungen verhandelt.[434]

Weitere Ergebnisse der Rhesus-Affen-Studie zeigen aber auch bedenkliche Auswirkungen auf. So wiesen drei der insgesamt sechs geimpften Tiere nach der SARS-CoV-2-Infektion eine beschleunigte Atemfrequenz auf (typisches Zeichen von COVID-19) – genau wie die drei nicht-geimpften Kontroll-Tiere, bei denen es zu einem schweren Krankheitsverlauf kam. Dies deutet darauf hin, dass die Impfung keinen vollständigen Schutz vor der Krankheit als solche bietet, sondern sie **lediglich abmildert**.

Ein weiteres Problem ist, dass in den Nasenlöchern der geimpften Tiere eine gleich hohe Viruslast festgestellt wurde wie bei den ungeimpften Kontrolltieren.[435] Dies könnte bedeuten, dass das Virus trotz Impfung weiterverbreitet werden kann. In der Zwischenzeit wurde der Impfstoff über 1000 freiwilligen Probanden verabreicht. Wie ihre Reaktion sein wird, sollten sie sich mit SARS-CoV-2 infizieren, bleibt noch abzuwarten.

Haben diese Probleme den Wettlauf von AstraZeneca gestoppt? Nein. Im Juli 2020 erschienen im *Lancet* die Ergebnisse der ersten Studien am Menschen, wonach AZD1222 (vormals ChAdOx1), ein rekombinanter Adenovirus-Vektorimpfstoff, bei den Probanden eine Immunantwort hervorruft. Dieser Impfstoff basiert auf gentechnisch veränderten Organismen. Er ermöglicht es uns, die typischen Spikes von SARS-CoV-2 in unseren Zellen selbst nachzubauen, damit wir im Fall einer Infektion mit »echten« SARS-CoV-2-Viren diese gleich erkennen und bekämpfen können.

Die *Lancet*-Studie besagt aber auch, dass bei 60 Prozent der ca. 1000 Probanden Nebenwirkungen auftraten, wie z. B. Fieber, Kopf- und Muskelschmerzen, Erschöpfungszustände sowie spürbare Reaktionen an der Injektionsstelle. Diese Nebenwirkungen wurden als moderat eingestuft und verschwanden im Verlauf der Studie. Dieser ist weiterhin zu entnehmen, dass AZD1222 mehr Nebenwirkungen zeigte als in der Kontrollgruppe, die eine Meningitis-Impfung bekam.[436]

Die erreichte Immunantwort lässt die Wissenschaftler jedoch hoffen, dass diese Impfung SARS-CoV-2 erfolgreich bekämpfen kann. Das Unternehmen AstraZeneca zeigt sich dermaßen zuversichtlich, dass es zusammen mit der University of Oxford und dem Serum Institute of India (einem der weltgrößten Impfstoffproduzenten) seit Juni 2020 bereits gut zwei Milliarden Impfdosen produziert.[437]

Das Vertrauen in die Zusicherungen von AstraZeneca muss schon sehr groß sein, wenn man bedenkt, dass sich einige europäische Regierungen, darunter auch die Bundesrepublik, bereits zum Kauf von 400 Millionen Dosen dieses Impfstoffs verpflichtet haben – zu einem Zeitpunkt, an dem die endgültigen Studienergebnisse noch gar nicht vorlagen.[438]

Zudem ließ CEO Pascal Soriot auf dem belgischen Radiosender *Bel RTL* am 16. Juni 2020 öffentlich wissen: »Wir denken, dass er [der Impfstoff] für etwa ein Jahr [vor COVID-19] schützen wird.«[439]

Zu der o. g. *Lancet*-Studie über den Impfstoff von AstraZeneca und der University of Oxford sind zwei Punkte hervorzuheben:

1. Den Probanden wurde **vor** der Impfung, also gewissermaßen prophylaktisch, **Paracetamol** verabreicht – ein bekanntes fiebersenkendes und schmerzlinderndes Medikament, das fast jeder von uns im Haus hat. Eine solche Maßnahme **vor** einer Impfung erscheint mehr als fraglich, ist sie doch eigentlich als eine »genehmigte« Manipulation der Studie einzustufen: Auf diese Weise können eventuelle Nebenwirkungen des Impfstoffs weder in ihrer vollen Breite noch in ihrer Schwere erfasst werden, was die Studiendaten eigentlich verfälscht. Über diese Tatsache – dass bei dieser Impfstudie den Probanden **vor** der Impfung Paracetamol verabreicht wurde – war in den Medien kaum zu lesen.[440]

2. Dieser Impfstoff beruht, wie bereits erwähnt, auf einem genetisch veränderten Organismus. Im Zusammenhang mit solchen und ähnlichen Impfstoffen hat die EU im Vorfeld einige Gesetze gelockert. Anfang Juli 2020 befasste sich die EU nämlich mit dem Thema genetisch veränderter Organismen (GVO) als Basis für die Entwicklung von Impfungen und Arzneien gegen COVID-19. In dem EU-Dokument mit dem Kurztitel »Legislative Entschließung des Europäischen Parlaments vom

10. Juli 2020 zu dem Vorschlag einer Verordnung des Europäischen Parlaments und des Rates über die Durchführung klinischer Prüfungen **mit genetisch veränderte Organismen** enthaltenden oder aus solchen bestehenden Humanarzneimitteln zur Behandlung oder **Verhütung** der Coronavirus-Erkrankung und deren Abgabe (COM(2020)0261 – C9-0185/2020 – 2020/ 0128(COD)« wurde dieser Sachverhalt eingehend reglementiert.[441]

Wie unter Punkt 12 dieser Entschließung zu lesen, geht es hierbei hauptsächlich um Impfungen: »COVID-19 ist eine komplexe Krankheit, die mehrere physiologische Prozesse beeinträchtigt. An der Entwicklung möglicher Therapien und Impfstoffe wird derzeit gearbeitet. Manche der in Entwicklung befindlichen Impfstoffe enthalten attenuierte Viren oder Lebendvirusvektoren, **die unter die Definition von GVO [gentechnisch veränderte Organismen] fallen können.**«[442]

Aus diesem Grund wurde in erster Sitzung beschlossen, einen Teil der GVO-Umweltschutzgesetze (die die europäische Umwelt bereits seit Jahren vor der Freisetzung genetisch veränderter Organismen schützt) außer Kraft zu setzen, denn nur so könne man auf gentechnisch veränderten Organismen basierende Arzneien und Impfungen schneller in den Verkehr bringen.

Im Artikel 2 (2) wird von den jeweiligen Regierungen gleichzeitig jedoch Folgendes verlangt: »**Sofern möglich, minimieren die Mitgliedstaaten durch geeignete Maßnahmen die vorhersehbaren negativen Umweltauswirkungen aufgrund einer absichtlichen oder unbeabsichtigten Freisetzung des Arzneimittels [gemeint auch Impfungen] in die Umwelt.**«[443]

Im Klartext bedeutet dies nichts anderes, als dass wir Menschen COVID-19-Impfungen gespritzt bekommen sollen, die gentechnisch veränderte Organismen enthalten, die laut der EU für die Umwelt potenziell schädlich oder gefährlich sind. Hierzu mag sich jeder seine eigenen Gedanken machen.

Unsere Steuergelder für Risikoinvestitionen

Trotz dieser Risiken und Unsicherheitsfaktoren gehen mehrere Forschungsgruppen davon aus, dass eine marktreife Impfung wahrscheinlich schon Ende 2020 oder Anfang 2021 verfügbar sein wird. Um die Finanzierung mit europäischen und nationalen Steuergeldern voranzutreiben, wurde am 4. Mai 2020 in Großbritannien eine internationale virtuelle Geberkonferenz einberufen, an der mehrere Länder und Organisationen teilnahmen – darunter Deutschland, Italien, Kanada, Frankreich, Japan, Norwegen, Saudi-Arabien sowie die Europäische Kommission. Dabei ging es unter anderem darum, unter Einbeziehung auch privater Geldgeber **eine erste Finanzierungstranche** in Höhe von 7,4 Milliarden Euro zusammenzubekommen. Was auch gelang.

Wie der angesehenen italienischen Finanzzeitung *Il Sole 24 Ore* zu entnehmen ist, sollen diese Gelder an unterschiedliche Organisationen verteilt werden: »Jeder gesammelte Euro – so versichern die Staats- und Regierungschefs der EU – wird hauptsächlich an anerkannte globale Gesundheitsorganisationen wie CEPI, GAVI, die Vaccine Alliance sowie über den Globalen Fonds und Unitaid weitergeleitet, um so schnell wie möglich die Diagnoseinstrumente, Therapien und Impfstoffe zu entwickeln, die der Welt helfen, die Pandemie zu überwinden, und diese möglichst vielen Menschen zugutekommen zu lassen.« [444]

Boris Johnson hat zur Bekämpfung von SARS-CoV-2 (Entwicklung von Impfstoff und Medikamenten; klinische Tests) 388 Millionen Pfund aus der britischen Staatskasse zugesichert. Von diesen ca. 440 Millionen Euro fließen über 280 Millionen an die von der Bill & Melinda Gates Foundation mitbegründete globale Impfstoff-Initiative CEPI (die einige Wochen vor der Geberkonferenz bereits 140 Millionen Euro von Deutschland erhalten hatte).

Norwegen wird die Impfallianz GAVI (Global Alliance for Vaccines and Immunisation) mit 1 Milliarde Dollar (!) Steuergeldern unterstützen.

Deutschland, das der GAVI für den Zeitraum von 2021 bis 2025 bereits 600 Millionen Euro Steuergelder zugesagt hatte, wird diese von der Bill-und-Melinda-Gates Foundation gegründete Institution mit einem Teil der 525 Millionen Euro unterstützen, die es auf der Geberkonferenz in den Topf geworfen hatte.[445] Frankreich sicherte eine ähnlich hohe Summe zu, während die EU mit einer Milliarde Euro dabei war.

Selbst Italien steuerte bei der Geberkonferenz 140 Millionen Euro bei, was in diesem ökonomisch gebeutelten Land scharf kritisiert wurde – insbesondere, weil Bill Gates zwei Tage **vor** der Geberkonferenz den italienischen Regierungschef Giuseppe Conte angerufen und ein halbstündiges Telefonat mit ihm geführt hatte.[446]

Für die Entwicklung neuer Impfstoffe und Medikamente werden also Millionen Steuergelder an mehrere Organisationen verteilt, die eng mit Pharmafirmen kooperieren. So finanzierte CEPI mit dem Geld, das es seit März aus unseren Steuergeldern erhielt, verschiedene Firmen, die derzeit an einem Impfstoff gegen SARS-CoV-2 arbeiten. Viele dieser Gelder flossen auch in die USA, zum Beispiel an Moderna und an Novavax.[447]

An den meisten Pharmafirmen sind große Hedgefonds beteiligt – z. B. BlackRock, Vanguard oder Hathaway Berkshire von Warren Buffett (in letzteren Hedgefonds hat Bill Gates übrigens einen Großteil seiner Gelder investiert).

Nebenbei: Im Juni 2020 beteiligte sich die Bundesregierung mit 300 Millionen Euro an der Tübinger CureVac.[448] Für den Ausbau der Studienkapazitäten für die Impfstofferprobung und den

Ausbau der Produktionskapazitäten in Deutschland werden von der Forschungsministerin Anja Karliczek weitere 750 Millionen Euro zur Verfügung gestellt.[449]

Am 27. Juni 2020 fand eine Spendenkonferenz der EU und der Global Citizen statt. Durch diesen Online-Spendenaufruf der EU-Kommissionschefin Ursula von der Leyen kamen weitere 6,15 Milliarden Euro für die Entwicklung eines Corona-Impfstoffes zusammen. 40 Regierungen haben Beiträge geleistet.[450] Angela Merkel warf weitere knapp 400 Millionen Euro von unseren Steuergeldern in den Topf.

Am Ende werden die EU-Länder, die nun enorme Summen unserer Steuergelder ausgeben, um die Forschung und Produktion einer möglichen Impfung gegen COVID-19 zu finanzieren, dafür vermutlich noch weitere Millionen aus ihren Staatskassen aufbringen müssen, denn nach Einschätzung der Weltgesundheitsorganisation WHO werden insgesamt mehr als 30 Milliarden Euro nötig sein.[451] Diese Summe ist notwendig, um einen Impfstoff zu entwickeln, ausreichende Tests durchzuführen, für entsprechende Behandlungskapazitäten zu sorgen und diesen Impfstoff (oder mehrere) für ihre Bevölkerungen einzukaufen. Sollte Big Pharma letztlich doch keinen sicheren Impfstoff entwickeln können oder das Virus verschwinden, hätten diese Unternehmen im Laufe der Corona-Phase trotzdem viel Geld kassiert.

Betrachten wir zum Beispiel die US-Firma Novavax. Ihre Aktie verzeichnete am 12. Mai 2020 einen Kursanstieg von 103 Prozent, das heißt, ihr Wert hat sich innerhalb eines Tages mehr als verdoppelt. Warum? »Hauptgrund für den starken Kursanstieg ist die gute Nachricht, dass Novavax von der Koalition für Epidemievorsorge (CEPI) 384 Mio. US-Dollar für die weitere Impfstoffentwicklung erhalten wird.«[452] Und dies, obwohl die Regierung der USA bei der Geberkonferenz gar nicht dabei war.

»Die Novavax-Aktie stand Mitte Dezember 2019 (bei Virusausbruch) noch bei 3,70 Euro und heute bei 41,05 Euro, hat sich also innerhalb von nur fünf Monaten verelffacht (12.05.2020). BioNTech-Aktien sind im gleichen Zeitraum hingegen »nur« um knapp 41 Prozent gestiegen (12.05.2020), obwohl es in der Impfstoffentwicklung schon vor Novavax liegt.« [453]

Der auf der Nanopartikel-Technologie basierende Impfstoff von Novavax befand sich während des CEPI-Geldflusses noch in der prä-klinischen Phase, war also zu diesem Zeitpunkt noch nicht einmal an Menschen getestet worden.

Kurz nach dem Erhalt der 384 Millionen Dollar von CEPI hat Novavax für 167 Millionen Dollar die indische Pharmafirma Praha Vaccine aufgekauft.[454] Gleichzeitig, also Ende Mai, begann Novavax über einen australischen Partner die ersten Tests an Menschen.[455]

Anfang Juni 2020 gab Novavax einen Vertrag mit dem US-Verteidigungsministerium bekannt, in dem das Unternehmen die Bereitstellung von 10 Millionen Impfstoffdosen für Ende 2020 zusagte, obwohl der Impfstoff dann noch gar nicht fertiggestellt ist. Mit Zustimmung der FDA könnte er aber als »Notimpfung« zum Einsatz kommen bzw. die II./III. Phase durchlaufen. Das amerikanische Verteidigungsministerium greift dafür auf 60 Millionen Dollar Steuergelder zurück.[456]

Ein CNN-Kommentator stellte die Frage in den Raum, ob angesichts der Unsicherheiten (der Impfstoff basiert auf noch unerprobten Techniken) eine solch hohe Summe sinnvoll investiert sei. Es geht um die Anwendung der rekombinanten Nanopartikel-Technologie zur Produktion von Antigenen (stabile Präfusionsproteine) und eines von Novavax patentierten Zusatzstoffes mit dem vertrauenseinflößenden Namen »MATRIX-M«. Dieser soll die menschliche Immunantwort stimulieren und verstärken.[457]

Nebenbei: Die US-Armee hat schon des Öfteren Interesse an neuen Technologien und innovativ einsetzbaren Impfungen gezeigt. [458]

Diese Ausführungen waren notwendig, denn sonst wäre kaum nachvollziehbar, warum CEPI 384 Millionen Dollar (womöglich auch aus unseren Steuergeldern) der Firma Novavax zukommen ließ, die Ende 2019 Verluste schrieb.

Angesichts der allerorten großzügig verteilten Gelder kann man sich nun vielleicht ein differenzierteres Bild machen.

Die Zweifel aber bleiben – denn auf welcher Grundlage entscheidet CEPI eigentlich, welche Unternehmen unterstützt werden sollen und welche nicht? Sind die Entscheider der CEPI-Gremien frei von jeglichen Interessenkonflikten? Haben sie oder ihre Verwandten Aktien in einem der Pharmaunternehmen angelegt?

Und wird von den Pharmafirmen zumindest eine Preisdeckelung verlangt? Bislang ist dies nicht geschehen, wie man bei *Ärzte ohne* Grenzen (MSF) bereits enttäuscht festgestellt hat. In einem offenen Brief dieser Hilfsorganisation (5. März 2020) ist zu lesen: »CEPI muss seine Versprechen einlösen, neue Wege in der Impfstoff-Forschung und -Entwicklung zu beschreiten und die Dinge anders anzugehen.«[459] Die fehlende Transparenz ist besorgniserregend.

Wie im *Guardian* zu lesen, hat auch Großbritannien 84 Millionen Pfund (knapp 93 Millionen Euro) an britischen Steuergeldern in die Entwicklung des oben erwähnten Vektor-Impfstoffs der University of Oxford gesteckt: »Ungeachtet dessen [der erhaltenen öffentlichen Mittel] und angesichts der Tatsache, dass die Forschung an einer Universität durchgeführt wird […], besitzt AstraZeneca […] jetzt die geistigen Eigentumsrechte und kann daher den Preis diktieren. Das Unternehmen hat sich geweigert, zur Bündelung des COVID-19-Wissens die Forschungs- bzw. Versuchsdaten mit einer WHO-Initiative zu teilen.«[460]

Wäre es im Interesse der Bürger, der Staatskassen und der gesetzlichen Krankenkassen nicht an der Zeit, die Vergabe öffentlicher Gelder an Pharmafirmen endlich zu regulieren und an strenge Bedingungen zu knüpfen?

Darf es sein, dass Steuergelder von international agierenden Organisationen (z.B. CEPI, GAVI) nach intransparenten Vergabekriterien an Pharmafirmen ausgeschüttet werden? Im Fall von Novavax flossen womöglich auch öffentliche Gelder an eine US-Firma und deren Aktionäre (darunter auch Banken), die sich über die Verdoppelung ihrer Aktienwerte innerhalb eines Tages nur freuen konnten.

Da es laut vieler Mediziner und Virologen vermutlich äußerst schwierig sein wird, einen nachhaltig wirksamen Impfstoff gegen SARS-CoV-2 zu entwickeln (weil Viren nun einmal mutieren), stellt sich auch die Frage, warum so viele Millionen an Steuergeldern in diese »Risikoinvestitionen« gepumpt werden? Gates selbst spricht ja hierbei von »extraordinarily high-risk investments.« [461]

Man könnte fast mutmaßen, dass es sich hier in erster Linie um die Finanzierung und das Austesten futuristischer Technologien handelt und die breit angelegten Impfkampagnen die Möglichkeit bieten, diese an einer hohen Zahl von Menschen auszuprobieren.

Nature fasst dies im April 2020 so zusammen: »Ein auffälliges Merkmal der Impfstoff-Entwicklungslandschaft für COVID-19 ist die Bandbreite der Technologieplattformen, die zurzeit evaluiert werden, einschließlich Nukleinsäuren (DNA und RNA), virusähnliche Partikel, Peptide, virale Vektoren (replizierend und nicht replizierend), rekombinante Proteine, lebende abgeschwächte Viren und inaktivierte Viren [...]. Viele dieser Plattformen [Techniken] liefern derzeit nicht die Grundlage für zugelassene Impfstoffe, aber die Erfahrung in Bereichen wie der Onkologie ermutigt die Entwickler, die Möglichkeiten auszuschöpfen, welche die Next-Generation-Technologien im Hinblick auf eine schnellere Entwicklung und Herstellung anbieten.«[462]

Somit wäre die Corona-Krise eine in Anführungsstrichen willkommene Gelegenheit, riesige Mengen an öffentlichen Mitteln (an Parlamenten vorbei) in neuartige Technologien zu investieren.

Die immensen Investitionen in die Entwicklung von Impfstoffen, die womöglich gar nicht notwendig sind (s.o.) hinterlassen einen bitteren Nachgeschmack – umso mehr, als Pharmafirmen in vielen Ländern im Fall von Impfschäden Haftungsfreistellung genießen. Wahrscheinlich wird auch bei einer SARS-CoV-2-Impfung nicht der Hersteller, sondern der Staat für eventuelle Folgeschäden aufkommen.

In den USA wurde eine diesbezügliche Verordnung bereits im Februar 2020 verabschiedet[463], und es steht zu vermuten, dass auch europäische Länder wieder diesen Weg gehen werden – wie seinerzeit bei der Schweinegrippe. Die Fachzeitschrift *BMJ (ehemals British Medical Journal)* schrieb 2018 dazu: »Im Vorgriff [!] auf eine schwere Grippepandemie hatten Regierungen auf der ganzen Welt verschiedene logistische und rechtliche Vorkehrungen getroffen, um die Zeitspanne zwischen der Erkennung eines Pandemievirus und der Herstellung eines Impfstoffs und der Verabreichung dieses Impfstoffs an die Bevölkerung abzukürzen. [...] **Ein weiterer Schritt, der von Ländern wie Kanada, den USA, dem Vereinigten Königreich, Frankreich und Deutschland unternommen wurde, bestand darin, den Impfstoffherstellern eine Haftungsfreistellung bei Verfehlungen zu gewähren und so das Risiko eines Rechtsstreits aufgrund von impfbedingten Schadensfällen zu verringern.**«[464]

Pharmafirmen werden also reichlich mit Millionen Euro oder Dollar aus öffentlichen Mitteln finanziert, sind aber ggf. von einer Haftung für die von ihren Impfstoffen eventuell verursachten Schäden befreit.

Wie kann das sein?

Die *Süddeutsche Zeitung* schrieb seinerzeit darüber, wie in Deutschland im Hinblick auf die Pandemrix-Impfaktion gegen die Schweinegrippe hinter verschlossenen Türen vorgegangen wurde: »Wenig Vertrauen einflößend wirkt auch, dass Länder und Ministerien mit den Impfstoffherstellern Geheimverträge geschlossen und diese von jeglicher Haftung ausgeschlossen haben. Die Impfaktion wird Staat und Krankenkassen in Deutschland mindestens 600 Millionen Euro kosten.«[465]

In unserer von Nachrichten und Informationen überfluteten Welt lehrt uns die Vergangenheit, dass man die Entscheidungen der Regierung, was eine Impfung gegen SARS-CoV-2 oder Medikamente für die COVID-19-Erkrankung betrifft, besonders aufmerksam unter die Lupe nehmen sollte.

Nur wie soll das gehen, wenn – wie seinerzeit bei der Schweinegrippe – bereits vor Ausbruch einer Pandemie Geheimverträge mit Pharmafirmen unterschrieben werden und dies nur durch Whistleblower an die Öffentlichkeit gelangen kann? Später weigerte sich die Bundesregierung, die Verträge öffentlich zu machen, bis diese schließlich von jemandem geleakt wurden (Anglizismus des Jahres 2010!) und die Vertragstexte eingesehen werden konnten (sie sind auf dem *arznei-telegramm.de* verlinkt).[466] Aus diesen Vertragstexten wurde ersichtlich, dass sich der Impfstoffhersteller GlaxoSmithKline (GSK) schon 2007, also zwei Jahre vor Ausbruch der Schweinegrippe, vertraglich optimale Gewinnchancen, minimale Ausfall- und Haftungsrisiken sowie überhöhte Preise und Abnahmeverpflichtungen der Länder gesichert hatte.

Zu glauben, dass die von der Bundesregierung und den Länderregierungen beauftragten Juristen von GlaxoSmithKline über den Tisch gezogen wurden, wäre absolut naiv, denn die fragwürdigen Vertragsklauseln fallen selbst einem Nicht-Juristen ins

Auge, wie der *Deutschen Apotheker Zeitung (DIZ)* zu entnehmen ist: »Auch der Preis pro Impfdosis von sieben Euro (sechs Euro davon allein aufgrund des umstrittenen Adjuvans) wird als überhöht kritisiert. Ein Impfstoff mit mehr Wirkstoff und weniger Adjuvans, wie er in den USA eingesetzt werde, wäre nur auf rund vier Euro pro Dosis gekommen. [...] Ein Anspruch der Länder auf Bereitstellung der theoretisch berechneten Produktionsmenge innerhalb einer bestimmten Zeit bestehe nicht. Die Länder verpflichteten sich dagegen, jede produzierte Menge abzunehmen, auch bei geringer Impfnachfrage. Auch wenn sich zwischenzeitlich das Grippevirus ändern sollte, bleiben die Länder auf den bereits gelieferten Impfdosen sitzen [...]. Hinzu kommt, dass der Vertrag eine weitgehende Freistellung des Pharmakonzerns von der Haftung für schädliche Nebenwirkungen des Impfstoffes vorsehe. Nur für die bei der Zulassung bekannten Nebenwirkungen hafte GSK.«[467]

Wie man sieht, fehlte es an jeglicher Transparenz – und dieses Fehlen von Transparenz (Geheimverträge im Zusammenhang mit öffentlichen Ressourcen) nagt am Vertrauen der Bürger in die Institutionen.

Transparency International äußerte sich damals über die notwendige Unabhängigkeit derjenigen Experten, die Impfstoffe zulassen – und bemängelte, dass diese nicht gegeben war.[468] Bereits vor vielen Jahren stufte diese Anti-Korruptions-Organisation die Tatsache, dass die Europäische Arzneimittelagentur (EMA) »der **Generaldirektion Wirtschaft und nicht der für Gesundheit und Verbraucherschutz unterstellt ist**«[469], als ein grundsätzliches Problem ein.

Dies erhärtet leider den Verdacht, dass die Gesundheit der Europäer Wirtschaftsinteressen unterstellt ist, das heißt, dass marktorientierte Evaluationen wichtiger sind als gesundheitsrelevante Zweifel.

Dieser kurze Blick in die Vergangenheit (zwischen Schweine-grippe und COVID-19 sind genau zehn Jahre vergangen) soll hel-fen, die sich nun wiederholenden Mechanismen besser zu erken-nen und einzuordnen. Die Zweifel und Sorgen bleiben. In einem Beitrag zum Thema Korruption und Coronavirus kam Transpa-rency International im März 2020 zu folgendem Schluss: »Regie-rungen und Unternehmen müssen mehr tun, **um unethische Ge-schäftemacherei zu verhindern**, und der private Sektor sollte den Profit nicht über alles andere stellen.«[470]

Man kann sich nur schwer des Eindrucks erwehren, dass die Entwicklung des Impfstoffs gegen SARS-CoV-2 übers Knie ge-brochen werden soll, weil sich bei diesem Wettrennen den Ersten, die ans Ziel ankommen, immens hohe Gewinnaussichten eröff-nen.

Brauchen wir eine COVID-19-Impfung?

Wie erwähnt, hat das Biotechunternehmen Moderna in den USA einen potenziellen Impfstoff bereits an Menschen erprobt, und auch die deutsche BioNTech führt schon klinische Studien durch. Trotz der in ihrer Rhesusaffen-Studie dargelegten Probleme (s.o.) sind auch die University of Oxford und AstraZeneca dabei, ihren neuen Impfstoff an Menschen zu testen. Dieser Wettlauf ist sehr fragwürdig, denn Viren verändern durch Mutation bekanntlich ständig ihre Struktur. Dass dies auch SARS-CoV-2 tut, ist bereits durch etliche Studien belegt, z. B. durch die bereits im April 2020 publizierte Studie der University of Arizona.[471]

Wird dieser Aspekt heuer in den Verträgen mit Pharmafirmen erneut eine Rolle spielen – wie damals in der Geheimvereinbarung zwischen der Bundesregierung und GlaxoSmithKline (Stichwort Schweinegrippe)? In dieser stand auf Seite 10, Ziffer II, Punkt 6: »Erfolgt eine Veränderung des Pandemievirus nach Beginn der

Produktion, die dazu führt, dass die bereits produzierten Pandemie-Impfstoffe keine ausreichende Wirksamkeit haben, wird GSK die Impfstoffproduktion mit einem der Virusdriftvariante angepassten Saatvirus neu starten.«[472]

Die Pharmahersteller gehen also offenbar selbst davon aus, dass ihre Impfstoffe aufgrund viraler Mutationen zu dem Zeitpunkt, wo sie auf den Markt kommen, womöglich schon nicht mehr wirksam sind.

Warum sollte dies beim neuartigen Coronavirus anders sein, von dem bereits zahlreiche neue Varianten entschlüsselt worden sind? Laut einem Artikel im *Ärzteblatt* ist nicht auszuschließen, dass die Mutationen im ungünstigen Fall dazu führen, dass ein Impfstoff seine Wirkung verliert.[473]

Eine noch nicht peer-reviewte Studie der US-amerikanischen Forschungseinrichtung Los Alamos National Laboratory hat festgestellt, dass SARS-CoV-2 in dem Genombereich, der für die Bildung seiner Spikes verantwortlich ist (das sind die Stacheln, mit denen das Virus an einer Zellwand andockt) »bis dato bereits 14 Mutationen durchlaufen hat, die sich akkumulieren«.[474] (Stand: Ende April 2020)

Diese Mutationsfreudigkeit stellt die Impfstoff-Forscher vor eine große Herausforderung, denn die meisten bemühen sich derzeit um einen Impfstoff, der unseren Körper dazu bringt, Antikörper gegen ebenjene Spikes zu entwickeln. Aber kann man einen vernünftigen, das heißt langfristig wirksamen Impfstoff herstellen, wenn ein Virus seine Spikes verändert? Und langfristige Wirksamkeit wäre ja das anzustrebende Ziel, will man nicht alle paar Monate einen neuen Impfstoff hervorzaubern.

Trotz dieser enormen Schwierigkeiten wird seitens der Politiker bzw. in den Leitmedien immer wieder auf die absolute Notwendigkeit eines Impfstoffs gegen SARS-CoV-2 gepocht; wir werden mit diesem Mantra regelrecht überflutet.

Man sollte hierzu vielleicht einmal die Frage stellen: Ist im Fall des neuen Coronavirus eine Impfung wirklich die einzig rettende Lösung?

In der Zwischenzeit gehen Wissenschaftler nämlich davon aus, dass SARS-CoV-2 »schwächer« geworden ist. Diese Feststellung wird von vielen Ärzten geteilt, die an vorderster Front gegen CO-VID-19 kämpfen. Im Juni 2020 strahlte *CNN* ein Interview mit dem Notfallmediziner Raj Kalsi aus, der darin mehrmals betonte, dass die amerikanischen Ärzte inzwischen eine »Abschwächung« des neuartigen Coronavirus bemerken, weil die Symptome der Patienten, die jetzt in die Notaufnahmen kommen, nicht mehr so schwerwiegend sind wie noch vor Monaten.

Ähnliches wurde auch in Italien beobachtet. Prof. Andrea Zangrillo von der Università degli Studi di Milano und Chef der Intensivmedizin des Mailänder Ospedale San Raffaele teilte der Presse vor Kurzem mit, dass er das Virus für »todgeweiht« hält: Angesichts der sinkenden Zahl an Erkrankten und der »milderen« Krankheitsverläufe bei stationär aufgenommen COVID-19-Patienten haben er und einige Virologen eine Studie über die aktuelle Viruslast bei 200 Patienten durchgeführt. Die Resultate wurden in der Fachzeitschrift *Clinical Chemistry and Laboratory Medicine* veröffentlicht: Die Viruslast sowie die Geschwindigkeit, mit der sich SARS-CoV-2 vermehrt, haben sich im Vergleich mit Anfang 2020 drastisch reduziert. [475]

Auch eine im Juli 2020 veröffentlichte Schweizer Studie bestätigt dies: »Interessanterweise«, so die Forscher der Medizinischen Universität in Lausanne »war die mediane Viruslast in der ersten Phase des Ausbruchs höher als im Vergleich zur späteren Phase.« [476]

Allerdings sollten diese momentan positiven Anzeichen nicht darüber hinwegtäuschen, dass sich SARS-CoV-2 nach wie vor verändert – in welche Richtung weiß allerdings niemand. Somit könnten im Zuge einer möglichen zweiten COVID-19-Welle im Herbst 2020/Winter 2021 wieder zahlreiche Menschen erkranken.[477]

Zu diesem Szenario lässt sich aber auch Folgendes sagen: Zwischen Februar und Juni 2020 haben die Ärzte enorm viel dazugelernt, so können sie stationär aufgenommene COVID-19-Patienten zunehmend besser und erfolgreicher behandeln. Die Zahl der schweren Fälle ist drastisch gesunken – sei es dank der Behandlung mit dem Blutplasma Genesener, sei es dank Medikamenten, die gegen die durch SARS-CoV-2 ausgelösten Entzündungen wirken und die Bildung von Blutgerinnseln verhindern.

Zudem konnte eine klinische Studie inzwischen nachweisen, dass ein starkes Cortison-Medikament (Dexamethason) bei schwer verlaufenden COVID-19-Fällen das Todesrisiko stark reduziert.[478] Im Grunde kann man sagen, dass die Medizin COVID-19 bereits weitgehend im Griff hat. Hinzu kommt, wie bereits erwähnt, dass das neuartige Coronavirus momentan stark an Virulenz verliert.

Die University of Oxford führte Ende Juni 2020 eine Studie durch, für die weltweit über 4000 Fachkräfte aus Universitäten, Krankenhäusern, Forschungseinrichtungen und NGOs zur Roadmap der WHO befragt wurden. Die Studie kam zu dem Schluss, dass die Entwicklung einer **Impfung** gegen COVID-19 nicht unbedingt oberste Priorität haben sollte. Die Mehrheit der Befragten äußerte sich deutlich dahingehend, dass aufgrund der inzwischen gewonnenen Erkenntnisse und Therapieerfahrungen im Hinblick auf COVID-19 der Fokus vorrangig auf andere Forschungsvorhaben gelegt werden sollte.[479]

Braucht es also überhaupt neue Impfstoffe – obwohl sie den Mutationen des SARS-CoV-2-Virus ständig hinterherhinken müssten, ohne ihm jemals ein für alle Mal den Garaus machen zu können?

Oder eröffnen diese Pandemie und die aktuelle Entwicklung innovativer Impfstoffverfahren einigen Technik-Aficionados eine willkommene Möglichkeit, sich nicht nur weiter zu bereichern, sondern gleichzeitig neue Technologien am Menschen auf ihre Validität zu testen, wie z. B. Impfungen auf Basis der Messenger-RNA (mRNA)? (Siehe auch Kapitel »Wer ist Bill Gates?«)

Abschließend noch einige Fakten: Mitte Juli 2020 wurde auf *Ärzteblatt.de* das Ergebnis einer europaweiten Umfrage unter 7000 Bürgern veröffentlicht. Danach ist die Bereitschaft der Menschen, sich gegen COVID-19 impfen zu lassen, von 74 Prozent im April auf 68 Prozent im Juni gesunken – primär aufgrund möglicher gesundheitlicher Impfschäden und der vermutlich geringen Schutzwirkung der neuen Impfstoffe. Der größte Vertrauensverlust war in Italien und in Deutschland zu verzeichnen (um 13 bzw. 9 Prozent).[480]

Selbst die Hersteller scheinen bezüglich der Wirkung und Nachhaltigkeit ihrer Impfstoffe nicht sehr überzeugt zu sein, denn wie die *New York Times* Ende Juli 2020 feststellte, haben zahlreiche Anteilseigner ihre Aktien teilweise bereits verkauft. Oft geschah das in dem Moment, als die Aktien der jeweiligen Pharmafirmen nach oben schnellten – entweder nachdem die Regierungen diesen Unmengen von Steuergeldern hatten zukommen lassen, oder weil sie im Vorfeld bereits Impfstoffe gekauft hatten, die noch keine abgeschlossene Wirkungsprüfung durchlaufen haben. Experten der *New York Times* haben berechnet, dass in Corona-Zeiten allein aufgrund solcher Aktienverkäufe insgesamt eine Milliarde Dollar Gewinn gemacht wurde.[481] Dank unserer Steuergelder können sich Aktionäre also dem Finanz-Gambling widmen ... mit Impfstoffen, deren Wirkung noch nicht einmal nachgewiesen ist.

Wie viel ein Bill Gates dabei verdient, lässt sich nur erahnen.

Aber auch kleinere Unternehmen machen in diesem Glücksspiel der Gesundheit mit, wie der Fall Vaxart zeigt: Diese eher unbedeutende kalifornische Pharmafirma mit nur 15 Mitarbeitern teilte der Presse am 26. Juni 2020 mit, dass die US-Regierung im Rahmen der sogenannten Operation Warp Speed u. a. den von ihr entwickelten COVID-19-Impfstoff ausgewählt hatte. Was aber nur die halbe Wahrheit ist, denn die US-Regierung hatte Vaxart lediglich die Möglichkeit eröffnet, in Zusammenarbeit mit den Gesundheitsbehörden Tierexperimente durchzuführen.

Diese »Nachricht« war aber nun einmal in den Medien – und in den darauffolgenden Tagen verkaufte der Hedgefonds Armistice, der wichtigste Anteilseigner von Vaxart, den Großteil der Aktien und machte damit fast 200 Millionen Dollar Gewinn.

Die Vaxart-Aktien, im Januar 2020 gerade einmal 35 Cents wert, waren Ende Juni 2020 auf über 12 Dollar gestiegen und hatten den Aktionären somit über 3600 Prozent Gewinn beschert. Dass Armistice fast alle seine Vaxart-Aktien verkauft hat, zeigt aber ziemlich eindeutig, dass man in eine künftige Wirkung dieses Impfstoffs nicht viel Vertrauen setzt. Man darf vermuten, dass andere Aktienverkäufe aus ähnlichen Gründen erfolgten: Lieber jetzt die Gewinne einstreichen, denn sollten die Impfstoffe doch keinen Erfolg zeigen, könnten die Kurse jäh abstürzen. Sicher ist, dass COVID-19 für Finanzjongleure im Pharmabereich ein sehr lukratives Geschäft ist.[482]

7. IMPFEN JA – ODER LIEBER DOCH NICHT?

Seit Beginn des COVID-19-Ausbruchs wird kontinuierlich daran erinnert, dass diese Krankheit **nur** durch eine Impfung erfolgreich ausgerottet werden kann. Die Frage ist: Stimmt das? Und falls ja – wie zuverlässig, gefährlich oder harmlos wird diese Impfung sein?

Während des Lockdowns haben sich die Menschen oft mit diesen Fragen beschäftigt. Viele sind verunsichert, denn in Teilen der europäischen wie der amerikanischen Bevölkerung bröckelt das Vertrauen in Impfungen und Big Pharma seit vielen Jahren. Die Gründe dafür sind vielschichtig und oftmals durchaus wissenschaftlich fundiert.

In diesem Kapitel wird es hauptsächlich darum gehen, durch einen Blick in die Vergangenheit möglicherweise wiederkehrende Muster besser zu erkennen, um die monatelang von den Medien betonte Notwendigkeit einer SARS-CoV-2-Impfung in ihrer tatsächlichen Bedeutung richtig einordnen zu können.

Notabene: In diesem Buch werden Impfungen als solche **nicht** infrage gestellt, sondern einige oft vernachlässigte Aspekte und Probleme ans Licht geholt.

Während des Planspiels Event 201 (die berühmte Simulation einer Coronavirus-Pandemie, die im Oktober 2019 in New York stattfand) wurde viel Zeit mit der Frage verbracht, wie man während einer Pandemie mit Fake News und der offiziellen Wahrheit umgehen sollte. Eines der während dieser Veranstaltung eruierten Konzepte ist die **Strategie des Nachrichten-Überflutens**, also die permanente Wiederholung einer »Tatsacheninformation« in den Leitmedien, oft auch als »Illusory Truth Effect« (etwa: illusorische Wahrheitswirkung oder Wahrheitseffekt) bezeichnet. Wie kognitionswissenschaftlich seit Jahrzehnten bekannt ist, bleibt dem damit berieselten Zuschauer, Hörer oder Leser am Ende nichts anderes übrig, als diese »Tatsacheninformation« zu glauben und sie zu verinnerlichen, begegnet ihm diese Kommunikationsstrategie doch auf Schritt und Tritt.[483]

Wiederholung ist ja bekanntlich auch die Strategie der Hypnose.[484]

Im Fall der SARS-CoV-2-Impfung dürfte es mit dieser Strategie allerdings etwas schwieriger werden. Auch dieses Thema wurde bereits bei Event 201 angesprochen, da weltweit viele Menschen Impfungen schon lange skeptisch bis ablehnend gegenüberstehen, was die eventuelle Einführung einer Corona-Impfpflicht später schwierig machen könnte. Immerhin 25 Prozent der US-Amerikaner wollen sich erklärtermaßen **nicht** gegen COVID-19 impfen lassen.[485] (Stand April 2020)

Wie gesagt, stellen Menschen die Art und Weise, wie mit Impfungen umgegangen wird, zunehmend infrage, darunter übrigens auch sehr viele Ärzte. Die Sorgen – insbesondere von Eltern, wenn es um das Impfen ihrer Kinder geht –, sind teilweise verständlich und berechtigt, denn die wissenschaftliche Faktenlage zu den Impfungen ist ganz und gar nicht so eindeutig, wie uns die Leitmedien glauben machen.

Die Skepsis gegenüber einer neuen Impfung wird auch dadurch erhärtet, dass ein Impfstoff gegen SARS-CoV-2, wann immer er kommen mag, ohne Einhaltung der üblichen strikten Sicherheitsstandards (im Hinblick auf die klinischen Phasen etc.) entwickelt werden darf. Diese medizinisch im Grunde fahrlässige

Zeitersparnis ist legal, weil aufgrund der Pandemie eine erhöhte Dringlichkeit besteht und die Gesetze verschiedener Länder und auch die WHO es erlauben, einen Impfstoff zeitnah auf den Markt zu bringen.[486]

Was dies für die Sicherheitsstandards bedeutet, wurde selbst von der WHO bereits vor Jahren eingeräumt: »Aus Zeitgründen werden die klinischen Daten zum Zeitpunkt der ersten Verabreichung von Pandemie-Impfstoffen zwangsläufig begrenzt sein. Nach Beginn der Verabreichung des Impfstoffs müssen weitere Tests zur Sicherheit und Wirksamkeit durchgeführt werden.«[487]

Die Vereinigung Ärzte für Individuelle Impfentscheidung e.V., die sich grundsätzlich für Impfungen ausspricht, hat ein Positionspapier mit dem Titel »Impfpflicht gegen COVID-19?« veröffentlicht, das hier auszugsweise wiedergegeben wird. Es zeigt ebenso verständlich wie eindringlich, welche Probleme und Risiken mit einer solchen Impfung verbunden sein könnten: »Trotz jahrelanger, intensiver und internationaler Bemühungen ist es bis heute nicht gelungen, Impfstoffe gegen Coronaviren (SARS, MERS) zu entwickeln. So zeigte sich z.B. bei den bisherigen Impfstoffkandidaten gegen SARS, dass geimpfte Versuchstiere nach der gezielten Infektion mit dem Wildvirus schwerwiegende Lungenschäden entwickelten.

Darüber hinaus verwenden viele der aktuell in Entwicklung befindlichen Impfstoffe Technologien, die entweder völlig neuartig sind und bei denen daher keinerlei klinische Erfahrung am Menschen vorliegen (mRNA-Impfstoffe) oder die sich noch im Erprobungsstadium mit sehr eingeschränkter entsprechender Erfahrung befinden (z.B. Impfstoffe unter Verwendung viraler Vektoren). Die potenziellen Risiken dieser Impfstoffe sind derzeit nicht verantwortungsvoll beurteilbar.

[...] Erschwerend kommt bei SARS-CoV-2 hinzu, dass die Aussagekraft der Antikörpermessungen im Blut für die tatsächlich vorhandene Immunität gegen die Infektion unklar ist. Der bloße Nachweis entstandener Antikörper kann hier also nicht – wie sonst oft üblich – als ausreichender Beweis für die Impfstoffwirksamkeit herangezogen werden. Für den Nachweis eines tatsächlichen Schutzes vor Infektion und Erkrankung sind große Vergleichsgruppen und langfristige Nachbeobachtungen notwendig.

Zusammenfassend bestehen bei der Entwicklung eines Impfstoffs gegen SARS-CoV-2 bezüglich des Nachweises von Sicherheit und Wirksamkeit besonders viele Unsicherheiten und Fragen.

Die immer wieder diskutierte Zulassung eines solchen Impfstoffs an den etablierten Sicherheitsstandards der Impfstoffentwicklung vorbei (sogenannte fast-track-Zulassung), die durch die jüngste, verfassungsrechtlich umstrittene Novelle des Infektionsschutzgesetzes erst ermöglicht wurde, halten wir daher für absolut unverantwortlich.

Die Forderung nach einer Impfpflicht, mit der sich einige Politiker bereits an die Öffentlichkeit gewandt haben, halten wir für unethisch, denn sie bricht das Recht auf körperliche Unversehrtheit als verbrieftes Grundrecht. [...][488]

Wie gesagt, handelt es sich hier um ein Positionspapier von Medizinern, die Impfungen grundsätzlich nicht ablehnend gegenüberstehen, trotzdem aber dafür plädieren, Vorsicht walten zu lassen und einen differenzierten Blick zu bewahren, da sich Impfungen sonst als ein gesundheitliches Minenfeld herausstellen könnten.

Da im Verlauf der Corona-Krise überall auf der Welt Stimmen gegen eine SARS-CoV-2-Impfpflicht laut wurden, haben Politiker ihre Meinung geändert und sprechen sich öffentlich nur noch für Impfempfehlungen aus.

Warum sind so viele Menschen gegen Impfungen?

Diese skeptische Haltung findet ihre Begründung auch darin, dass ärztliche Impfvorschläge unterschiedlich ausfallen und sogar die Impfkommissionen der Länder oftmals voneinander abwechselnde Empfehlungen aussprechen. Hierbei geht es u.a. um Fragen wie: Was ist besser, Mehrfach- oder Einfachimpfungen? Ab wann sollen diese verabreicht werden (ab dem 3. Monat oder erst später)? Wie verhält es sich mit den Adjuvanzien (Impf-Wirkverstärker)?

Angesichts der Debatten sowohl über die Notwendigkeit von Impfungen im Allgemeinen als auch über eine künftige SARS-CoV-2-Impfung im Besonderen ist es wichtig zu wissen, dass die Experten der unabhängigen Ständigen Impfkommission (STIKO) des Robert Koch-Instituts (RKI) vom Bundesgesundheitsministerium berufen werden.[489] Die Empfehlungen dieser Kommission sind häufig umstritten, da die Experten ähnlicher Organe in anderen EU-Ländern anderer Auffassung sind.

Ein Beispiel: Im Gegensatz zur STIKO halten 11 von 20 westeuropäischen Impfkommissionen die Windpockenimpfung im Kleinkindalter **nicht** für sinnvoll.«[490]

So wenig die Autorität der STIKO-Expertengruppe infrage gestellt wird, so sehr muss es in einer Demokratie möglich sein, Kritik an Mehrfachimpfungen geltend zu machen. Schließlich werden doch selbst in der Wissenschaft nachweisbare Fakten oft unterschiedlich interpretiert und gewichtet sowie unterschiedliche Schlussfolgerungen und somit Handlungshinweisen daraus gezogen. Jedenfalls sind viele Eltern in Bezug auf Mehrfachimpfungen verunsichert, weil sie in ihren Augen eine Belastung für ihr Kind darstellen.[491]

Wir haben der modernen Medizin vieles zu verdanken – aber sollten wir nicht trotzdem unseren gesunden Menschenverstand walten lassen und uns daran erinnern, wie es in der Vergangenheit war, als Einzelimpfungen ganz normal und ebenso machbar wie effizient waren? Immerhin hat sich der Deutsche Ethikrat im Hinblick auf die im März 2020 in Kraft getretene Masern-Impfpflicht für die Verfügbarkeit einer Masern-Einzelimpfung ausgesprochen: »Spätestens seit der Diskussion des so genannten ›Masernschutzgesetzes‹ ist das Thema eines (fehlenden) Masern-Einzelimpfstoffs in Deutschland und der EU in der Mitte der Auseinandersetzung über die Impfpflicht angekommen. So sieht z. B. der Deutsche Ethikrat in der Verfügbarkeit eines solchen Impfstoffs eine Grundvoraussetzung für jede Form einer Impfpflicht (Ethikrat 2019).‹[492]

Trotzdem existiert laut *Deutsche Apotheker Zeitung Online* in Deutschland kein Masern-Einzelimpfstoff (seit 2018 ist ein solcher in der EU nicht einmal mehr zugelassen), und somit werden Kinder einem Dreifach- bzw. Vierfach-Kombinationsimpfstoff gegen Masern, Mumps, Röteln und ggf. Windpocken ausgesetzt. Dazu schreibt die *Deutsche Apotheker Zeitung* am 20.8.2019: »Ob es in den nächsten Jahren in Deutschland einen Einzelimpfstoff gegen Masern geben wird, darüber entscheiden vor allem die herstellenden pharmazeutischen Unternehmen.«[493] Aha.

Die Schweiz hat dieses Problem umgangen, indem sie einen Masern-Einzelimpfstoff aus Indien einsetzt und unterstützt.

In den USA betritt man mit dem Thema Impfungen ein besonders explosives Minenfeld, aber auch in einigen Ländern Europas regt sich zunehmend Widerstand gegen Impfpflichten.

USA: Für Impfschäden zahlen nicht die Pharmafirmen, sondern die Regierung

Besonders brisant ist die Impfproblematik in den USA, wo sie aber eine ganz andere Tragweite hat als in den europäischen Ländern, wie im *The Atlantic* zu lesen ist. »Für die meisten Arzneimittel – eigentlich für alle Arten von Arzneimitteln außer Impfstoffen – kann der Hersteller für Schäden, die durch ein von ihm verkauftes Produkt entstehen, rechtlich haftbar gemacht werden. Impfstoffe werden von privaten pharmazeutischen Unternehmen hergestellt, aber diese haben eine einzigartige Vereinbarung mit der US-Regierung: Wenn eine Person einen Schaden meldet, der mit einem Impfstoff in Verbindung gebracht werden könnte, zahlt ein Regierungsprogramm – und nicht ein pharmazeutisches Unternehmen – die Entschädigung. [...][494]

Vor der Einführung dieses Vaccine Injury Compensation Program (Impfschaden-Entschädigungsprogramm der Regierung) mussten die Pharmafirmen in den USA für die von ihren Impfstoffen ausgelösten gesundheitlichen Schäden aufkommen. Seit den 1980er-Jahren sind sie diesbezüglich fein heraus.

Im Rahmen dieses Programms hat die US-Regierung aus Steuergeldern bereits über vier Milliarden Dollar an Menschen gezahlt, die aufgrund von gravierenden Impfnebenwirkungen eine Entschädigung gefordert haben. Eine Zahlung erfolgt nur, wenn beide Parteien sich einigen; andernfalls geht die Sache an den Vaccine Court, ein speziell für Impf-Streitfälle zuständiges Gericht. »Laut seinen öffentlichen Aufzeichnungen zahlte das Programm allein von 2013 bis 2017 pro Jahr durchschnittlich 229 Millionen Dollar an Patienten und ihre Familien aus. Die durchschnittliche Auszahlung betrug etwa 430.000 Dollar.«[495]

Haftungsbefreiung in anderen Ländern

In Deutschland werden Schadensersatzzahlungen an Impfgeschädigte von uns Steuerzahlern übernommen: »Wenn Menschen durch Impfungen geschädigt werden, erhalten sie Versorgungszahlungen vom Staat. In Rheinland-Pfalz bekamen zuletzt 157 Menschen eine monatliche Rente wegen eines anerkannten Impfschadens. Die Leistungen an Betroffene für solche gesundheitlichen Schäden nach einer Impfung summierten sich in den Jahren 2015 bis 2017 auf rund 22 Millionen Euro.«[496]

In Schweden können Menschen, die aufgrund der Schweinegrippe-Impfung von 2009 an Narkolepsie leiden, an den Staat Schadensersatzansprüche von bis zu einer Million Euro pro Person (!) geltend machen.[497] Ähnlich auch in Großbritannien, wo einige Anwälte davon ausgehen, dass Geschädigte der Schweinegrippe-Impfung am Ende ca. **100 Millionen Dollar** aus Steuergeldern erhalten werden.[498]

Schon erstaunlich, wie Pharmafirmen Regierungen in der ganzen Welt dazu bringen, auf der Basis zuweilen fragwürdiger Studien (wie im Fall von Dengvaxia)[499] von ihnen hergestellte Impfungen zuzulassen, daran als Unternehmen Milliarden zu verdienen und für etwaige Schäden nicht aufkommen zu müssen. Was für eine Strategie!

Eigentlich gehört diese Problematik vor das Verfassungsgericht. Die Tatsache, dass jeder Bürger, der jemandem einen Schaden zufügt, dafür Schadensersatz zahlen muss, während eine Pharmafirma, die aufgrund einer von ihr hergestellten Impfung gleich mehreren Menschen Schaden zufügt, davon befreit ist (und die Kompensationszahlungen an Impfgeschädigte durch den Steuerzahler erfolgt, der mit diesen Fällen überhaupt nichts zu tun hat) verstößt doch eigentlich gegen den in der Verfassung verankerten Gleichheitssatz.

Impfstudien, Skandale in der Wissenschaft und COVID-19

Die inzwischen herrschende Impf-Propaganda und ihre Folgen sind nicht zu unterschätzen. 2016 brachte der WDR in seinem politischen TV-Magazin *Westpol* den Fall einer deutschen Jugendlichen, die aufgrund einer **Impfung gegen das Humane Papillo-mavirus (HPV)** mit einem lebenslangen gesundheitlichen Schaden leben muss: Einen Monat nach der Impfung, die sie vor einem **möglichen** Gebärmutterhalskrebs schützen sollte, erlitt sie eine beidseitige Beinlähmung und sitzt seitdem im Rollstuhl. Dieser Fall, verursacht durch eine Art Autoimmunreaktion, ist nicht der Einzige. In einem internen (also nicht offiziell veröffentlichten) Paper der Europäischen Arzneimittel-Agentur (EMA, vormals EMEA) ist zu lesen, dass Ärzte 2013 über Nebenwirkungen dieser Impfung berichtet und vor einer breiten Impfempfehlung weitere Beobachtungsstudien nahegelegt hatten (siehe dazu die WDR-Berichte auf *YouTube*.)[500]

Eine vor Kurzem durchgeführte umfangreiche Analyse der klinischen Studien zu HPV-Impfungen kommt angesichts deren Unzulänglichkeit und zweifelhafter Protokolle zu dem Schluss, dass es sehr fraglich ist, ob eine HPV-Impfung tatsächlich vor einem Gebärmutterhalskrebs schützen kann.[501]

Die Kritik der Wissenschaftler (u. a. von der London School of Medicine und der University of New Castle) an der Art und Weise, wie die Studien zur Wirkung der HPV-Impfungen seinerzeit durchgeführt wurden, lässt einen nur noch mit dem Kopf schütteln. Eine Auflistung der darin enthaltenen Vorwürfe würde den Rahmen dieses Kapitels sprengen.

Da stellt sich die Frage: Warum haben die Experten in den staatlichen und europäischen Kontrollgremien, die diese klinischen Studien zur Wirksamkeit von Impfungen überwachen sollten, derlei Unzulänglichkeiten nicht erkannt? Oder spielt hierbei die Tatsache eine Rolle, dass die EMA »der Generaldirektion [sic] Wirtschaft und nicht der für Gesundheit und Verbraucherschutz unterstellt ist«?[502]

2015 versprach Bundeskanzlerin Angela Merkel, der GAVI (der von der Bill & Melinda Gates Foundation begründeten globalen Impfallianz) bis 2020 Gelder in Höhe von 600 Millionen Euro bereitzustellen. Das sind im Schnitt 120 Millionen Euro pro Jahr und somit erheblich mehr als der Jahresbeitrag der Bundesregierung an die Weltgesundheitsorganisation (WHO).[503] Auch hier handelt es sich wieder um unsere Steuergelder, mit denen Initiativen wie die HPV-Impfung finanziert werden, die trotz ihrer erkannten Risiken bis heute empfohlen wird.

Jedoch ist nicht nur die Wirksamkeit bzw. Sicherheit des HPV-Impfstoffs umstritten – womöglich wirft diese Impfung noch weitere Probleme auf.

Bei Gebärmutterhalskrebs ist in Großbritannien derzeit eine Steigerungsrate von 54 Prozent zu verzeichnen, und zwar unter den 25- bis 29-Jährigen (bislang waren hauptsächlich Frauen über 50 davon betroffen).[504] Könnte dies damit zusammenhängen, dass die HPV-Impfung nur vor einigen Stämmen dieses krebsauslösenden Virus schützen kann und somit anderen Stämmen der HPV-Gruppe gewissermaßen mehr Chancen einräumt? Dies war zumindest die Vermutung von 13 renommierten deutschen Medizinern in einem kritischen Paper zu HPV-Impfungen, das bereits 2009 veröffentlicht wurde.[505]

Dieses sogenannte **Replacement-Phänomen** (engl. replacement etwa: »Ersatzbesiedlung«; siehe auch weiter unten) ist bekannt und wurde von Forschern der Universität Utrecht auch schon bei anderen Impfungen beobachtet.

Die Besiedelung durch **neue** gefährliche HP-Virentypen nach einer HPV-Impfung könnte somit die Ursache der erhöhten Gebärmutterkrebs-Steigerungsrate bei jungen Frauen sein (s.o.).[506]

Aufgrund der öffentlichen Kritik an der Wirksamkeit und Sicherheit der HPV-Impfung publizierte *Cochrane Review* 2018 diesbezüglich eine Übersichtsarbeit über die erfolgten Studien und kam zu dem Schluss, dass die Impfung wirksam und sicher sei.[507]

Diese Übersichtsarbeit wurde aber wenig später von Mitgliedern der Nordic Cochrane sowie von Medizinern der University of Oxford aufs Schärfste kritisiert. In ihrem im *BMJ* (ehemals *British Medial Journal*) veröffentlichten Paper »The Cochrane HPV vaccine review was incomplete and ignored important evidence of bias« (engl. etwa: »Die Cochrane-Übersichtsarbeit über die HPV-Impfstudien war unvollständig und ignorierte bedeutende Hinweise auf systematische Fehler«) warfen sie der Arbeit vor, gegen die Grundprinzipien der Cochrane Collaboration verstoßen zu haben.

Es würde zu weit führen, hier auf die Einzelheiten einzugehen. Nur so viel: In Studien, Metaanalysen und auch Übersichtsarbeiten kann man Daten so einfügen und interpretieren, dass die Schlussfolgerung mit der »Wahrheit« nur noch wenig zu tun hat: So wurden in der Cochrane-Übersichtsarbeit von 2018 u. a. nur von Pharmafirmen finanzierte Studien berücksichtigt. Des Weiteren befanden sich unter den Autoren mehrere mit Interessenkonflikten.

Zwischen Cochrane und *BMJ* (also unter Wissenschaftlern) begann ein ziemlicher langer und heftiger E-Mail-Krieg, der bis zum 2. Juni 2020 andauerte. Wie vor Kurzem in einem Editorial des *BMJ* dargelegt, wurde weder die Kritik an der Cochrane-Übersichtsarbeit zurückgezogen noch der anklagende Titel (siehe oben) geändert. Es bleibt also dabei, dass die Cochrane-Übersichtsarbeit, die 2018 die Wirksamkeit und Sicherheit der HPV-Impfung bestätigte, eigentlich verzerrte Ergebnisse lieferte.[508]

Diese Impfungen sollten insbesondere Frauen in den Entwicklungsländern (z.B. in Indien und Afrika) zugutekommen, da die Gebärmutterhalskrebsrate dort besonders hoch ist. Angesichts der o.g. Probleme im Zusammenhang mit der HPV-Impfung wäre es aber sicherlich vernünftiger und sinnvoller, unsere Steuergelder in die Optimierung der Gesundheitssysteme dieser besonders betroffenen Länder zu stecken, um dort z. B. vorbeugend routinemäßige und häufigere gynäkologische Check-ups zu ermöglichen.[509]

Hier stellt sich wieder einmal die Frage, ob die von der Bill & Melinda Gates Foundation monoman anmutende Beharrung auf Impfungen als Allheilmittel von zahlreichen Bürgern wie Experten womöglich zu Recht kritisiert wird.[510] (siehe Kapitel »Wer ist Bill Gates?«)

Forschung auf dem Gebiet der Impfungen betreiben auch Wissenschaftler, die nicht von Pharmafirmen unterstützt werden. Es mag für Wissenschaftler schwierig sein, Studien durchzuführen, die finanziell nicht von Sponsoren getragen werden, oder Forschungsarbeit zu leisten, die von der wissenschaftlichen Mehrheitsmeinung abweichen mag – das schließt aber nicht aus, dass sie trotz dieser Widrigkeiten fundierte Experimente durchführen und zu durchaus ernst zu nehmenden und aussagekräftigen Ergebnissen kommen. Eine dieser Studien (Stichwort: **Replacement-Phänomen** = »Ersatzbesiedelung«) wurde oben kurz erwähnt, und es lohnt sich, einen genaueren Blick darauf zu werfen, um einige typische Impfprobleme besser zu verstehen.

2014 untersuchten Wissenschaftler der niederländischen Universität Utrecht, was im Nasen-Rachen-Raum von 200 gesunden Kindern passiert, wenn die Hälfte mit einem 7-fach-Konjugat-Impfstoff gegen Pneumokokken geimpft wird und die andere Hälfte ein Placebo bekommt: »Die Pneumokokken-Varianten, gegen die der Impfstoff gerichtet war, wurden wie erwartet seltener oder verschwanden ganz. Die dadurch entstandenen ›Nischen‹ wurden allerdings nicht nur von anderen Pneumokokken-Varianten besetzt. […] Beunruhigt waren die Forscher dagegen, als sie Erbgutsequenzen erkannten, die auf die Präsenz pathogener Keime hinwiesen, **wie Streptokokken und Staphylokokken (klassische Eitererreger), Meningokokken (Verursacher einer Gehirn-**

hautentzündung) und Haemophilus influenzae (ein Keim, der in inneren Organen zu Infektionen führen kann). [...] Die Erkenntnisse sind in mehrfacher Hinsicht wichtig: Eine Impfung, die gegen bestimmte Krankheitserreger schützen soll, verhindert tatsächlich die Präsenz dieser Erreger an der Eintrittspforte. Sie ist aber auch ein tiefer Eingriff in das mikrobielle Ökosystem mit möglicherweise negativen Auswirkungen auf die längerfristige Gesundheit der geimpften Person.

Die niederländischen Forscher empfehlen daher, diese Auswirkungen von Multi-Komponenten-Impfstoffen erst in Studien zu überprüfen, bevor die Impfstoffe bei Kindern eingesetzt werden.«[511]

Diese Erkenntnisse zeigen, dass Impfungen ein besonderes Augenmerk und hohe Sicherheitsstandards verlangen, denn im Gegensatz zu Medikamenten, die ein bereits vorhandenes Leiden oder Schmerzen beheben oder zumindest abmildern sollen, geht es ja bei einer Impfung darum, im Körper eine Immunantwort auf eine mögliche, aber noch nicht vorhandene Erkrankung auszulösen.[512]

Wie sehr Impfungen in Pandemie-Situationen schieflaufen können, wurde bereits angedeutet. Eine 2018 im *BMJ* publizierte Untersuchung, die auf einer Fülle von wissenschaftlichen Studien sowie auf internen Papieren der Firma GlaxoSmithKline basiert, veranschaulicht die ganze Problematik wissenschaftlich-medizinischer Studien zur Impfentwicklung, die zu schnell durchgeboxt werden. Gerade in Corona-Zeiten ist dieses Wissen von größter Wichtigkeit, denn erst kürzlich hat u. a. *The Lancet* eine Studie über die fehlende Wirkung von Hydroxychloroquin zurückgezogen.

Es lohnt sich also, diese *BMJ*-Untersuchung[513] einmal näher zu betrachten. Der *Standard* schrieb dazu: »Nun berichtet das ›British Medical Journal‹ (BMJ), dass relativ rasch klar gewesen sein müsste, dass es beim Herstellungsprozess des europäischen Mittels Probleme gegeben hatte. […] Demnach dürfte bereits zu Beginn der Impfkampagne bekannt gewesen sein, dass der in Europa produzierte und verkaufte Impfstoff Pandemrix deutlich häufiger zu Nebenwirkungen führt als sein kanadischer Ableger, der unter dem Namen Arepanrix auf den Markt gebracht wurde. Zusätzlich wurde in der Analyse ein Schweinegrippe-Impfstoff berücksichtigt, der keinen Wirkverstärker enthielt. Bis Mitte Dezember 2009 hatten sich Meldungen über schwere Pandemrix-Nebenwirkungen wie Narkolepsie, allergische Schocks, Gesichtslähmungen, Gefäß- und Gehirnentzündungen auf 3280 erhöht. Der letzte Bericht vom 31. März 2010 konstatierte 5069 schwerwiegende unerwünschte Ereignisse bei Pandemrix – etwa siebenmal so viele im Vergleich zu Arepanrix und dem Adjuvans-freien Impfstoff.[514]

Die gravierendste Nebenwirkung war aber sicherlich die Narkolepsie – eine neurologische Funktionsstörung, die dazu führt, dass man unter Muskelerschlaffungen leidet, ständig müde ist und am helllichten Tag von unerwarteten Schlafattacken überfallen wird. Sobald die ersten Fälle von Narkolepsie bekannt wurden, hätte GlaxoSmithKline dies öffentlich bekannt machen müssen.[515]

Dieser Fall ist nur einer von vielen (siehe weiter unten), der die besorgniserregend »unethische« Handlungsweise profitorientierter Pharmafirmen aufzeigt.

In einem Interview im *Deutschlandfunk* (2010) wurde Dr. W. Becker-Brüser, Herausgeber des unabhängigen *arznei-telegramms*, befragt, ob er ähnlich wie andere Kollegen das Vertrauen in die Institutionen (gemeint waren die WHO, die Ständige Impfkommission [STIKO] und das Robert Koch-Institut) verloren habe.

Becker-Brüser antwortete wie folgt: »Also den Glauben an solche Institutionen in dem Sinne habe ich auch verloren oder er ist zumindest stark beeinträchtigt worden, […] Man hat ein Horrorszenario aufgebaut, unterstützt durch Presseschlagzeilen […]

Heise: Warum hat man das getan? Würden Sie da sagen, also diese Institutionen, die genannten, weisen eine gewisse Abhängigkeit beispielsweise von der Pharmaindustrie auf?

Becker-Brüser: Na ja, es ist nicht von der Hand zu weisen, dass dort einige Interessenverbindungen existieren, auch bei der Ständigen Impfkommission sind die dortigen Berater zum großen Teil mit den Impfstoffherstellern in irgendeiner Form finanziell verbandelt. […]

Heise: Geht das ganz praktisch tatsächlich unabhängiger?

Becker-Brüser: Ja, das ist schwierig, aber es gibt auch unabhängige Berater, die man auch heranziehen muss. Und ein Problem haben wir auch gehabt mit den Verträgen beispielsweise, die die Bundesregierung, die Landesregierungen mit der Firma geschlossen hat. Das waren Geheimverträge. Das sind Verträge, die wurden nicht öffentlich ausgehandelt und auch gar nicht veröffentlicht. […]

Heise: Das heißt, gerade diese Geheimhaltung spricht dafür, dass da nicht alles ganz koscher war, dass es jedenfalls nicht transparent gemacht werden konnte?

Becker-Brüser: Es ist intransparent und weckt den Verdacht, dass hier Beeinflussungen abgelaufen sein könnten oder sind, die der Sache nicht zuträglich sind. Es geht ja um die Gesundheit der Bürger, es geht nicht um die Aktivitätsbeschreibung eines Politikers.

Heise: Haben Sie den Eindruck, dass daraus gelernt wurde jetzt?

Becker-Brüser: Ich befürchte, so richtig gelernt worden ist nicht daraus. Die Indizien sehe ich nicht. **Es wird nach wie vor die nächste Welle beispielsweise jetzt an die Wand gemalt.** Es kann niemand voraussehen, wie sich die Grippe weiterentwickelt, die

Schweinegrippe, aber man weiß zum Beispiel aus Neuseeland und aus Australien, dass dort insgesamt die Schweinegrippe deutlich milder und mit weniger Toten abgelaufen ist als vorherige Wintergrippe. Und insofern besteht keine Notwendigkeit, jetzt permanent auf solche drohenden neuen Wellen hinzuweisen, es sei denn, man will die Impferei befürworten.«[516]

Höchst verstörend war seinerzeit auch die Nachricht, dass Soldaten der Bundeswehr, die Bundespolizei sowie die Angehörigen der Krisenstäbe im Bund einen anderen Impfstoff erhielten, und zwar Celvapan, einen Impfstoff ohne Wirkverstärker des Herstellers Baxter –, während die breite Bevölkerung mit Pandemrix von GlaxoSmithKline geimpft wurde. Wirkverstärker werden von den Pharmafirmen unter anderem hinzugefügt, um weniger Impfstoff auf mehr Menschen verteilen zu können.[517]

Pandemrix war mit einem Zusatzstoff bzw. einem Wirkverstärker versehen worden, dem damals viele der Nebenwirkungen (s. o.) zugeschrieben wurden, insbesondere die Narkolepsie (Schlafsucht). Also Nebenwirkungen fürs Volk (die Pharmafirmen waren von jeglicher Haftung befreit) und sicherere Impfungen für Staatsbeamte?[518]

Der Virologe Prof. Alexander Kekulé bezeichnete diese Situation damals in einem Interview mit dem *Deutschlandfunk* als einen »Skandal«,[519] , während Prof. Dr. Wolf-Dieter Ludwig, Vorsitzender der Arzneimittelkommission der deutschen Ärzteschaft, im *Spiegel* mit begrüßenswertem Mut sagte: »Die Gesundheitsbehörden sind auf eine Kampagne der Pharmakonzerne hereingefallen, die mit einer vermeintlichen Bedrohung schlichtweg Geld verdienen wollen.«[520]

Diese für die Jahre 2009 und 2010 beschriebene Impf-Leidenschaft erinnert irgendwie an die seit Monaten permanente Wiederholung seitens Politik und Leitmedien (»Strategie der Nachrichten-Überflutung«), dass SARS-CoV-2 ausschließlich mittels einer Impfung zu besiegen wäre.

Diese Impfstoffentwicklung aber im Schnellverfahren durchzuziehen (durch Kombination der klinischen Prüfungsphasen und parallele Durchführung der prä-klinischen und klinischen Untersuchungen), wie es derzeit den Anschein hat, könnte schwerwiegende Folgen haben.

Es lohnt sich ein weiterer kurzer Abstecher in die Ereignisse der letzten Jahre, um zu verstehen, welche Folgen fehlerbehaftete Impfstudien oder eine übereilte Impfstoff-Zulassung haben können.

Im Jahr 2017 verbot die Regierung der Philippinen den Impfstoff Dengvaxia gegen das Dengue-Fieber, nachdem es unter Jugendlichen zu mehreren Todesfällen gekommen war.

Zurzeit (Stand: Mai 2020) läuft ein strafrechtliches Verfahren gegen die philippinische Kinderärztin Dr. Rose Capeding, eine anerkannte Wissenschaftlerin, die vor dem Dengvaxia-Skandal die Abteilung des Forschungsinstituts für Tropenmedizin (RITM) der Philippinen geleitet hatte. Die Anklage (die weitere 19 Personen betrifft) lautet auf »rücksichtslose Unvorsichtigkeit, die zu Mord führte«, da sie die Zulassung und die Massentests mit Dengvaxia an philippinischen Schulkindern »überstürzt habe«.[521]

In ihrer Anklage stützt sich die Staatsanwaltschaft auf eine von Dr. Rose Capeding geleitete Studie, die im *Lancet* publiziert wurde: »Die philippinische FDA genehmigte den Impfstoff im Dezember 2015, basierend auf einer von Sanofi Pasteur finanzierten Forschung – anscheinend spielte Capeding bei dieser Forschung eine führende Rolle. Sie war die leitende Autorin einer 2014 im *The Lancet* erschienenen Forschungsarbeit über eine Studie mit mehr als 10 000 Kindern in fünf asiatischen Ländern, die den Nachweis erbrachte, dass Dengvaxia **wirksam und sicher war**. Im

April 2016 initiierte die philippinische Regierung in den öffentlichen Schulen ein Dengvaxia-Impfprogramm im Wert von 67 Millionen US-Dollar.«[522] (Hervorhebungen durch die Autorin)

Die späteren tödlichen Krankheitsverläufe bei philippinischen Jugendlichen wurden womöglich aus folgenden Gründen verursacht: Erstens vermochte die Impfung die Kinder und Jugendlichen nicht vor dem durch *Aedes*-Mücken verbreiteten Denguevirus zu schützen. Zweitens führte der dem Impfstoff beigefügte Wirkverstärker zu einer »Anheizung« der Immunantwort und somit zu einem gravierenderen Verlauf der Krankheit, »die bei 130 Kindern zum Tode führte«.[523]

Dieser Fall zeigt uns, dass peer-reviewte Studien, selbst wenn sie in einer seriösen Fachzeitschrift wie dem *Lancet* erscheinen, nicht unbedingt seriöse Wissenschaft garantieren und nicht immer die »Wahrheit« über Sicherheit und Wirksamkeit einer Impfung widerspiegeln.

8. DIE TESTS FÜR COVID-19 – TATSÄCHLICH 100 % EFFIZIENT?

In der Öffentlichkeit wurde und wird weiterhin viel über zwei unterschiedliche Tests berichtet.

Einer davon ist der PCR-Test (auch bekannt als »Corona-Abstrich«). Dieser Test gibt Auskunft darüber, ob sich jemand mit SARS-CoV-2 infiziert hat. Um eine solche Infektion nachzuweisen, entnimmt der Arzt mit einem Abstrichtupfer eine Probe, z. B. aus dem Nasen- oder Rachenraum, oder saugt Flüssigsekret aus den Bronchien (eine solche Bronchiallavage (BAL) erfolgt während eines stationären Aufenthalts).

Ein Abstrich sollte innerhalb von sieben Tagen nach dem Auftreten der ersten Symptome erfolgen. Anschließend wird das Abstrichmaterial (bzw. das Bronchialsekret) im Labor auf das Vorhandensein des SARS-CoV-2-Virus getestet. Dieser Test, der in unterschiedlicher Form in den USA und in Europa durchgeführt wird, gilt als absolut zuverlässig.

Weiterhin gibt es noch den Antikörper-Test: Er zeigt an, ob genesene COVID-19-Patienten (bzw. nachweislich infizierte, aber symptomfreie Menschen) Antikörper gegen SARS-CoV-2 gebildet haben. Einigen dieser Tests wird seitens der Hersteller eine hundertprozentige Treffsicherheit zugesprochen.

Sowohl beim PCR- als auch beim Antikörper-Test sind allerdings Zweifel angebracht: Beim PCR-Test kann es vorkommen, dass er nur bereits bekannte, aber ungefährliche Corona-Erkältungsviren von früheren Infektionen erkennt und dann unnötigerweise Alarm schlägt, das heißt falsch-positive Ergebnisse liefert.

Auch der Antikörper-Test erkennt nicht nur Antikörper gegen das SARS-CoV-2-Virus (was wünschenswert wäre, um eine SARS-CoV-2-Infektion eindeutig nachzuweisen), sondern auch Antikörper, die der Patient schon einmal gegen frühere/harmlosere Coronaviren gebildet hatte.

Die Antikörpertests – welchem können wir vertrauen?

Am 24. Juni 2020 haben zahlreiche britische Mediziner einen Brief an das medizinische Fachblatt *BMJ* (vormals *British Medical Journal*) gerichtet, in dem sie betonen, dass die Antikörpertests momentan herzlich wenig bringen, da sie unzuverlässig seien.[524] Weiter heißt es in ihrem Schreiben, dass man vor der Empfehlung flächendeckender Antikörpertests die Kosten berücksichtigen möge, die auf das britische Gesundheitssystem zukommen würden.

Laut einer Cochrane-Review (systematische Übersichtsarbeit) vom 25. Juni 2020 über Antikörpertests, die in Krankenhäusern durchgeführt wurden, liefern diese nur dann zuverlässige Ergebnisse, wenn sie ab der zweiten oder dritten Woche nach Symptombeginn erfolgen – davor würden sie kaum von Nutzen sein.[525]

Es ist bereits bekannt, dass zahlreiche in Umlauf befindliche Antikörper-Tests zu viele positive Ergebnisse zeigen. Auf dieses Problem angesprochen, meinte Prof. Christian Drosten am 7. April 2020: »Diese Antikörpertests haben aber auch ihre Schwächen. [...] Also das heißt, es kann gerne mal passieren, dass wir jemanden testen in so einem ELISA-Test, und der Test ist positiv. Aber in Wirklichkeit hatte der gar nicht das neue

Coronavirus, sondern der hatte ein altbekanntes Erkältungsvirus vor ungefähr einem Monat.«[526]

Ob der neue Antikörpertest des Schweizer Pharmaunterneh-
mens Roche besser abschneidet, ist momentan nicht bekannt. Aktuell muss man sich auf dessen Angaben verlassen. Der *Spiegel*
schreibt dazu: »Wenn die Werte von Roche stimmen, sind die
Tests zuverlässiger als viele andere Verfahren. Allerdings lässt
sich das kaum unabhängig prüfen, der genaue Studienaufbau ist
nicht öffentlich.«[527]

Obwohl also wichtige Informationen fehlen, scheint in der Zwischenzeit nicht nur die US-Arzneimittelbehörde FDA (Food and
Drug Agency), sondern ganz Europa von diesem Antikörper-Test
überzeugt zu sein – selbst die Briten werden ihn einsetzen.[528]

Voll des Lobes sind auch die deutschen Politiker Spahn und
Söder, obwohl die wissenschaftlichen Studien zum Roche-Test im
Mai 2020 noch nicht einmal vorlagen. Für Selbstzahler soll der
Test weniger als »mehrere hundert Euro« kosten. Für wen die ge-
setzlichen Krankenversicherungen diesen Test übernehmen, muss
erst noch festgelegt werden.[529]

Bevor wir nicht wissen, ob der Roche-Test (und auch Tests von
anderen Herstellern) Antikörper gegen SARS-CoV-2 tatsächlich
zielsicher erkennen kann (oder Antikörper gegen altbekannte,
harmlosere Coronaviren), sollten wir uns nicht in Immunsicher-
heit wiegen.

Der PCR-Corona-Test – wirklich der Goldstandard?

Für die Kassenärztliche Bundesvereinigung (KBV) ist der von
Prof. Christian Drosten für SARS-CoV-2 entwickelte PCR-Test das
Nonplusultra: »Die Abstrich-Untersuchungen erfolgen mit dem
etablierten PCR-Verfahren (engl. Polymerase chain reaction). Die

in Deutschland entwickelte Methode zum Virusnachweis gilt als der Goldstandard und ist weithin auch international etabliert.« So auf der Webseite der KBV am 12. Juli 2020 unter »F&Q zu CO-VID-19« zu lesen.[530]

Nur - stimmt das? Es gibt nämlich eine ganze Reihe von Menschen, bei denen COVID-19-Symptome auftreten bzw. die nachweislich an COVID-19 erkrankt waren, aber ein negatives Testergebnis hatten (wie zahlreiche medizinische Fallbeschreibungen dokumentieren).[531]

Außerdem kann, wie erwähnt, nicht ausgeschlossen werden, dass bei einem PCR-Test auch andere Coronaviren als SARS-CoV-2 erkannt werden und der betreffende Test somit ein positives Resultat liefert – obwohl man sich gar nicht mit SARS-CoV-2 infiziert hat.

Das Robert Koch-Institut (RKI) hierzu im Correctiv: »Falsch positive Tests können 1. durch ungewünschte Reaktion mit anderen, nicht-SARS-CoV-2 Erregern, oder 2. durch Kontamination entstehen.«[532]

Wie inzwischen mehrere Studien aus China belegen, konnte selbst bei einer hohen Anzahl von Krankenhauspatienten, bei denen COVID-19 durch Lungen-Röntgenaufnahmen oder CTs eindeutig diagnostiziert worden war, SARS-CoV-2 nicht per PCR-Test nachgewiesen werden.[533] Auch kommt es vor, dass der PCR-Test bei Krankenhauspatienten mit COVID-19-Symptomen mehrmals negativ ausfällt und erst beim dritten oder vierten Mal ein positives Testergebnis liefert.[534] Inzwischen ist bekannt, dass sich der Rachenraum wahrscheinlich am wenigsten dafür eignet, diesem Virus auf die Spur zu kommen. Schon am 14. Februar 2020 wurden im *Ärzteblatt* Zweifel über die Verlässlichkeit des »Mundabstrichs« laut.[535] Trotzdem wurde der Test von vielen Ärzten Monate später immer noch im Rachenbereich durchgeführt.

Die Nasenschleimhaut wäre eine viel bessere Stelle, um SARS-CoV-2 mit einem Abstrich zu erwischen. Noch besser funktioniert der PCR-Test mit schlichten Speichelproben, wie Wissenschaftler der Yale University im April 2020 festgestellt haben.[536]

Wie eine Studie aus Wuhan schon im Februar 2020 zeigte und was durch Einzelfallbeschreibungen inzwischen weltweit bestätigt wurde, gibt es jedoch noch geeignetere Diagnosemittel. »Bei Patienten mit negativen RT-PCR-Ergebnissen hatten 75 % (308 von 413 Patienten) einen positiven CT-Befund der Lunge.«[537] Das bedeutet, dass aus den CT-Bildern zu ersehen war, dass zwei Drittel der von diesem RT-PCR-Test als COVID-19-negativ erkannten Patienten eigentlich doch an dieser Erkrankung litten.

Noch problematischer ist der PCR-Test bei Menschen, die keinerlei Symptome aufweisen. Das Robert Koch-Institut hat auf seiner Webpage hierzu Folgendes empfohlen: »Von einer Testung von asymptomatischen Personen wird aufgrund der unklaren Aussagekraft eines negativen Ergebnisses sowie der Möglichkeit falsch positiver Befunde in Abhängigkeit von der Prävalenz/Inzidenz in der Regel abgeraten.«[538]

Trotzdem verkündete im Juni 2020 die bayerische Gesundheitsministerin Melanie Huml eine starke Ausweitung der PCR-Tests, sodass sich auch symptomfreie Menschen testen lassen können.[539]

Optimalerweise wird der Abstrich aus der Nase entnommen – allerdings sollte man mit dem Stäbchen dabei so tief wie möglich eindringen und dieses mit einer Rührbewegung mehrmals hin und her schieben. Leider wird das nicht immer so gehandhabt – vielleicht aus Furcht, sich zu infizieren, oder einfach aus Unkenntnis.

Laut Timothy Sly, Professor Emeritus an der »Schule für Arbeits- und Gesundheitswesen« der Ryerson University (Kanada) kann ein Arzt einen PCR-Test durchaus vermasseln. »Wenn Sie mit dem Abstrichstab nur einmal hineinstochern, hat der [Stab] keine Chance, so viel Virus aufzunehmen, als wenn er die Schleimhaut wirklich berührt und ein paarmal gedreht wird.«[540]

Also kann das Testergebnis auch durch die Art und Weise beeinflusst werden, wie ein Abstrich durchgeführt wird. Das RKI hierzu: »Ein negatives PCR-Ergebnis schließt die Möglichkeit einer Infektion mit SARS-CoV-2 nicht aus. Falsch-negative Ergebnisse können z.B. aufgrund schlechter Probenqualität, unsachgemäßem Transport oder ungünstigem Zeitpunkt (bezogen auf den Krankheitsverlauf) der Probenentnahme nicht ausgeschlossen werden.«[541]

Es bleibt also dabei, dass dieser sogenannte Goldstandard-Test relativ unzuverlässig sein kann: Seine Sensitivität – insbesondere bei Abstrichen aus dem Rachenraum – wird von Wissenschaftlern mit 66–80 % eingestuft.[542]

Die *Ärztezeitung* teilte am 17. Mai 2020 mit, dass die Allgemeinen Ortskrankenkassen (AOK) nicht mehr bereit seien, für jeden Test auf SARS-CoV-2 fast 60 Euro an die Labore zu zahlen: »Es gibt Hinweise, dass sie auch bei einem Test-Preis von 15 Euro noch Gewinn erzielen können«, so Martin Litsch, Chef des AOK Bundesverbandes, gegenüber der *Rheinischen Post*.[543] Verständlich, dass sich die gesetzlichen Krankenkassen weigerten, Massentests durchzuführen.

In einer Mitteilung der *ARD-Tagesschau* vom April 2020 hieß es, dass Gesundheitsminister Spahn die Corona-Tests massiv ausweiten will – auf bis zu 4,5 Millionen pro Woche. »Die Kosten, voraussichtlich in Milliardenhöhe, sollen die Krankenkassen tragen. Die AOK wehrt sich dagegen.«[544]

Auch nach den Recherchen des *Redaktionsnetzwerks Deutschland* müssten die gesetzlichen Krankenkassen für diese Testausweitung mehrere Milliarden Euro pro Jahr aufbringen.[545] Milliardenausgaben für einen Test, der nicht besonders zuverlässig ist?

Am 9. Juni 2020 hat das Bundesgesundheitsministerium (BMG) dann die Rechtsverordnung zur Finanzierung der Coronavirus-Tests durch die gesetzlichen Krankenkassen veröffentlicht. »Danach müssen auch die Kosten für Tests zum Nachweis einer Infektion mit dem Coronavirus, die vom öffentlichen Gesundheitsdienst angeordnet und durchgeführt werden, von der gesetzlichen Krankenversicherung übernommen werden – und zwar sowohl für Versicherte der GKV als auch Personen, die nicht in der GKV versichert sind. In Betracht kommen hier laut der Verordnung insbesondere PCR-Testungen.«[546]

Wer solche Maßnahmen anordnet, geht anscheinend immer noch davon aus, dass der PCR-Test absolut verlässlich ist. Als Gesundheitsminister sollte Spahn doch eigentlich wissen, dass diese Tests ungenau sein können. In einem ausgezeichneten *Correctiv*-Artikel teilt Alexander Dalpke, Direktor des Instituts für Medizinische Mikrobiologie und Hygiene der Technischen Universität Dresden per E-Mail mit: »Es gibt tatsächlich Hinweise, dass Rachenabstriche nur 70 % der Erkrankten erkennen.«[547]

Eine ähnliche Einschätzung teilt auch der britische Arzt James Gill von der Warwick Medical School: »Wenn man nur einen PCR-Test durchführt, und zwar innerhalb der ersten Woche [nach Beginn der Symptome], hat dieser Test eine Nachweisrate von 66,7 % […].«[548]

Diese Informationen sollen dem Leser helfen, sich im Dschungel der Meldungen und Berichte vielleicht ein wenig besser zurechtzufinden, um ggf. fundiertere Entscheidungen treffen zu können.

9. WAHRHEITEN, INSTITUTIONELLE LÜGEN UND FAKES, DIE KEINE SIND – EIN FAKTENCHECK

Desinformation in Corona-Zeiten

Desinformation gehört seit Langem zu unserem Leben. Gerade im gegenwärtigen Medien-Dschungel wird es immer schwieriger, den Durchblick zu bewahren. Tagtäglich haben wir es mit Wahrheiten zu tun, die als Fakes gelten, aber keine sind; mit Wahrheiten, die zu Unrecht als Wahrheiten gelten, und mit Wahrheiten, die tatsächlich der Wahrheit entsprechen. In diesem Kapitel werden nur einige dieser Probleme unter die Lupe genommen.

Wahrheiten, die Facebook als Fakes markiert

Letzthin wurden zwei wissenschaftliche Studien im Zusammenhang mit COVID-19 von Facebook als Fakes abgestempelt. Dabei handelte es sich einmal um einen Bericht von Forschern der Columbia University, wonach das »ferne ultraviolette Licht« 99,9 % der humanen Coronaviren abtötet und somit erfolgreich zur sicheren Desinfektion und Entkeimung von Räumen und gegen SARS-CoV-2 eingesetzt werden kann.[549] Facebook hat diesen in Nature veröffentlichten Bericht jedoch als Fake eingestuft.[550] Ebenfalls als Fake abgestempelt wurde eine Studie von Wissenschaftlern des angesehenen staatlichen Universitätskrankenhauses in Singapur. Diese Studie belegte, dass sich die Verabreichung von Vitamin D, Magnesium und Vitamin B_{12} positiv auf den Erkrankungsverlauf älterer COVID-19- Patienten auswirkte[551] – obwohl es sich dabei um eine seriöse Studie handelte, hat Facebook diese Nachricht als ein Fake markiert.[552]

Leitmedien und die Wahrheit

Aber nicht nur auf Facebook werden wissenschaftliche Fakten als Fakes abgestempelt – auch die Leitmedien gehen manchmal auf eigenartige Weise mit Forschungsergebnissen oder wissenschaftlichen Meinungen um. So hat der *SWR* z.B. im Zusammenhang mit »Vitamin D bei COVID-19« einen Beitrag vom 13. Mai 2020 betitelt mit: »Vitamin D schützt nicht vor einer Coronavirus-Infektion«, obwohl weltweit etliche Mediziner und Universitätsforscher konträrer Auffassung sind.[553] (Siehe Kapitel »Vitamin D«)

Auch wurde die Empfehlung, dass Gurgeln mit Wasser und Salz gegen SARS-CoV-2 hilft, von den Leitmedien als ein Fake dargestellt, z.B. auf der Website vom Correctiv (März 2020).[554] Wer sich ein wenig in der Medizin auskennt, weiß, dass Salzwasser oft Wunder wirken kann. Diese jahrhundertealte Tradition sofort als unnütz abzustempeln ist voreilig, denn in mehreren Veröffentlichungen haben Wissenschaftler (Großbritannien, Taiwan, Indien) darauf aufmerksam gemacht, dass Gurgeln mit Salzwasser, Povidon-Jod-Lösung oder anderen Desinfektionsmitteln die Viruslast im Rachen wenige Tage nach einer Infektion reduzieren könnte.[555]

Im Juli 2020 wurde übrigens nachgewiesen, dass Povidon-Jod-Lösung SARS-CoV-2 in vitro rasch abtötet.[556]

Über den Nutzen von Gurgeln gegen COVID-19 (s.o.) sind bereits einige Studien im Gange.[557] Vorauseilender Gehorsam gegenüber einem Narrativ, das alte medizinische Traditionen als »unwirksam« herabsetzt, führt demnach oft zu Fehlinformationen für die Bevölkerung. Besonders in COVID-Zeiten sollte man beim Abstempeln von Tatsachen als Fakes oder als unwirksame Methoden Vorsicht walten lassen.

Politische »Wahrheiten« über China

Wir sind doch immer sofort bereit, unseren Zeigefinger auf die chinesische Regierung zu richten – unter dem Vorwurf, sie habe in der 11-Millionenstadt Wuhan zu Beginn des Virusausbruchs zu spät reagiert, Informationen vertuscht und die Welt nicht rechtzeitig über das neue Virus informiert.

Sehr wahrscheinlich hat die lokale Provinzregierung anfänglich versucht, die Problematik herunterzuspielen (wobei wir uns bitte daran erinnern sollten, dass zu diesem Zeitpunkt, also Mitte Dezember 2019, noch keine handfest bewiesenen wissenschaftlichen Fakten, sondern nur einige ärztliche Berichte zur Verfügung standen – und dass es seinerzeit gerade einmal 27 Menschen gab, die, wie es sich damals darstellte, an einer »gravierenden Grippe« erkrankt waren).

Aber wurde der Virusausbruch später nicht auch im Westen von fast allen Regierungsmitgliedern erst einmal heruntergespielt? Mit eidgenössischer Klarheit stellt Medizinprofessor Paul Robert Vogt klar: »**Auch die US-Regierung versuchte, medizinische Informationen zu filtern, indem die führenden Virologen Amerikas von Trump angewiesen worden waren, jede öffentliche Aussage zuvor mit Mike Pence, dem Vizepräsidenten, zu besprechen, was kürzlich im Fachblatt** *Science* **[…] als ›inakzeptabel‹ bezeichnet und mit Methoden in China verglichen worden ist.**«[558]

Wir werden derzeit so von Nachrichten überschwemmt, dass wir wichtige Tatsachen leicht aus den Augen verlieren. Nachdem es in den USA bereits 15 Fälle von COVID-19 gab, behauptete Trump am 27. Februar 2020, das Virus wäre wie ein Wunder von alleine verschwunden.[559] Auf diese Weise haben die Amerikaner mindestens einen Monat kostbare Zeit verloren, wie Medizinwissenschaftler betonten, darunter auch Dr. Fauci.[560]

Und war nicht auch unser Gesundheitsminister Spahn noch im Januar 2020 öffentlich der Ansicht, dass das neuartige Coronavirus kein Grund zur Sorge sei?

Am 23. Januar 2020, als dem Robert Koch-Institut (RKI) der Ausbruch von SARS-CoV-2 und die durch dieses Virus ausgelöste Krankheit schon seit Wochen bekannt waren, sagte Spahn noch in den *Tagesthemen*: »Was ich aber auch wichtig finde, Frau Miosga, ist, dass wir das alles für uns richtig einordnen. An Grippe, die Grippewelle startet gerade, sterben bis zu 20 000 Patienten im Jahr. Ich will jetzt nur mal darauf hinweisen, dass auch das ein Risiko ist, das wir jeden Tag haben, der Verlauf hier, das Infektionsgeschehen ist sogar deutlich milder, als wir es bei der Grippe sehen.«[561]

Am Rande der Weltwirtschaftskonferenz in Davos im Januar 2020 hatte Spahn in einem RTL-Interview betont, dass es wegen Corona »keinen Anlass zu Unruhe oder Alarmismus« gebe, denn das sei **kein** Virus, das sich besonders leicht oder schnell verbreite.[562] Sofortiges Handeln – und zwar bereits im Januar, so wie in Island[563] – hätte womöglich auch in Deutschland zu einer geringeren Ausbreitung des Virus und somit zu weniger Todesfällen geführt. Das *Redaktionsnetzwerk Deutschland* titelte im Mai einen seiner Beiträge mit »Wie Deutschland 78 Tage im Kampf gegen Corona verlor.«[564] Das sind immerhin über zweieinhalb Monate.

Auch in Italien und in der Schweiz wurde das Gefahrenrisiko anfangs verharmlost. Obwohl die italienische Regierung aufgrund einer möglichen Epidemie am 31. Januar 2020 in Rom ein Notstandsgesetz verabschiedet hatte, wurden die ersten Hotspots erst Ende Februar (!) abgeriegelt. Am 27. Februar 2020 ließ sich der

Mailänder Bürgermeister dabei fotografieren, wie er abends in einem Lokal dichtgedrängt mit Freunden einen Aperitif schlürfte – während die Krankenhäuser in der nahe gelegenen Stadt Bergamo bereits mit dem COVID-19-Ansturm zu kämpfen hatten.

Erst zehn Tage später erklärte Rom die gesamte Region Lombardei zur Roten Zone.[565] Auch hier ging also unnütz Zeit verloren. In der Sendung *SWR1 Leute* nimmt der Schweizer Medizinprofessor Paul Robert Vogt hierzu kein Blatt vor den Mund: »Die aktuelle Corona-Pandemie wurde seit 2003 mindestens achtmal angekündigt. Und nachdem ihr Ausbruch am 31. Dezember 2019 von China der Weltgesundheitsorganisation gemeldet worden war, **hätte man zwei Monate Zeit gehabt, die richtigen Daten zu studieren und die richtigen Konsequenzen zu ziehen.**«[566]

Die eidgenössische Art, mit gewissen Wahrheiten umzugehen, ist erfrischend. Aus diesem Grund lässt die Eindeutigkeit seiner Worte aufatmen:

»Die Maßnahmen der asiatischen Länder wurden aus politischen und diffusen Gründen als für uns in der Schweiz nicht machbar qualifiziert. […] Wie hat man nach Asien geschaut? Die Antwort ist klar: arrogant, ignorant und besserwisserisch. […] Warum hat man alles verpasst? Weil weder Politiker noch Medien noch die Mehrzahl der Bürger fähig sind, in einer solchen Situation Ideologie, Politik und Medizin zu trennen. Eine virale Pneumonie ist ein medizinisches und kein politisches Problem. **Dank des politisch-ideologisch begründeten Ignorierens medizinischer Fakten hat sich Europa in kürzester Zeit selber zum weltweiten Pandemie-Zentrum gemacht. Politik und Medien spielen hier eine besonders unrühmliche Rolle. Statt sich auf das eigene Versagen zu konzentrieren, wird die Bevölkerung durch ein fortgesetztes, dümmliches China-Bashing abgelenkt.**«[567]

Mit dieser Meinung steht er nicht allein – selbst im *Spiegel* erschien ein Kommentar über die europäische Arroganz in Bezug auf Asien und COVID-19, in dem richtigerweise auch klargestellt wird, dass diese Überheblichkeit leider Todesopfer verursacht hat.[568]

Nun ein Vergleich, der helfen soll, die Sachlage besser zu differenzieren: Während die chinesische Regierung zu Beginn der Krise, also im Dezember 2019/Januar 2020, wirklich noch nicht wissen konnte, ob man es tatsächlich mit einem neuartigen gefährlichen SARS-Coronavirus zu tun hatte (das Virusgenom wurde nämlich erst Anfang Januar 2020 entschlüsselt), hatten die Regierenden der westlichen Länder nach dem 10. Januar sehr wohl sämtliche Informationen zur Verfügung, denn die Daten über das neue Virus wurden am 10. Januar 2020 auf Englisch veröffentlicht. Des Weiteren war der Westen über die Anzahl der Infizierten und Toten in Wuhan informiert und konnte somit den Ausbreitungstrend erkennen: China ist zwar weit weg, aber wir leben in einer reisefreudigen globalisierten Welt. Trotzdem wurde die Gefahr heruntergespielt, und man verlor wertvolle Monate.

Die Chronologie der Ereignisse in Wuhan

In Wuhan (Provinz Hubei) gab es **Mitte Dezember 2019** die ersten Patienten, die an einer neuen, damals unbekannten Krankheit litten. (Die Frage, ob einige solcher Patienten schon davor stationär aufgenommen und behandelt worden waren, ist irrelevant, da deren Zustand weder als eine neue Krankheit diagnostiziert noch behandelt wurde, wie das zu dieser Zeit auch in Europa vereinzelt der Fall war.)

Laut der *China Morning Post*, einer China-kritischen Zeitung aus Hongkong, könnte der erste COVID-19-Patient, der sich mit einem damals noch unbekannten Erreger infiziert hatte, ein 55-jähriger Mann aus der Provinz Hubei gewesen sein. Er ließ sich am **17. November 2019** untersuchen.[569] Bislang konnte diese

Berichterstattung aber nicht mit einer zweiten Quelle abgesichert werden. (Stand: Juli 2020) Eine chinesische Studie aus dem *Lancet* kommt zu dem Schluss, dass der erste Patient **Anfang Dezember 2019** Symptome entwickelte und Wochen später ins Wuhan-Krankenhaus eingeliefert wurde.[570]

Am **24. Dezember 2019** wurde bei einem weiteren Patienten eine bronchoalveoläre Lavage durchgeführt (BAL), das heißt, den Lungenalveolen wurde Flüssigsekret entnommen. Die Probe wurde am selben Tag an ein Labor außerhalb der Stadt gesandt, um den Erreger dieser Lungenentzündung identifizieren zu lassen. Das Ergebnis kam am **27. Dezember** zurück, und die Probe wurde zur Kontrolle noch an ein zweites Labor geschickt.

Es darf davon ausgegangen werden, dass der Ausbruch an Lungenentzündungen ab dem **30. Dezember 2019** eindeutig auf das neuartige SARS-Coronavirus zurückzuführen war (am **2. Januar 2020** waren 41 Patienten, die diese neuen Krankheitszeichen aufwiesen, bereits alle positiv auf das neue Coronavirus getestet worden).[571]

Ebenfalls am **30. Dezember 2019** ordnete das Gesundheitskomitee von Wuhan eine Reihe von Maßnahmen an – unter anderem die, dass über die bis dahin noch geringe Anzahl an Krankheitsfällen keine Informationen verbreitet werden sollten.

Noch am Abend dieses **30. Dezember 2019** veröffentlichte die internationale Webseite von *ProMED* eine Meldung über den Ausbruch einer unbekannten Art von Lungenentzündung und forderte mehr Informationen an. *ProMED* ist die Plattform der Internationalen Gesellschaft für Infektionskrankheiten (International Society for Infectious Diseases, ISID), auf der jedes Land den Ausbruch einer infektiösen Krankheit melden kann; die Plattform fungiert somit als Frühwarnsystem.[572]

Ein Post vom **31. Dezember 2019** auf der *ProMED*-Website enthält die Vermutung, dass es sich bei der unbekannten Lungenkrankheit um SARS handeln könnte.[573] Diese Information wurde am gleichen Tag auch dem Robert Koch-Institut (RKI) in Deutschland übermittelt.[574]

Am selben Tag (31. Dezember 2019) informierten die chinesischen Behörden das WHO-Länderbüro in China über Fälle von Lungenentzündungen unbekannter Ätiologie (unbekannter Ursache), die in Wuhan City, Provinz Hubei, festgestellt worden waren.[575] Am 1. Januar 2020 forderte die WHO von den chinesischen Behörden Informationen über die gemeldete Häufung atypischer Lungenentzündungen in Wuhan.[576]

Es kann also davon ausgegangen werden, dass Ende Dezember 2019/Anfang Januar 2020 auch die amerikanische CDC von dem Ausbruch Kenntnis erhielt. Laut *New York Times* wusste man dort seit dem 1. Januar 2020 über den neuen gefährlichen Virus Bescheid, denn laut dieser angesehenen US-Zeitung wurde der Chef der CDC um die Jahreswende im Detail darüber informiert: »Das erste Mal, dass Dr. Robert Redfield von seinen chinesischen Kollegen von der Schwere des Virus erfuhr, war um Neujahr herum, als er mit seiner Familie im Urlaub war. Er verbrachte so viel Zeit am Telefon, dass sie ihn kaum zu Gesicht bekam.«[577]

Danach hat China laut offizieller chinesischer Quellen wie folgt gehandelt (Teile dieser Informationen stimmen mit denen der WHO überein):[578]

»3. Januar
– Seit dem 3. Januar hat China die WHO, relevante Länder und Regionen sowie Hongkong, Macao und Taiwan regelmäßig über den Ausbruch der Lungenentzündung informiert.
– China begann die Vereinigten Staaten regelmäßig über den Ausbruch der Lungenentzündung und die Gegenmaßnahmen zu informieren.«[579]

Ende Dezember 2019 hatten zwei chinesische Labore festgestellt, dass es sich bei dem Erreger der unbekannten Lungenentzündung möglicherweise um ein neuartiges Coronavirus handeln könnte. Am 9. Januar 2020 gab die chinesische Gesundheitsbehörde China CDC (Chinese Center for Disease Control and Prevention) offiziell bekannt, dass anhand der Genomentschlüsselung des Virus durch Wissenschaftler der University of Fudan (Shanghai) und der chinesischen Gesundheitsbehörde die ersten Laborergebnisse bestätigt werden konnten.

Somit war am 9. Januar 2020 eindeutig klar, dass es sich um ein neuartiges Coronavirus handelte, das später von »2019-nCoV« in »SARS-CoV-2« umbenannt wurde (»Schweres Akutes Respiratorisches Syndrom-Coronavirus-2«).[580] Diese Information ging an die WHO, die der Welt am gleichen Tag mitteilte,[581] dass China den Erreger der Atemwegserkrankung in kürzester Zeit entschlüsselt hatte und dass es sich dabei um ein neues bzw. neuartiges Coronavirus handelte.[582]

Bereits am 10. Januar 2020 hinterlegte China das komplette Genom des neuen Coronavirus auf der renommierten englischen Webseite »GISAID Initiative« und machte es somit weltweit zugänglich (auf diese Datenbank können Wissenschaftler Genome von Krankheitserregern hochladen).

Auf der EU-Seite des Europäischen Zentrums für die Prävention und die Kontrolle von Krankheiten (ECDC) steht diesbezüglich: »Am 10. Januar 2020 wurde die erste Genomsequenz des neuartigen Coronavirus öffentlich verfügbar gemacht.«[583]

Dank der raschen Genomentschlüsselung in China und der veröffentlichten Daten war der Virologe Prof. Christian Drosten innerhalb kurzer Zeit in der Lage, einen PCR-Test zu entwickeln, mit dem festgestellt werden kann, ob sich jemand mit SARS-CoV-2 angesteckt hat. Die Frage, die man sich aus Gründen der Fairness stellen sollte, ist: Hätten andere Länder anders als China gehandelt? Hätte nicht jedes Land erst einmal abgewartet, bis ein unbekannter Virustyp wissenschaftlich und von offiziellen Stellen bestätigt wird, bevor der Welt irgendwelche Vermutungen mitgeteilt werden?

Vor einer offiziellen Bekanntgabe hätte doch auch die deutsche Bundesregierung wohl erst einmal ein Bundesinstitut, eine Behörde für Krankheitsüberwachung (z. B. das Robert Koch-Institut) und/oder eine entsprechend ausgerüstete Universität eingeschaltet, um den Erreger eindeutig feststellen zu lassen. Die Bundesregierung hätte sich sicherlich nicht nur auf die intuitiven Einschätzungen von Medizinern gestützt, auch wenn diese sich im Nachhinein als zutreffend herausstellen sollten. Angesichts der letztlich doch zügigen Verfahrensweise ist das China-Bashing in den Medien und seitens der Politiker diesbezüglich eigentlich fehl am Platz.

Eine letzte Anmerkung zur Informationspolitik: Zu Beginn der Corona-Zeit wurde China vom US-Verteidigungsministerium beschuldigt, bereits Ende November bzw. Anfang Dezember 2019 von auffälligen Lungenentzündungen gewusst und somit mangelnde Transparenz gezeigt zu haben.[584] Allerdings hätten zu diesen Zeitpunkten noch kein Arzt und keine Behörde der Welt wissen können, dass diese grippeähnlichen Krankheitsfälle von einem neuartigen Virus ausgelöst wurden.[585] Wohl in jedem Krankenhaus wären die damals auftretenden grippeartigen Erkrankungen erst einmal als gravierende Lungenentzündungen diagnostiziert und behandelt worden.

Die Hypothese, dass COVID-19 nicht nur in China, sondern in vielen Ländern der Welt schon seit Spätherbst 2019 grassierte (z. B. in Italien, Frankreich und den USA), wurde nachträglich im Frühjahr 2020 aufgestellt. Erst ab März 2020 konnten die Ärzte in retrospektiven Studien feststellen, dass die bereits vor dem Wuhan-Ausbruch in anderen Ländern aufgetretenen Lungenentzündungen vermutlich durch SARS-CoV-2 verursacht worden waren[586], da sie die damaligen Lungen-CTs mit denen von heute bekannten COVID-19-Patienten vergleichen konnten.[587]

Unterdrückte Informationen und fehlende Transparenz auch im Westen

Das Land der Mitte ist, wie wir alle wissen, keine Demokratie. Dies ist natürlich kein Kriterium, mit dem sich fehlende Transparenz entschuldigen ließe. Trotzdem lässt das leichtfertige China-Bashing seitens des Westens die Frage aufkommen, ob wir bei unserer Be- bzw. Verurteilung von Ländern mit zweierlei Maß messen. Schließlich wird auch in Demokratien immer mal wieder die eine oder andere Information unterdrückt und »Transparenz« oft genug mit Füßen getreten: Man denke z. B. an die zwischen Landesbehörden, Bundesregierung und dem Impfstoffhersteller GlaxoSmithKline geschlossenen Verträge im Zusammenhang mit der Bereitstellung eines Impfstoff im Pandemiefall – Verträge, deren Inhalte unter Verschluss (!) gehalten und der Öffentlichkeit nur aufgrund eines Leaks zugänglich wurden.[588] (Siehe Kapitel »COVID-19-Impfung – sicher?«)

Wie leicht sich Fehlbehauptungen einer Lückenpresse an den Grenzen zur Wahrheitsunterdrückung bewegen können, lässt sich z. B. an folgender Tatsache erkennen: Aufgrund von Fehlinterpretationen einschlägiger Studien haben die meisten westlichen Leitmedien die Laborherkunft von SARS-CoV-2 kategorisch ausgeschlossen, obwohl diese Behauptung nicht mit den von ihnen zitierten wissenschaftlichen Arbeiten zu vereinbaren ist (siehe auch Kapitel »Der Ursprung von SARS-CoV-2«).

Auch werden Wissenschaftler, die eine Laborherkunft anhand der Genomdaten von SARS-CoV-2 zumindest in Betracht ziehen, entweder mit absurden Argumenten kritisiert oder mit Schlamm beworfen. Selbst die meisten Fachzeitschriften stehen der von Virologen vertretenen Laborhypothese von vornherein skeptisch gegenüber. All dies aber schadet der Wissenschaft als solcher und kommt de facto einer Zensur gleich.[589]

»Angepasste« Zahlen nur in China?

Es heißt oft, dass China die Zahlen zu den COVID-19-Toten und -Infizierten manipuliert hat. Aber wie steht es damit im Westen – z. B. in Italien oder den USA? Im US-Bundesstaat Georgia haben sich viele Politiker besorgt darüber geäußert, dass sich die Daten der US-Gesundheitsbehörde CDC bezüglich COVID-19 mehrmals als falsch herausstellten und der positive Abwärtstrend der Infektionen, mit dem sich Lockerungen besser begründen ließen, höchst fragwürdig war. Die Mängel waren so eklatant, dass man sich unwillkürlich fragt, ob das auf schlichten Fehlern beruhte oder Absicht war (zugunsten der Wirtschaft).[590] Gouverneur Brian Kemp musste sich deswegen immerhin entschuldigen.

Die *Los Angeles Times* brachte einen Kommentar mit dem Titel: »Georgias Coronavirus-Daten ließen die Wiedereröffnung sicher erscheinen. Die Zahlen waren gelogen.«[591] Weiter wird darin aufgezeigt, warum die Kurve angeblich so stark abfiel: »Der Staat von Georgia ließ es so aussehen, als würden seine COVID-Fälle zurückgehen […] indem er die Daten auf seiner Grafik durcheinanderbrachte […] **Auf den 5. Mai folgte der 25. April, dann wieder zurück zum Mai, was auch immer es wie einen Rückgang aussehen ließ.**«[592]

Ein Vorgehen, das bei Experten nicht nur Kopfschütteln, sondern auch Besorgnis auslöst. So äußerte die promovierte Mikrobiologin und Molekulargenetikerin Jasmine Clark gegenüber dem *Journal Constitution*: »Es fällt mir schwer zu verstehen, wie so etwas geschehen kann, ohne dass eine Absicht dahintersteht. [...] Dies wäre, in welcher Art von Statistik auch immer, buchstäblich nirgends jemals akzeptabel.«[593]

Auch in Florida lief einiges schief. Reporter des *Miami Herald* konnten im Mai 2020 nachweisen, dass bei den in diesem Bundesstaat gemeldeten Todeszahlen in Bezug auf COVID-19 eine eindeutige Inkongruenz festzustellen war. Sie gaben ihrem Bericht den Titel: »Das Gesundheitsamt von Florida (FDLE) gibt Liste der COVID-19-Toten heraus. Top-Rechtsmediziner bezeichnet sie als Schwindel.«[594] Offenbar fällt es Behörden und Politik schwer, die Bürger wahrheitsgetreu zu informieren – ob in Hubei, Georgia oder Florida.

Die *MedPage* und die *Associated Press* haben im Mai 2020 darauf verwiesen, dass in einigen Staaten der USA unwillkürlich der Eindruck entsteht, dass ihre COVID-19-Daten gefälscht wurden.[595] Mathematiker gehen inzwischen davon aus, dass sie bei den Evaluationen von Statistiken zu COVID-19 miteinbeziehen müssen, dass Politiker die Zahl der COVID-19-Toten zuweilen »anpassen«. So heißt es z. B. in einer Stellungnahme des Max-Planck-Instituts für Mathematik in den Naturwissenschaften: »Es ist auch möglich, dass in bestimmten Ländern die offiziellen Daten durch politische Manipulation verfälscht werden.«[596]

Politisch motivierte Manipulationen gibt es also durchaus nicht nur in China – in Corona-Zeiten wurden überall auf der Welt offizielle Statistiken herausgegeben, die viele Mediziner als absolut unseriös bezeichnen.[597]

Als China seine Todeszahlen korrigierte, die um fast 50 % niedriger angegeben worden waren, wurde in der westlichen Welt sofort starke Kritik laut.[598]

Die Korrektur veranlasste viele deutsche und internationale Leitmedien, China wiederholt anzugreifen und zu betonen, dass die echten Zahlen und Fakten von den chinesischen Behörden unterdrückt wurden.[599]

Gerechterweise müssten die Leitmedien dies aber auch den Regierenden in Italien vorwerfen: Ende Mai 2020 verlautete vom Istituto Nazionale della Previdenza Sociale (INPS), dem wichtigsten Sozialversicherungsträger in Italien, dass die offiziellen CO-VID-19-Todeszahlen möglicherweise falsch waren: Zu den über 30 000 COVID-19-Toten müsste man mindestens 20 000 hinzufügen, die man nicht mit eingerechnet hatte, weil sie z. B. zu Hause verstorben waren.[600] Immerhin ein Unterschied von fast 70 %. Wurde Italien von den deutschen oder US-Leitmedien deswegen der Vertuschung angeklagt?

Mathematische Modelle

Was die offiziellen bzw. in den Leitmedien verkündeten Zahlen und Voraussagen zu COVID-19 betrifft, muss gesagt werden, dass diese auf mathematischen Modellen beruhten, die sich ziemlich bald als »fehlerbehaftet« erwiesen. Trotzdem wurden sie ohne zu hinterfragen verbreitet und von Politikern übernommen, um damit (zumindest in den USA) einschränkende Maßnahmen zu begründen.

Hatte Prof. Christian Drosten nicht Anfang März 2020 behauptet, dass es in Deutschland 278 000 Corona-Todesfälle geben würde (berechnet mit einer Mortalitätsrate von 0,5 %)[601] – und hatte ihm sein Kollege Prof. Alexander Kekulé nicht sofort dahingehend widersprochen, dass mit höchstens 40 000 Toten zu rechnen sei?[602] Was ist von diesen in den Leitmedien verkündeten Hochrechnungen zu halten? Sind es hochmathematische Modelle, die wie so oft wenig mit der tatsächlichen Realität zu tun haben? Selbst Prof. Drosten präzisierte, dass solche Berechnungen wenig Sinn ergeben, da die Zeitkomponente fehle (d. h. wie rasch SARS-CoV-2 sich tatsächlich verbreitet): »Bei langsamer Verbreitung werden Corona-Opfer in der normalen Todesrate verschwinden.«[603] Warum werden diese Zahlen dann überall veröffentlicht – wenn selbst der Verfasser einräumt, dass sie wenig Sinn ergeben?

Auch in den USA wurden von Dr. Fauci anfangs Horrorzahlen vermeldet und als realistisches Szenario von den Leitmedien verbreitet: Im März 2020 kündigte er aufgrund eines von britischen Experten für die USA erarbeiteten Modells an, dass das neue SARS-CoV-2-Virus bis zu 2,2 Millionen Amerikanern das Leben kosten könnte. Nach seiner Berechnung, die er zusammen mit Dr. Birx erstellt hatte, könnte diese Zahl dank der Eindämmungsmaßnahmen vermutlich auf 100 000 bis 240 000 eingegrenzt werden.[604]

War das britische Modell, das Dr. Fauci im März 2020 vorstellte, also ein Fake – oder kann man davon ausgehen, dass es in den USA ohne einen Lockdown tatsächlich zu bis zu 2,2 Millionen COVID-19-Toten gekommen wäre? In einem Kommentar des CATO Institute, einer der einflussreichsten Denkfabriken der USA, wird darauf wie folgt eingegangen: »Aber es war unaufrichtig, dass das Team des Weißen Hauses durch den fälschlichen Vergleich der Epidemiekurven aus zwei verschiedenen Modellen unterstellte, dass diese Maßnahmen zur Infektionsabwehr möglicherweise zwei Millionen amerikanische Leben gerettet hätten. Das britische Modell, das einst ein Szenario postulierte, in dem 2,2 Millionen US-Leben gefährdet sein könnten, war schlicht und einfach falsch, und es sollte nicht mehr darauf verwiesen werden.«[605]

Diese absolut horrende, aber falsche Zahl wurde jedoch von allen Leitmedien (*CNN*, *New York Times* etc.) als realistisch zu erwarten verbreitet und löste eine Welle an Panik und Angst aus, die auch in wirtschaftlicher Hinsicht in ihren Folgen nicht zu unterschätzen ist.[606]

In Brasilien mit einer Bevölkerung von über 200 Millionen Menschen waren ohne Lockdown Mitte Juli 2020 über 70 000 Menschen gestorben.[607] So tragisch dies ist, so sehr könnte es darauf hindeuten, dass in den USA ohne Lockdown **bis zu diesem Zeitpunkt** vermutlich höchstens 200 000 Menschen gestorben wären – nicht 2,2 Millionen. Die institutionellen Verlautbarungen sind demnach in einigen Fällen genauso Fakes wie diejenigen Fakes, die zweifellos auch in den sozialen Medien verbreitet werden.

EMA und FDA

Im Mai 2020 erhielt Remdesivir von der US-Arzneimittelbehörde FDA (Federal Food and Drug Administration) die Notzulassung als Medikament für COVID-19.[608] Obwohl das Vertrauen in die US-Arzneimittelbehörde in den letzten Jahren mehrmals erschüttert wurde, bleibt die FDA wegweisend, denn oft folgt die Europäische Arzneimittel-Agentur (EMA, vormals EMEA) deren Entscheidungen innerhalb weniger Wochen oder Monate. Und tatsächlich erteilte die EMA Ende Juni 2020 eine bedingte Zulassung für ebendieses Medikament.

In den Medien werden die Pressemitteilungen der FDA bzw. der EMA über solche Zulassungen in den meisten Fällen **ohne kritische Hinterfragung** einfach weitergegeben. Um zu verstehen, warum eine Zulassung durch die FDA bzw. EMA nicht automatisch bedeutet, dass ein Medikament oder ein Test zuverlässig ist, werfen wir einen kurzen Blick in die Vergangenheit.

Man denke an das entzündungshemmende Medikament Vioxx. Wenige Monate nach dessen Zulassung (1999) lagen der FDA die Daten einer Studie vor[609], wonach Rofecoxib (der Wirkstoff von Vioxx) bei Risikopatienten viermal häufiger Herz-Kreislauf-Erkrankungen verursachte als ein anderes Medikament. Trotzdem erhielt Rofecoxib die Zulassung.

Erst fünf Jahre später (im September 2004), als die Gefährlichkeit des Medikaments durch eine weitere Studie belegt worden war, entschloss sich der US-Pharmakonzern Merck & Co., Vioxx global vom Markt zu nehmen. In der Zwischenzeit hatte das Unternehmen mit diesem Medikament bereits Milliardenumsätze gemacht (2,5 Milliarden Dollar allein 2003).[610]

Im November 2004 wurde der Arzt und Epidemiologe David J. Graham, damals stellvertretender Direktor für Wissenschaft und Medizin im Büro für Arzneimittelsicherheit der FDA, vor dem US-Senatsausschuss angehört. Aus Sicherheitsgründen hatte Graham bereits **vor** der Marktrücknahme durch Merck eine Studie zu Vioxx in Auftrag gegeben. Die Resultate waren erschreckend, und er sprach mit seinen Vorgesetzten, da er die Studienergebnisse bei einer Konferenz vorstellen wollte.

Was daraufhin innerhalb der FDA ablief, belegt das folgende Zitat aus seiner langen Zeugenaussage vor dem Senatsausschuss im Jahr 2004:

»Wir kamen zu dem Schluss, dass hochdosiertes Vioxx das Risiko von Herzinfarkten und plötzlichem Tod signifikant erhöht und dass die hohen Dosen des Medikaments weder verschrieben noch von Patienten verwendet werden sollten. Diese Schlussfolgerung löste eine brisante Reaktion des Büros für Neue Medikamente der FDA aus, das Vioxx überhaupt erst zugelassen hatte und für die Regulierung des Post-Marketing dieses Medikaments zuständig war. Die Reaktion der Geschäftsleitung in meinem Büro, dem Büro für Arzneimittelsicherheit, war ebenso belastend. Ich wurde unter Druck gesetzt, meine Schlussfolgerungen und Empfehlungen zu ändern, und man hat mir im Grunde damit gedroht, dass es mir andernfalls nicht gestattet würde, das Paper auf der Konferenz zu präsentieren. [...] Eine E-Mail des Direktors an alle Mitarbeiter des Büros für Neue Arzneimittel war aufschlussreich. Er meinte, da die FDA eine Warnung vor der Verwendung von hochdosiertem Vioxx ›nicht in Erwägung ziehe‹, sollten meine Schlussfolgerungen geändert werden.«[611]

Besorgt über die Verhältnisse bei der FDA, stellte Graham weiter fest: »Ich würde behaupten, dass die FDA in ihrer gegenwärtigen Gestaltung nicht in der Lage ist, Amerika vor einem weiteren Vioxx zu schützen. Wir sind praktisch wehrlos.«[612]

Nun, man möchte meinen, dass sich seit damals viel geändert hat. Doch dem ist nicht so. David J. Graham hatte wohl recht, denn die Opioid-Krise (2019) sowie andere Skandale in Verbindung mit Generika in den USA lassen an den Entscheidungen dieser US-Behörde immer wieder Zweifel aufkommen.[613]

Im Januar 2020 schrieb die *New York Times* in einem ihrer Kommentare zur FDA: »Zu viele verschreibungspflichtige Medikamente und medizinische Geräte werden mit zu wenigen Daten über ihre Sicherheit und Wirksamkeit zugelassen.«[614]

In Europa steht es anscheinend nicht viel besser. 2015 musste die EMA die bereits erteilte Zulassung von gut 700 Medikamenten ruhen lassen, nachdem eine französische Kontrollbehörde bemerkt hatte, dass die klinischen Studien zu deren Wirksamkeit und Sicherheit gefälscht worden waren. Von wem? Von der indischen Firma GVK Biosciences in Hyderabad.[615]

Man fragt sich, wieso die EMA solche gravierenden Mängel erst durch eine französische Inspektion erfährt. Wären die betreffenden Medikamente ohne die Franzosen weiter in Umlauf geblieben?

Im Rahmen des Vioxx-Skandals hatte sich die EMA (vormals EMEA) noch im November 2003 trotz der bereits bekannten Nebenwirkungen dieses Medikaments für eine Weiterverwendung ausgesprochen.[616] Ein Jahr später nahm Merck dieses Medikament auch in Europa vom Markt.[617]

Weltweit gab es aufgrund von Vioxx (und der in diesem Zusammenhang manipulierten Studien)[618] über 50 000 Tote, Hunderte davon auch in Deutschland.[619]

Wer glaubt, so etwas könnte nun nicht mehr vorkommen, dem sei gesagt, dass zwei wichtige peer-reviewte Studien über COVID-19-Medikamente inzwischen wegen falscher Daten zurückgezogen wurden (siehe Kapitel »Vitamin D«).

Die diesjährigen bedingten Zulassungen für Remdesivir durch die FDA und EMA lassen Fragen aufkommen: Remdesivir ist ein Medikament, dem selbst in der unternehmerfreundlichen *Washington Post* nur ein »geringer Nutzen« zugeschrieben wird.[620] Obwohl bessere Therapiemöglichkeiten verfügbar sind, wurde Remdesivir als erstes COVID-19-Medikament genehmigt (siehe Kapitel »COVID-19 – Symptome und Therapien«).

Behördliche Zulassungen bedeuten nicht unbedingt, dass ein Medikament wirksam und frei von gefährlichen Nebenwirkungen ist oder dass es auf einwandfreien Studien basiert. Dies sollte man als Journalist berücksichtigen, bevor man die Zulassung eines Medikaments lobend verkündet – wie z. B. in den 20-Uhr-Nachrichten der *ARD* vom 2. Juli 2020: »**Remdesivir gilt als eines der wenigen wirksamen Mittel bei COVID-19-Erkrankungen.**«[621]

Nun, genau genommen ist Remdesivir bei COVID-19 nur bedingt nützlich: Es reduziert nicht die Sterblichkeit, sondern erspart dem Patienten höchstens ein paar Tage stationären Aufenthalt. Hierzu betonen selbst die Wissenschaftler der Hauptstudie, dass Remdesivir zusammen mit anderen Medikamenten verabreicht werden sollte, um eine ausreichende Wirkung zu erzielen.[622] Ebenso fällt unter den Tisch, dass eine im *Lancet* veröffentlichte Remdesivir-Studie abgebrochen werden musste, da 12 % der Patienten aufgrund dieses Medikaments **Nebenwirkungen** zeigten.[623] (Siehe auch Kapitel »COVID-19 – Symptome und Therapien«) Schon zum Zeitpunkt der bedingten Remdesivir-Zulassung erschien auf *Apotheken-Umschau.de* am 25. Juni 2020 die Kritik von Uwe Janssens, Präsident der Deutschen Interdisziplinären Vereinigung für Intensiv- und Notfallmedizin (DIVI): »Es gibt keine Evidenz dafür, dass wir hier Leben retten.« Janssens mahnte: »Wir müssen als Wissenschaftler nüchtern bleiben. Wir können doch nicht irgendwelche Kirschen in den Baum reinhängen **und der Öffentlichkeit ein vorschnelles Gefühl vermitteln, wir hätten ein Medikament gefunden, was die Krankheit erfolgreich behandelt.«**[624]

Von diesen Einschränkungen hörte man in den Nachrichten vom 2. Juli 2020 nichts.

Am 3. Juli 2020 veröffentlichte die *Tagesschau.de* auf ihrer Webpage einen Bericht zu Remdesivir[625], der nüchterner ausfiel als in der Sendung am Abend zuvor, und auch das *ZDF* brachte auf seiner Webpage am selben Tag kritische Meinungen über die Zulassung, den Preis und die Studien über Remdesivir.[626] Trotzdem war die Aussage über Remdesivir in der *20-Uhr-Tagesschau* vom 2. Juli 2020 (der meistgesehenen Nachrichtensendung in Deutschland[627]) falsch.

Wir leben in einer Welt, in der Halbwahrheiten und lückenhafte Berichterstattung als Wahrheit vermittelt werden, in der Algorithmen als Kontrollinstanzen fungieren, in der seriöse wissenschaftliche Studien als Fakes markiert werden können und in der mit falschen Daten gefütterte Studien zur Zulassung von Medikamenten führen.

»Journalismus heißt, etwas zu bringen, von dem jemand will, dass es nicht veröffentlicht wird. Alles andere ist Public Relations.« Von wem auch immer diese Worte stammen, sie gelten heute mehr denn je.

10. WER IST BILL GATES?

Die Frage ist berechtigt, denn der zweitreichste Mann der Welt wird von den Regierenden wie von den Medien seit Jahren als einer der größten Philanthropen hofiert und gefeiert – oder regelrecht verteufelt, wie zahllose Beiträge und Kommentare in den sozialen Netzwerken in Europa und den USA zeigen.

Die amerikanische Wissenschaftsjournalistin Rosemary Frei betonte in einem Interview, dass es nicht darum ginge, in Bill Gates eine Art Gott zu sehen oder ihn als eine Art Antichrist darzustellen. Es gehe einfach nur darum, das Thema von allen Seiten zu betrachten, Fakten darzulegen und dies miteinander zu verknüpfen.[628] Dies ist in COVID-Zeiten von besonderer Relevanz. Auf diesem Ansatz beruhen die folgenden Ausführungen.

Ein Teil der Biographie von Bill Gates ist den meisten von uns bekannt. Der talentierte junge Mann verließ die Harvard University ohne Abschluss und startete zusammen mit dem hochbegabten Paul Allen eine Softwarefirma, die heute jedermann geläufig ist: Microsoft. Weniger bekannt ist die Art und Weise, wie Bill Gates mit Paul Allen umging in einer Phase, als dieser sich wegen einer Krebserkrankung einer Strahlentherapie unterziehen musste. Gates' Verhalten seinem Mitbegründer und Freund gegenüber könnte viel über die Persönlichkeit des heute weltweit bekannten Philanthropen verraten. In seiner Biografie mit dem

Titel »*Idea Man*«[629] hat der todgeweihte Paul Allen darüber geschrieben.

Nebenbei: Obwohl auch Allen enorm viel Geld für gemeinnützige Organisationen und medizinische Zwecke (ca. 30 Mio. Dollar pro Jahr) spendete, wurde er in den Medien meistens nur als »Exzentriker«, Besitzer einer großen Jacht und Musikfreak dargestellt.

Ganz anders das Bild, das die Leitmedien von Bill Gates zeichnen, insbesondere in den letzten Jahren und Monaten. Ein Bild, das, vorsichtig ausgedrückt, recht einseitig ist.

Gates und die unabhängige Presse

Bill Gates spendet viel und gerne – auch an die Presse, der er erkleckliche Beträge für Kommunikationsprojekte zu Gesundheitsthemen zukommen lässt. *The Guardian,* eine der angesehensten britischen Tageszeitungen, legt viel Wert auf Unabhängigkeit. Auf seiner Webseite ist ganz unten rechts zu lesen: »Support The Guardian. Available for everyone, funded by readers« – »Unterstützen Sie den *Guardian.* Zugänglich für jedermann, finanziert durch die Leser«. Nun, zwischen 2011 bis 2018 sind dem *Guardian* von der Bill & Melinda Gates Foundation Spenden in Höhe von insgesamt mehr als 9,7 Millionen Dollar für Kommunikationsprojekte zugeflossen.[630]

Für Berichte über den Klimawandel erhielt die *ZEIT* im Jahr 2019 fast 300.000 Dollar.[631] Zuwendungen in Millionenhöhe gingen auch an die *Financial Times* und hohe Summen an die BBC Media Action.[632]

2015 rief die Gates-Stiftung mit einer Spende von knapp 400.000 Dollar das *International Fact Checking Network* (IFCN) am Poynter Institute for Media Studies, Inc. ins Leben – ein Netzwerk von Journalisten, die Faktenchecks für Facebook durchführen und Meldungen ggf. als Fakes abstempeln.[633]

Wie Journalisten des *Foreign Policy Journal* vor Kurzem ausführlich dargelegt haben, liegt das Fact-Checking dieser Organisation zuweilen voll daneben bzw. enthält gravierende Unwahrheiten – insbesondere wenn es um Impfungen geht. So haben Facebooks Faktenchecker (für viele eine Kontroll- und Zensurinstanz) belegbare wissenschaftliche Fakten über mögliche gesundheitliche Nebenwirkungen von Impfungen als »unwissenschaftlich« deklariert. Facebook betreibt Desinformation, »indem es die Menschen aktiv falsch darüber informiert, was uns die Wissenschaft über die Impfstoffsicherheit sagt.«[634]

Die Fakten-Checker als Lügen-Verbreiter?

Wie sehr ist die objektive Berichterstattung in Gefahr, und wie wird es in Zukunft auf diesem Gebiet aussehen? Im Mai 2020 wurde bekanntgegeben, dass die Verträge von ca. 70 Redakteuren, die als Externe für den MSN-Nachrichtendienst von Microsoft tätig waren, nicht verlängert werden, weil diese Journalisten durch KI, also durch Algorithmen ersetzt werden sollen.[635]

Die allumfassende »Einmischung« der Technikgiganten (Microsoft, Facebook etc.) in die Medienlandschaft – also das Produzieren, Vertreiben und Einstufen von Nachrichten als Fakes oder Nicht-Fakes – sollte aufgrund ihrer schleichenden Konsequenzen einmal genauer unter die Lupe genommen werden, ebenso wie die Spendenfreudigkeit der Gates-Stiftung.

Ende 2018 erhielt *Spiegel Online (SPON)* eine üppige Geldzuwendung in Höhe von 2.537.294 Dollar für ein Projekt über die Darstellung der Ungleichheit in der Welt.[636] Am 20. April 2020, also während der Corona-Krise, erschien im *Spiegel* ein kurzer Bericht, der jegliche darin aufgelisteten Verschwörungstheorien über Bill Gates abschmetterte: »Klar ist aber, dass in Onlineforen, die für rechtsextreme und verschwörungstheoretische Parolen sowie Falschinformationen bekannt sind, gerade massiv gegen Gates gehetzt wird.«[637]

Die Verquickung von rechtsextremen Plattformen mit Verschwörungstheorien über Gates ist in den Leitmedien gängige Praxis. Tatsache ist aber, dass sich auch in linksgerichteten Zeitungen, Foren, Blogs und Gruppen auf den sozialen Medien viele Menschen besorgt über den Impfaktivismus von Bill Gates äußern. Quasi automatisch immer gleich einen Zusammenhang mit dem Rechtsextremismus herzustellen hat inzwischen fast etwas von einem Pawlowschen Reflex – jedenfalls spricht es nicht gerade für objektiven, differenzierungsfähigen Journalismus.

Die Frage ist, ob angesichts der in letzter Zeit immer häufiger praktizierten Finanzierung von Massenmedien durch private Stiftungen (wie die von Bill und Melinda Gates) eine objektive, alle realen Beweggründe und Sachlagen darlegende Berichterstattung überhaupt noch gewährleistet werden kann. Die *TAZ* schreibt dazu: »Aber was ist mit dem mitschwingenden Verdacht, der Journalismus […] sei käuflich – nicht nur am Kiosk? An diesem Vorwurf hängt immerhin nicht zuletzt auch die Frage, wie gefährlich es ist, wenn Stiftungen journalistische Projekte fördern – ein Feld, das bald noch spürbar wachsen dürfte.«[638]

Projekte durchsetzen trotz Kritik

Es sind wie immer die Fakten, die am besten für sich sprechen. Und es ist wie immer die Interpretation von Fakten, die eine Sachlage verkompliziert. Um die tatsächliche Reichweite und den Einfluss der Bill & Melinda Gates Foundation zu verstehen, sollte man daher Wissenschaftler zu Wort kommen lassen.

Bekanntlich haben die von dieser Stiftung enorm geförderten Gesundheitsprojekte hauptsächlich mit Impfungen zu tun und mit Zukunftstechnologien, die – unter anderem – Impfungen »erleichtern« sollen. Das Ziel, Leben zu retten, insbesondere das der Kinder in den ärmsten Ländern der Welt, ist grundsätzlich ein hehres.

Aber ist dies einzig und allein nur durch Impfungen möglich? Wäre es nicht sinnvoller, Geld in die Gesundheits- und Wirtschaftssysteme der unterschiedlichen Länder zu investieren, um den Menschen dort ein besseres Leben zu ermöglichen und die allgemeine Gesundheit der Bevölkerung von vornherein zu verbessern?

In einem Bericht im Fachblatt *Lancet* aus dem Jahr 2009 kamen der Arzt David McCoy (Professor an der Queen Mary University, London) und weitere Forscher jedenfalls zu dem Schluss, dass der Entwicklung neuer Impfstoffe seitens der Gates-Stiftung zu viel Bedeutung beigemessen wird: »[…] Anstatt also die Hunderttausende von Todesfällen von Kindern durch Rotavirusinfektionen als ein klinisches Problem zu betrachten, das eines Impfstoffs als Lösung bedarf, wäre es vielleicht besser, diese Todesfälle als ein Problem der öffentlichen Gesundheit zu sehen, **das einer sozialen, wirtschaftlichen oder politischen Intervention bedarf, um den universellen Zugang zu sauberem Wasser und sanitären Einrichtungen zu gewährleisten.**«[639]

David McCoy ist nicht der einzige Wissenschaftler, der Zweifel an der Strategie von Bill Gates hegt, aber sicherlich jemand, der die Probleme am besten auf den Punkt bringen kann. Nachfolgend einige Auszüge aus einem Interview (2014) mit *medico.de* über die Bill & Melinda Gates Foundation und ihre tentakelartigen Einflussmöglichkeiten:

»Sie haben 1000 Förderungen für Gesundheitsprogramme im Wert von fast neun Milliarden Dollar untersucht, die die Stiftung zwischen 1998 und 2007 gewährt hat. Wie lautet Ihr Ergebnis?«

»Die Stiftung unterstützt eine breite Auswahl von Organisationen und wirkt durch sie. Dazu gehören die Weltgesundheitsorganisation (WHO), große Gesundheitspartnerschaften zwischen der öffentlichen Hand und Unternehmen wie Global Fund oder der Globalen Allianz für Impfstoffe (GAVI), internationale Nichtregierungsorganisationen, Forschungsinstitute und führende Universitäten in den USA und Europa, die über globale Gesundheit arbeiten. Die Stiftung unterstützt sogar die Weltbank. Sie konzentriert ihren Einfluss und ihr Geld auf wenige ausgewählte Technologien und Krankheiten, insbesondere HIV, Tuberkulose, Malaria und solche, gegen die man impfen kann.«

»Und das ist schlecht?«

»[…] Wenn externe Kräfte wie die Gates-Stiftung Programme finanzieren, die sich nur auf wenige Krankheiten oder Technologien konzentrieren, kann das Gesundheitssystem insgesamt Schaden nehmen.«

»Aber muss sich eine Stiftung nicht auf einzelne Aspekte konzentrieren?«

»Stellen Sie sich vor, Sie leiten eine Schule in einer armen Gemeinde. Es kommt ein Finanzier mit einer Menge Geld – aber nur für Mathe und Physik. […] Das passierte mit Gesundheitssystemen, als solche eng gefassten Programme durch externe Organe wie die Gates-Stiftung initiiert und finanziert wurden. […] Charity ist oft ein Akt der Großzügigkeit. Aber sie kann auch das Machtund Abhängigkeitsverhältnis zwischen Reichen und Armen verstärken oder dazu benutzt werden, ungerechte, undemokratische oder repressive Strukturen zu erhalten. […]«

«Dennoch gibt es im Gesundheitssektor wenig Kritik an dem Einfluss der Stiftung. Ist das vorauseilender Gehorsam, um an Fördermittel der Stiftung zu kommen?«

»Geballtes Vermögen und Macht kaufen nicht nur Einfluss, sondern auch Zustimmung, Selbstzensur und Gruppendenken. Bevor ich anfing, zur Gates Foundation zu forschen, wurde ich gewarnt, dass das meiner Karriere schaden könnte. Aber nachdem meine Studie im Medizinjournal *The Lancet* veröffentlicht wurde, bestätigten viele, dass die Stiftung einen zu großen Einfluss hat und ein Klima schafft, in dem sich Gesundheitsexperten weigern, ihr zu widersprechen.«[640]

Hier werden die Grenzen unserer Demokratien sichtbar, und man versteht, warum auch andere Wissenschaftler und Journalisten, die sich mit dem Thema Bill Gates auseinandergesetzt haben, ihre Informationsquellen schützen mussten.[641]

Katerini T. Storeng, außerordentliche Professorin an der Universität Oslo (Norwegen), publizierte vor einigen Jahren auf *Taylor&Francis Online* einen Bericht über die Handlungsweise der Impfallianz GAVI und der Bill & Melinda Gates Foundation. Sie kommt darin zu folgendem Schluss: »[…] öffentlich-private globale Gesundheitsinitiativen (GHIs) […] haben sich in der globalen Gesundheitspolitik zu einem dominierenden Faktor entwickelt.«[642]

Der detailreiche und ausführliche Bericht der norwegischen Wissenschaftlerin zeigt auf, wie energisch Bill Gates in weltweit operierenden Organisationen wie z. B. der GAVI (die zu 79 % mit internationalen Steuergeldern finanziert wird) seine Vorstellung von Gesundheit durchsetzt und dass die Faszination, die dieser Multimilliardär ausstrahlt, dabei eine gewichtige Rolle spielt: »Mit Bill Gates an der Spitze hat sich die Gates-Stiftung mit einer, wie ein Informant es nannte, ›Aura der Unkritisierbarkeit‹ umgeben. […] Der Ruf von Gates, ›nicht sehr gut zuhören zu können‹, hat in der globalen Gesundheitsarena einen nicht-konfrontativen Ansatz gefördert, der sich sogar auf Akteure innerhalb der GAVI erstreckt; ein ehemaliger GAVI-Mitarbeiter und Befürworter der HSS [Health System Strengthening] erzählte, wie er und seine Kollegen jedes Mal ›die Poster mit dieser Thematik herunterrollten‹, wenn Bill Gates den GAVI-Hauptsitz in Genf besuchte, weil er ›diesen Teil der Arbeit‹ von GAVI bekanntlich ›hasst‹.«[643]

Die Schattenseite des Bill Gates

Diese Einblicke in den dominanten, kompromisslosen Charakter des Bill Gates zeigen eine Seite des Philanthropen, die in den Medien so gut wie nie Erwähnung findet. Sie stimmen aber mit dem Bild des Bill Gates überein, das Paul Allen, sein langjähriger Kollege und Mitbegründer von Microsoft, kurz vor seinem Tod öffentlich gemacht hat.

So berichtete der jahrelang vom Krebs gezeichnete Allen in einem seiner wenigen Interviews, wie er 1982 eines Tages an der Tür zu Gates' Büro vorbeiging und zufällig hörte, wie dieser mit Steve Ballmer, einem Kollegen, über ihn redete: »Sie sprachen im Grunde genommen darüber, wie sie vorhatten, meine Anteile fast vollständig zu verwässern, das war schockierend und ein deprimierender Moment für mich […] ich war mitten in einer Strahlentherapie.« In ihrem Kommentar fügte die Journalistin hinzu, dass man den krebskranken Allen offenbar aus dem Geschäft herausdrängen wollte.[644]

Bill Gates galt auch jahrelang als ein rücksichtsloser Geschäftsführer, der Konkurrenten mit sehr fragwürdigen Methoden aus dem Feld räumte. 1998 war es wegen Verstoß gegen das Kartellgesetz vor einen US-Bundesgericht sogar zu einem Verfahren gegen Microsoft gekommen. Teile von Gates' Aussagen aus seiner anfänglichen Befragung sind im Archiv der *New York Times* hinterlegt. Aus seinen Äußerungen ist ersichtlich, dass er damals – wie auch heute noch – ein spezielles Verhältnis zu Wahrheit und Transparenz hatte (offenbar ein Grundzug seines Wesens, wie sich vor Kurzem im Fall Epstein und im Fall »Event 201« wieder bestätigte, siehe weiter unten).

Im Rahmen dieses Verfahrens wurde Gates u. a. zu den geplanten Treffen mit Apple befragt: Treffen, die hätten zustande kommen sollen, um andere damalige Konkurrenten gemeinsam

aus dem Weg zu räumen. Sein »Sich-nicht-erinnern-Können«
und die widersprüchlichen Aussagen, die er in diesem Zusammenhang vorbrachte, haben, wie später betont wurde, dazu beigetragen, dass der Richter das Urteil zu Ungunsten von Microsoft fällte: »Frage: Nun, lassen Sie mich Ihnen ein Dokument zeigen. [...] Ein Teil dieses Dokuments ist eine E-Mail-Nachricht von Ihnen an Paul Maritz und andere, und der Teil, an dem ich besonders interessiert bin [...] ist der letzte Satz, der lautet: ›Haben wir einen klaren Plan, was Apple tun soll, um die Sun [Sun Microsystems, ein Computer- und Softwarehersteller] zu untergraben?‹

Haben Sie diese E-Mail, Herr Gates, am oder um den 8. August
  1997 versendet?«
Gates: »Ich erinnere mich nicht daran, sie geschickt zu haben.«
Frage: »Haben Sie Zweifel daran, dass Sie sie verschickt haben?«
Gates: »Nein. Es scheint eine E-Mail zu sein, die ich verschickt
  habe.«
Frage: »Sie erkennen, dass dies ein Dokument ist, das aus den Dateien von Microsoft erstellt wurde, nicht wahr, Sir?«
Gates: »Nein.«
Frage: »Sie erkennen das nicht?«
Gates: »Nun, woher soll ich das wissen?«
Frage: »Sehen Sie die Erstellungsnummern unten am Ende des
  Dokuments?«
Gates: »Ich habe keine Ahnung, was das für Zahlen sind.«
Frage: »Lassen Sie mich auf die E-Mail zurückkommen, Herr Gates. Was meinten Sie, als Sie Herrn Maritz fragten, ob oder ob
  nicht [ich zitiere:] ›Wir einen klaren Plan haben, was Apple tun
  soll, um Sun zu untergraben‹?«
Gates: »Ich kann mich nicht erinnern.«[645]

Am 3. April 2000 verurteilte der Richter das Unternehmen und begründete in seinem Urteil, warum 18 Bundesstaaten mit ihrer Klage recht bekamen: »Die Kläger machen insbesondere geltend, dass Microsoft gegen Abschnitt 2 des Sherman Act verstoßen hat, indem es eine Reihe ausschließender, wettbewerbswidriger und auf Marktverdrängung abzielende Handlungen unternahm, um seine Monopolmacht zu erhalten [...] das Gericht kommt zu dem Schluss, dass Microsoft seine Monopolmacht durch wettbewerbswidrige Mittel aufrechterhalten hat.«[646]

Kritische Journalisten, die das Geschehen damals beobachteten, meinten: »In den letzten Jahren hat Gates diese Haltung dramatisch geändert und ist zum weltweit führenden Philanthropen geworden, indem er bis Januar 2000 der Bill & Melinda Gates Foundation 21,8 Milliarden Dollar zugesichert und sie damit zur reichsten wohltätigen Stiftung der Welt gemacht hat [...]. Zyniker schreiben diese Geschenke einer PR-Offensive von Gates zu, um das blaue Auge zu kompensieren, das er sich bei dem Prozess geholt hatte.«[647]

Tatsache ist, der Prozess begann 1998 und die Stiftung wurde 1999 ins Leben gerufen. Im Jahr 2000 fiel das Urteil.

Bill Gates und sein Umgang mit der Wahrheit

Jeffrey Epstein

Kommen wir zurück zur Person Bill Gates und versuchen, die Beweggründe des (laut *Forbes*) zweitreichsten Mannes der Welt etwas besser zu verstehen. Als die *New York Times* Ende 2019 seine wiederholten Kontakte zu Jeffrey Epstein näher beleuchtete, wurde das Philanthropen-Bild eines liebevollen Ehemanns und Vaters ein wenig erschüttert. Was hatte Bill Gates mit dem millionenschweren Geschäftsmann und Sexualstraftäter zu tun, der vor seinem »Suizid« den Reichen und Mächtigen junge Mädchen als

Sexspielzeuge angeboten hatte? Wie ist die Verbindung zwischen Technikfreak und Sexualstraftäter zu erklären?

Um dies zu verstehen, muss ein wenig ausgeholt werden. Die *ZEIT* schreibt dazu: »Ab 2005 legte eine Untersuchung offen, dass Epstein über Jahre hinweg Frauen und minderjährige Mädchen missbraucht und zur Prostitution gezwungen hatte. Epstein verbrachte aufgrund guter Führung lediglich 13 Monate im Gefängnis, […] Anfang Juli 2019 wurde er aufgrund neuer Erkenntnisse erneut verhaftet, am 10. August starb er in seiner Gefängniszelle – Suizid, heißt es offiziell.

Jetzt, einen Monat nach Epsteins Tod, wird sein Einfluss zu Lebzeiten kritisch beäugt. Es geht um die Frage, ob man als Unternehmen, Hochschule oder Wissenschaftler Geld von einem verurteilten Kriminellen annehmen sollte.«[648]

Die Harvard University hatte gerne die Hand aufgehalten und Gelder in Millionenhöhe akzeptiert, ebenso Elite-Forschungszentren wie das Massachusetts Institute of Technology (MIT) – obwohl Epstein dort auf der Schwarzen Liste stand und offiziell nicht erwähnt werden durfte. Man kann natürlich immer behaupten, man habe nicht gewusst, dass er wegen Missbrauch und Ausbeutung von Minderjährigen verurteilt worden war. »Andere Prominente aber wussten es sehr wohl, etwa Microsoft-Gründer Bill Gates. Er traf sich Berichten zufolge 2013 auf dessen wiederholten Wunsch mit Epstein, um über Spendenaktionen zu sprechen. Später soll Gates über seine Stiftung zwei Millionen US-Dollar an das MIT Media Lab überwiesen haben – initiiert durch Epstein, heißt es in einer internen E-Mail der Fakultät.«[649]

Im *Wall Street Journal* sagte Bill Gates wörtlich: »Ich habe weder eine Geschäftsbeziehung noch eine Freundschaft mit ihm gehabt.«[650]

Das ist einer der halbwahren Sätze, die eigentlich einer Lüge gleichkommen, denn nach Recherchen der *New York Times* hatte er Epstein mindestens dreimal in seinem Haus in Manhattan besucht – einmal bis spät in die Nacht. Auch war er in Epsteins Privatflugzeug mitgereist und hatte ihn in Seattle getroffen: »Herr Epstein und Herr Gates trafen sich erstmals von Angesicht zu Angesicht am Abend des 31. Januar 2011 in Herrn Epsteins Stadthaus an der Upper East Side. Zu ihnen gesellten sich Dr. Eva Andersson-Dubin, eine ehemalige Miss Schweden, mit der Herr Epstein früher einmal zusammen war, sowie deren 15-jährige Tochter.«[651]

Bill Gates berichtete Kollegen über dieses Abendessen in einer E-Mail: »Eine sehr attraktive schwedische Frau und ihre Tochter kamen vorbei, und am Ende blieb ich ziemlich lange dort.«[652]

In den darauffolgenden Jahren trafen sich Bill Gates und Epstein mehrmals, bis die Beziehung 2017 abkühlte: Trotz des Einsatzes auch der Mitarbeiter der Gates-Stiftung war der Fonds, den die beiden gemeinsam aufbauen wollten, letztlich nicht zustande gekommen. In einer Verlautbarung seiner Pressesprecherin heißt es Ende 2019: »Bill Gates bedauert, sich jemals mit Epstein getroffen zu haben, und räumt ein, dass es eine Fehleinschätzung war, dies zu tun.«[653]

Dass Bill Gates seine Treffen mit dem bekannten Sexualstraftäter über seine Pressesprecherin bereut, nachdem die *New York Times* davon Wind bekommen und Beweise geliefert hatte, hinterlässt einen gewissen Nachgeschmack – insbesondere angesichts seiner ersten Reaktion, er »habe weder eine Geschäftsbeziehung noch eine Freundschaft mit ihm gehabt«.

Event 201

Unverständlich ist auch, warum Bill Gates die Tatsache »vergisst«, dass der von ihm ins Leben gerufene und finanzierte Event 201 die Simulierung einer Coronavirus-Pandemie war – und zwar einer, die eine verblüffende Ähnlichkeit mit der nunmehr tatsächlich eingetretenen Pandemie aufwies.

An dieser globalen Veranstaltung, die im Oktober 2019 in New York stattfand, nahmen u. a. hochrangige Repräsentanten der UN, der WHO und der chinesischen Gesundheitsbehörden teil.

Das Center for Health Security der Johns Hopkins University (die den Event 201 organisatorisch mittrug) schrieb diesbezüglich auf seiner Website: »Event 201 **simuliert** den Ausbruch eines neuartigen zoonotischen Coronavirus, das von Fledermäusen über Schweine auf den Menschen übertragen wird und schließlich effizient von Mensch zu Mensch übertragbar wird und zu einer schweren Pandemie führt. Der Erreger – und die von ihm ausgelöste Krankheit – ist weitgehend an das SARS-Virus [aus der Familie der Coronaviren, Anm.] angelehnt, **ist aber in der Gemeinschaft durch Menschen mit leichten Symptomen leichter übertragbar**.«[654]

In einem BBC-Interview am 12. April 2020 äußerte sich Bill Gates u.a. darüber, dass **nur wenige Länder** gut auf die COVID-19-Krise reagiert hätten. Wörtlich: »Und nun stehen wir hier. Wir haben das nicht simuliert, wir haben nicht geübt, also befinden wir uns sowohl in der Gesundheitspolitik als auch in der Wirtschaftspolitik auf unbekanntem Terrain.«[655]

Nur – wie kann er so etwas behaupten, wo doch inzwischen jeder weiß, dass der von ihm finanzierte und veranstaltete Event 201 just die Simulationsübung für eine solche Pandemie war, inklusive all ihrer Folgen für das Gesundheitswesen und die Wirtschaft? Selbst in der Annahme, dass er mit »wir« nicht den Event 201, sondern Regierungen oder supranationale Organisationen gemeint hat, wäre auch das eine Unwahrheit, denn bei der Simulation während des Event 201 waren Angehörige der WHO, der UN sowie unterschiedlicher Länder und Institutionen präsent ... und diese hatten im Oktober 2019 in New York eine Coronavirus-Pandemie simuliert und dafür geübt.

All das lässt ein ungutes Gefühl aufkommen, und Bill Gates zu vertrauen fällt zunehmend schwer. Ausgerechnet dieser Mensch vermag die Agenda der WHO mit seinen Riesenspenden maßgeblich zu gestalten und unsere Steuergelder in von ihm bevorzugte Projekte zu stecken.

Und was sind das für Projekte?

Zukunftstechnologien und unsere Steuergelder

Als Kind und Jugendlicher brillierte Bill Gates in Mathematik und interessierte sich mit großer Leidenschaft für Science Fiction. Heute finanziert der technikaffine Philanthrop durch seine Stiftung zahlreiche medizintechnische Projekte, die mit Impfungen zu tun haben.

So flossen z.B. 2019 knapp 7 Millionen Dollar an Micron Biomedical, Inc., um »ein Mikronadel-Pflaster zur Impfung gegen Masern und Röteln zu entwickeln, das es ermöglicht, die Impfungen im Rahmen von flächendeckenden Haus-zu-Haus-Kampagnen von minimal geschultem Personal verabreichen zu lassen«.[656]

Sollte eine Impfung obligatorisch sein, könnte also jeder, auch z.B. ein Polizeibeamter, Menschen ein solches Mikronadel-Pflaster applizieren. (Es entlässt den Impfstoff direkt in die Haut, anschließend lösen sich die haarfeinen Nadeln auf, und der Rest des Pflasters kann einfach abgezogen werden.)

In anderen, kleineren Projekten (230.000 Dollar) wird an der Entwicklung eines neuen Injektionsgeräts gearbeitet, um »Verhütungsmittel und Impfstoffe« leichter an eine Zielpopulation zu bringen.[657]

(Nebenbei: In den 1980er- und 1990er-Jahren wurden Forschungen über Anti-Schwangerschafts-Impfungen betrieben, und die WHO ließ diese Impfungen in Drittweltländern zu – teilweise ohne dass die Frauen darüber Bescheid wussten, wie aus den von der WHO in Auftrag gegebenen Studien hervorgeht.)[658]

Weitere Projekte der Bill & Melinda Gates Foundation sind größeren Umfangs – und diese ließen während der Corona-Akutphase bei einigen Menschen die Alarmglocken läuten.

Auf der Webseite des hoch angesehenen Massachusetts Institute of Technology (MIT) erschien Ende 2019 eine Studie über eine Art Datencode, den man zusammen mit einem in Mikronadeln enthaltenen Impfstoff in die Haut injizieren kann. Diese neue Impftechnik wird zurzeit erfolgreich an Tieren getestet und wird, wie es auf der Website weiter heißt, von der Bill & Melinda Gates Foundation finanziell gefördert.[659]

Als »subdermales Quanten-Tattoo« schmackhaft gemacht, geht es hierbei (zumindest im Moment) um eine Art Impfpass, der für das bloße Auge nicht sichtbar ist. Die Impfgeschichte des Betreffenden wird in Nanopartikeln (Quantenpunkten) codiert bzw. gespeichert, die zusammen mit der Impfdosis injiziert werden. Diese farbigen Winzlinge emittieren Nah-Infrarot-Signale, die von einem Nah-Infrarot-sensiblen Kamerasensor (oder auch mit einem entsprechend aufgerüsteten Smartphone) ausgelesen werden können und somit die Impfgeschichte des Betreffenden preisgeben.[660] »Die Farbsignale bleiben jahrelang aktiv. Die Partikel sind in biokompatibles Material eingekapselt, sodass sie nicht auf ›Wanderschaft‹ gehen können.«[661]

Wie im Bericht des MIT zu lesen, eignet sich eine solche Technik natürlich auch, um per Nanopartikel (Quantenpunkte) weitere Informationen über den Betreffenden unter die Haut zu spritzen: »Diese Ergebnisse deuten darauf hin, dass intradermale Quantenpunkte (QDs) zur zuverlässigen Kodierung von Informationen verwendet und mit einem Impfstoff verabreicht werden können, was sich besonders in Entwicklungsländern als wertvoll erweisen könnte und neue Wege für die dezentrale Datenspeicherung und die Biosensorik eröffnet.«[662]

All diese neuen mit einer Impfung kombinierbaren Technologien sind Teil der Vision von Bill Gates. Es liegt in der Natur mitdenkender Menschen, sich hierüber Gedanken zu machen, denn der reiche Philanthrop finanziert nicht nur Technologien zur Datenübertragung, die gemeinsam mit einem Impfstoff verwendet werden können, sondern beteuert wiederholt und fast obsessiv die Notwendigkeit von Impfungen für die ganze Welt. In einem von Bill Gates verfassten Artikel, publiziert am 28. Februar 2020 im *New England Journal of Medicine*, heißt es: »Darüber hinaus müssen wir ein System aufbauen, mit dem sichere und wirksame Impfstoffe und antivirale Medikamente entwickelt und zugelassen werden, um nach der Entdeckung eines sich schnell verbreitenden Erregers innerhalb weniger Monate **Milliarden von Dosen** verabreichen zu können.«[663]

Seit der Corona-Krise wird Bill Gates nicht müde zu verbreiten, dass eine Impfung gegen das neue Coronavirus, sobald sie die Marktreife erlangt, sieben Milliarden Menschen zukommen soll. Diese Zahl wird von ihm in fast jedem Interview mantramäßig vorgetragen.[664]

Auch ihm dürfte bekannt sein, dass Viren sich durch Mutationen ständig verändern und dass dies auch bei dem neuartigen Coronavirus der Fall ist. Gerade SARS-CoV-2 ändert mit der Zeit sein Genom und selbst seine Spikes, was es – wie bereits viele Wissenschaftler betonen und zahlreiche Studien belegen – äußerst schwierig machen wird, einen nachhaltig wirksamen Impfstoff zu entwickeln. Gates, der Philanthrop, ist sich sehr wohl bewusst, dass er die Regierungen eigentlich dazu auffordert, enorm viele Steuergelder riskant anzulegen.

In seinem o. g. Beitrag im *New England Journal of Medicine* zur möglichen COVID-19-Impfung gibt er dies explizit zu: »Dann ist da noch die Frage der Finanzierung. […] Staatliche Mittel werden benötigt, weil Pandemieprodukte außerordentlich risikoreiche Investitionen sind; die öffentliche Finanzierung wird das

Risiko für die Pharmaunternehmen minimieren und sie dazu bringen, sich unverzüglich an die Arbeit zu machen.[…]. Schließlich müssen die Regierungen die Beschaffung und Verteilung der Impfstoffe an die Bevölkerungen, die sie benötigen, finanzieren. Milliarden von Dollar für Anti-Pandemie-Bemühungen sind viel Geld. Aber das ist das Investitionsvolumen, das zur Lösung des Problems erforderlich ist.«[665]

Nicht umsonst verweist Gates darauf, dass es sich um »außerordentlich risikoreiche Investitionen« handelt. Trotzdem fordert er von unseren Regierungen Milliarden an öffentlichen Mitteln für die Entwicklung eines Impfstoffs, der das Wettrennen mit den SARS-CoV-2-Mutationen sehr wahrscheinlich verlieren wird, was sich letztlich zu einer nicht endenden Geldverbrennung von öffentlichen Mitteln auswachsen könnte – dabei gehen die Impfstoffentwickler kaum ein Risiko ein.

Die Milliarden Steuergelder, die in Europa zurzeit bedenkenlos und mit großer Leichtigkeit für potenzielle neue COVID-19-Impfstoffe ausgegeben werden, sind im Grunde genommen – um nochmals Gates zu zitieren – reinste Risikoinvestitionen. Es handelt sich dabei aber, das sollte man nicht vergessen, um unsere Steuergelder. Schon bei Tamiflu und Pandemrix haben die Regierungen Europas astronomisch hohe Summen an öffentlichen Geldern locker gemacht, die letztlich ausschließlich den Pharmafirmen zugutekamen.

Könnte sich das diesmal wiederholen?

Angesichts der Sachlage wird COVID-19 zu einem gigantischen Forschungsprojekt mit ungewissem Ausgang, für das die Regierenden und selbst die EU Steuergelder an internationale Organisationen wie die Impf-Allianz GAVI oder CEPI verteilen, die von Bill Gates ins Leben gerufen wurden – wohl wissend, dass unser Geld u.a. in Pharmafirmen und Biotechunternehmen fließen wird, an denen er Anteile besitzt, wie z. B. die CureVac in

Tübingen oder Moderna in den USA. Geht es Gates wirklich darum, einen Impfstoff zu finden, oder zielt er eher darauf ab, diese Gelder in die Entwicklung von Technologien zu lenken, an denen er selbst ganz besonders interessiert ist? Angesichts der finanziellen Dimensionen sollte diese Frage zumindest gestattet sein.

Wenn Gates von SARS-CoV-2-Impfungen spricht und sagt, dass acht bis zehn Produkte wahrscheinlich das Rennen machen werden, dann setzt er den Akzent sehr oft auf eine besonders innovative Technik. Während er andere mögliche Impfverfahren eher beiläufig erwähnt, ist aus seinen Interviews immer wieder sein gesteigertes Interesse an der sogenannten mRNA-Technologie herauszuhören, die nukleinsäurebasierte Impfstoffe verspricht.[666] (mRNA steht für »Messenger-RNA«, auch Boten-RNA genannt.)

Obwohl die Mehrheit der Mediziner inzwischen der Auffassung ist, dass SARS-CoV-2 nicht mit einem Impfstoff, sondern nur mit Medikamenten zu bekämpfen ist, setzt Bill Gates seine Hoffnung trotzdem auf Impfungen.

Bill Gates ist nicht nur ein hochintelligenter Geschäftsmann, sondern scheint auch über gewisse präkognitive Fähigkeiten zu verfügen. Die erste vom Paul-Ehrlich-Institut zugelassene Studie zu einer Impfung gegen COVID-19 wurde von der Firma BioNTech durchgeführt. Das Mainzer Unternehmen hatte im August 2019 mit der Bill & Melinda Gates Foundation ein Investitionsabkommen geschlossen, um die Entwicklung von Immuntherapien zur Vorbeugung und/oder Behandlung von HIV und Tuberkulose voranzutreiben.[667] Inzwischen geht es um einen Impfstoff gegen SARS-CoV-2. Damit hat das von der Gates-Stiftung mit 50 Millionen Dollar unterstützte Biotech-Unternehmen das Vorrennen gewonnen und darf den Impfstoff an Freiwilligen testen, wie der *Deutschlandfunk* berichtet: »Die Herstellung solcher Impfstoffe ist komplex, und der RNA-Ansatz von BioNTech bietet eine Abkürzung. Im Grunde wird der Impfstoff erst im Körper des Patienten hergestellt, von dessen eigenen Zellen. […]

Dann geht es um die alles entscheidende Frage der Wirksamkeit. Verhindert die Impfung tatsächlich, dass man sich mit COVID-19 ansteckt? Das lässt sich nur in großen Studien mit vielen Tausend Teilnehmern klären. Die könnten im Herbst oder Winter beginnen. Die Leute werden geimpft, und dann schaut man, stecken sich weniger an als in der Kontrollgruppe? Auch das braucht Zeit. Man hat eine Abkürzung vorgeschlagen, nämlich Freiwillige gezielt mit COVID-19 zu infizieren. Aber das lehnt der Präsident des Paul-Ehrlich-Institutes ab, das erscheint ihm als zu gefährlich. Also es bleibt dabei, einen breit verfügbaren Impfstoff wird es allerfrühestens in einem oder anderthalb Jahren geben.«[668]

In den USA testet die Pharmafirma Pfizer, ein Kooperationspartner von BioNTech, weitere 360 Freiwillige mit diesem Impfstoff. Wenn alles gut läuft, will man die ersten Not-Dosen im September 2020 auf den Markt bringen.[669]

Diese neuartige, von Bill Gates stark befürwortete Technik wird also von Wissenschaftlern in Deutschland wie in den USA an Menschen erprobt.

Nun, sollten die Forscher einen Weg gefunden haben, um diese auf mRNA basierende Technik im Körper zu stabilisieren – wäre damit tatsächlich ein ebenso sicherer wie verlässlicher Impfstoff gefunden? Sehr wahrscheinlich nicht, denn wie bereits erwähnt, mutiert das Virus ja ständig. Nur wenn man genau die Genomteile identifizieren würde, die sich am wenigsten verändern, ließe sich vielleicht, aber auch nur vielleicht, eine nachhaltig wirksame Impfung herstellen.

Die Schwierigkeit, einen Impfstoff auf mRNA-Basis zu finden, und die mit dieser Technologie verbundenen Risiken dürften auch Bill Gates bekannt sein.

Bei genbasierten Impfstoffen wird das Risiko für Nebenwirkungen im Allgemeinen geringer eingestuft »als bei klassischen Impfstoffen«, aber trotzdem »stellen das Kapern der körpereigenen Proteinfabriken und die potenzielle Überaktivierung der Immunabwehr klinisch relevante Risiken dar.«[670]

Auch muss die Möglichkeit von Kreuzreaktionen zwischen den verwendeten viralen Proteinen und den körpereigenen Eiweißen noch genauer studiert werden, »um zum Beispiel das Risiko für Autoimmunreaktionen zu minimieren« – so zu lesen im *ScienceMediaCenter Germany* in dem Artikel »Wie berechtigt sind Hoffnungen auf RNA-Impfstoffe gegen SARS-CoV-2?«[671]

Aus welchem Grund – und diese Frage ist von fundamentaler Bedeutung – ist Gates gerade an dieser neuartigen Technik so interessiert?

Nun, welche Möglichkeiten eröffnet sie? Die mRNA (= »Messenger-RNA« bzw. »Boten-RNA«) enthält die genetische Information für die Synthese eines bestimmten Proteins in den Zellen. Gentechnisch kann die mRNA im Labor so zusammengebastelt werden, dass sich daraus jeweils beliebige Proteine produzieren lassen.

Sollte es der Moderna (USA), der Tübinger CureVac oder der Mainzer BioNTech gelingen, einen solchen neuartigen »Impfstoff« gegen COVID-19 auf den Markt zu bringen, würde dies gleichzeitig den Weg in neue mögliche Szenarien öffnen – die sich, sofern sie nicht strengsten Kontrollen unterliegen, als problematisch erweisen könnten. Die mRNA-Technologie vermag unseren Körper nämlich als eine »Fabrik« zur Produktion von Medikamenten zu nutzen.[672] Wie der Geschäftsführer von CureVac bereits 2015 in einem Paper darlegte, könnte man mit der mRNA-Therapie den menschlichen Körper dazu bringen, Antikörper, Enzyme und Hormone zu produzieren[673] – und in einem sehr umfangreichen Bericht über diese neue Technologie kommen Wissenschaftler des Massachusetts Institute of Technology

(MIT) zu dem Schluss: »Verschiedene therapeutische Anwendungen der mRNA, einschließlich Proteinersatz, Genom-Editierung [zielgerichtete Veränderung von DNA, also des Erbguts] und Impfung, werden derzeit sowohl von akademischen als auch kommerziellen Einrichtungen untersucht. Bisher konzentrieren sich die klinischen Bemühungen weitgehend auf Impfungen, wo mRNA-Therapeutika eine Reihe von Vorteilen über die herkömmlichen Strategien bieten. Die mRNA hat jedoch auch ein großes Potenzial als Vehikel für eine lokale und systemische Proteinersatztherapie. Schließlich wird die mRNA auf ihr Potenzial für die ex vivo und in vivo [also in Organismen] Bereitstellung von Werkzeugen zur Genom-Editierung wie ZFNs und CRISPR-Cas-Nukleasen untersucht, die den Weg für nicht-virale Genom-Editierungen ebnen. [...].«[674]

So kreativ die Wissenschaftler ihre Erkenntnisse für die Verbesserung unserer Gesundheit einsetzen, so riskant können solche innovativen Techniken sein – besonders in diesem Fall, weil sich die mRNA auch für die Editierung, also die Veränderung unseres Erbguts, einsetzen lassen könnte. Hier sollte der Staat in naher Zukunft besonders wachsam sein.

Die Teilnehmer an dem Test mit einem neuen mRNA-basierten Impfstoff der Moderna mussten sich schriftlich dazu verpflichten, keinen ungeschützten Geschlechtsverkehr zu haben und auch keinen Samen zu spenden. Anscheinend wissen die Forscher dieses US-Biotech-Unternehmens sehr genau, dass sich die eingespritzte mRNA nicht nur auf das Erbgut des Teilnehmers, sondern auch auf die Keimbahn auswirken könnte.[675]

Da wir in Demokratien leben und die Gesundheitsbehörden Teil dieses demokratischen Regierungssystems sind, erscheint der Einsatz von mRNA zur Veränderung unseres Erbguts außerhalb der rein medizinischen Krankheitsbekämpfung als pure Science-Fiction. Angesichts jedoch der Tatsache, dass

> Verträge mit Pharmafirmen oftmals geheim gehalten werden
> Regierungsbeamte, Bundeswehrsoldaten und Mitglieder des Kabinetts während der Schweinegrippe einen anderen Impfstoff bekamen als die übrige Bevölkerung
> am Massachusetts Institute of Technology (MIT) entwickelte Nanoinformationen (Datenträger) zusammen mit einem Impfstoff unter die Haut gespritzt werden können[676]

heißt es vielleicht zumindest wachsam zu bleiben.

Es sollte jedenfalls möglich sein, diese Fakten zur Diskussion zu stellen, ohne gleich als »Verschwörungstheoretiker« diffamiert zu werden.

Bill Gates' Vorliebe für die mRNA-Technik entspringt womöglich seinem Faible für Zukunftstechnologien im Allgemeinen. Seit Monaten beteuert er die Notwendigkeit eines digitalen Immunitätsnachweises: »Irgendwann werden wir digitale Zertifikate haben, aus denen hervorgeht, wer [von COVID-19] genesen ist oder kürzlich getestet wurde, oder, wenn wir einen Impfstoff haben, wer diesen erhalten hat.«[677]

Wenig später stellte man auch in Deutschland (und anderswo) konkrete Überlegungen zu diesem Thema an. Am 4. Mai 2020 twitterte Gesundheitsminister Spahn: »Die Frage, ob im Falle von Corona zusätzlich ein Immunitätsausweis sinnvoll ist, sollten wir als Gesellschaft in Ruhe abwägen und debattieren. Deshalb habe ich den Deutschen Ethikrat um eine Stellungnahme gebeten.«[678]

Spahn schien noch Mitte Mai 2020 an der Idee festzuhalten, SARS-CoV-2-Infizierten bzw. Genesenen einen »Corona-Pass« (»Immunitätsausweis«) aufzuerlegen, damit ihnen, wie dem Gesetzesvorschlag zu entnehmen, bestimmte Pandemie-Lockerungen zugestanden werden könnten, die anderen nicht zuteilwürden: »Bei der Anordnung und Durchführung von Schutzmaßnahmen [...] ist in angemessener Weise zu berücksichtigen, ob und inwieweit eine Person, die eine bestimmte übertragbare Krankheit […] wegen eines bestehenden Impfschutzes oder einer bestehenden Immunität nicht oder nicht mehr übertragen kann, von der Maßnahme ganz oder teilweise ausgenommen werden kann. *§ 28, Abs.1, Satz 3 des Entwurfs.*«[679]

Kritiker befürchten, dass die Menschen durch diese Hintertür dazu gebracht werden, sich gegen Corona impfen zu lassen, obwohl sehr viele das für sich ablehnen. Dass es durchaus valide Gründe dafür gibt, sich nicht einer eilig vorangetriebenen und möglicherweise risikobehafteten Impfung auszusetzen, wurde oben bereits geschildert (siehe auch Kapitel »COVID-19-Impfung – sicher?«). Auch auf der Website der EU »Roadmap on vaccination« werden Projektvorhaben angekündigt im Hinblick auf die **Notwendigkeit** medizinischer Studien, um die Sicherheit von Impfungen zu überwachen: »Schaffung einer nachhaltigen und von mehreren Interessengruppen getragenen Plattform für EU-Anwendungsbeobachtungen nach dem **Inverkehrbringen** zur Überwachung der Sicherheit, Wirksamkeit und Auswirkungen von Impfungen.«[680]

Also selbst in der EU geht man davon aus, dass die **Sicherheit** und die **Wirksamkeit** von Impfungen trotz Marktzulassung durch staatliche Stellen **nicht unbedingt gegeben** sind. Dieser gravierende Aspekt wirft einen Schatten auch auf die philanthropischen Impfbemühungen der Bill & Melinda Gates Foundation sowie der ausführenden Organe wie z. B. der WHO.

Die **Polio-Impfkampagne** der WHO, die von der Gates-Stiftung seit Jahren massiv finanziert wird, basierte in Afrika und Asien bislang auf einer Schluckimpfung. Bis vor wenigen Jahren enthielt dieser auf die Zunge geträpfelte Impfstoff drei abgeschwächte Lebendviren-Serotypen.

Die kanadische *National Post* berichtete Ende 2019: »Der Schluckimpfstoff half zwar einigen, aber er gewann so stark an

Kraft, dass er nun auf die gleiche Weise Lähmungen hervorrufen kann wie das ursprüngliche Wild-Virus. Das Polio-Virus […] verbreitet sich bekanntlich über **kontaminierte Nahrung oder Wasser** und befällt vor allem Kinder unter 5 Jahren.«[681]

Aus diesem Grund wurde 2016 weltweit eine Aktion gestartet, wie es sie noch nie gegeben hatte: Innerhalb von zwei Wochen wurden in 155 Ländern Millionen von Polio-Impfstoffen vernichtet, und zwar die mit Serotyp 2.[682] Seitdem wird den Kindern weitgehend nur noch eine Impfung gegen die Polio-Typen 1 und 3 verabreicht. Damit hoffte man, das Problem in den Griff zu bekommen, aber dem war nicht so. Wie die WHO und die Global Polio Eradication Initiative melden, sind die durch diese Impfung verursachten Fälle von Kinderlähmung gerade in den Ländern, in denen Polio **nicht** zu den endemischen Krankheiten gehört, nun die einzige Form der dort auftretenden Kinderlähmung.[683]

Interessant zu wissen in diesem Zusammenhang ist auch, wie in einem Artikel im *The Guardian* zu lesen, dass den Kindern in Asien und Afrika die billigere Schluckimpfung mit **abgeschwächten Lebendviren** verabreicht wurde, während die teureren Spritzimpfstoffe für die westliche Welt **inaktivierte Viren** enthalten.[684] Von diesen Tot-Impfstoffen geht von vornherein keine Gefahr eines erneuten Ausbruchs aus …

Im April 2020 veröffentlichten Wissenschaftler der University of California, der PATH (einer gemeinnützigen NGO), der Bill & Melinda Gates Foundation und der Universiteit Antwerpen eine Studie über die Herstellung einer Polio-Impfung mit lebenden Viren, die gentechnisch so manipuliert worden waren, dass sie nicht mehr virulent und somit schädlich werden konnten.[685] Auf diese Weise wird versucht, den in Asien und Afrika immer noch auftretenden und durch Impfungen verursachten Lähmungen entgegenzusteuern. Die Frage ist – sind gentechnisch manipulierte Lebendviren dazu geeignet? Welche Veränderungen könnten gentechnisch manipulierte Lebendviren erfahren, sollten diese wieder in die Umwelt gelangen? Der leise Eindruck, dass Bill Gates gelegentlich mit einer gewissen Leichtfertigkeit handelt, ergibt sich auch aus Beispielen wie dem folgenden:

Im Juli 2009 startete die Path, finanziert durch die Bill & Melinda Gates Foundation, in Indien eine sogenannte HPV-Beobachtungsstudie. HPV steht für »humane Papillomaviren«, die Gebärmutterhalskrebs verursachen. Geimpft wurden die zugelassenen Stoffe Gardasil (Merck) und Cervavix (GlaxoSmithKline). Mehr als 24 000 Mädchen im Alter von 10 bis 14 Jahren wurden damit behandelt – allerdings ohne Einverständnis ihrer Eltern und ohne zu wissen, worauf sie sich einließen[686], wie ein parlamentarischer Untersuchungsausschuss in Indien feststellte.[687] Eine Klage ist derzeit beim Obersten Gericht Indiens anhängig.

Trotz dieses Skandals wird die PATH von der Bill & Melinda Gates Foundation weiterhin unterstützt.

Philanthropie und Interessenkonflikte

Anlässlich eines Forums der Bill & Melinda Gates Foundation zum Thema Epidemien und Pandemien gab die kanadische Kinderärztin Dr. Joanne Liu, Präsidentin der internationalen Organisation für medizinische Nothilfe Médecins Sans Frontières (MSF; Ärzte ohne Grenzen) ihrer Besorgnis Ausdruck.

Die folgenden mit Vorsicht formulierten Bedenken stammen aus dem Jahr 2015. Anscheinend hat sich im Laufe der Jahre nicht viel verändert: »Wir müssen uns harten Fragen stellen, wie die Mitgliedsstaaten und wichtige Geber wie die Gates Foundation die WHO finanzieren und deren Prioritäten setzen. Dies beruht nicht immer darauf, was vor Ort benötigt wird. […] Letztendlich sind es die Regierungen und nicht private Stiftungen, die ihren Bürgern gegenüber rechenschaftspflichtig sind.[688]

Die *Frankfurter Rundschau* schreibt dazu zwei Jahre später: »Die Stiftung bindet auch öffentliches Geld, weil sie ihre Finanzzusagen an die von Regierungen koppelt. Die Bundesregierung arbeitet seit 2006 mit der Stiftung und gehört zu den Financiers der Globalen Allianz für Impfstoffe (GAVI). […] Ärzte ohne Grenzen kritisieren, dass GAVI die Marktmacht der Konzerne stärkt, weil sie ihnen überteuerte Impfungen abkauft. Deren Patente auf lebenswichtige Medikamente verhindern, dass diese in ärmeren Ländern günstig hergestellt werden können. Daran hat Bill Gates Anteil: Als Microsoft-Chef hatte er sich für das Trips-Abkommen zum Schutz geistiger Eigentumsrechte eingesetzt.«[689]

Entscheidet im Grunde die Bill & Melinda Gates Foundation, in welche Gesundheitsprojekte auch unsere Steuergelder fließen?

Angesichts der Tatsache, dass die von der Stiftung gegründete globale Impf-Allianz GAVI von der deutschen Bundesregierung mit **mehr** Steuergeldern bedacht wird als die WHO, muss diese Frage zumindest erlaubt sein.

2018 hat sich die Nichtregierungsorganisation GRAIN (der 2011 für ihren Einsatz gegen »Landraub« der Right Livelihood Award zuerkannt wurde) eingehend mit den Interessenkonflikten der Bill & Melinda Gates Foundation befasst: »Die Möglichkeit, dass eine Handvoll Unternehmen das Gesundheitswesen und die Landwirtschaft in den Entwicklungsländern monopolisieren, stellt heutzutage eine sehr reale Gefahr dar. Die Bill & Melinda Gates Foundation (BMGF) […] unterstützt diese Unternehmen im Prozess der Monopolisierung, indem sie ihrem Netzwerk von NGOs enorme Summen für Aktivitäten zur Verfügung stellt, die hauptsächlich diesen ausgewählten Unternehmen zugutekommen, **an denen die Stiftung in vielen Fällen beträchtliche finanzielle Beteiligungen hält.** Neben der Gewährung solcher Zuwendungen ermöglicht die Stiftung durch das Instrument der öffentlich-privaten Partnerschaften (PPP) auch den Fluss von

Millionen von Dollar [und Euros] an Steuergeldern in Projekte, die im Wesentlichen privater Natur sind.«[690]

Bei jeder anderen Organisation würde der vorliegende Interessenkonflikt doch auffallen. Es ist erwiesen, dass die Bill & Melinda Gates Foundation zwar einen Teil ihrer Gelder in Gesundheitsprojekte investiert, gleichzeitig aber an Pharmafirmen und Konzernen beteiligt ist, die aus ebendiesen »wohltätigen Projekten« einen Riesenprofit schlagen. Es müsste auffallen, aber es tut es nicht. Somit könnte man fast geneigt sein, Global Justice Now recht zu geben, wenn es in ihrem Paper 2015 heißt: »Das vielleicht Auffälligste an der Bill & Melinda Gates Foundation ist, dass es trotz ihrer aggressiven Unternehmensstrategie und ihres außerordentlichen Einflusses auf Regierungen, Wissenschaftler und die Medien keine kritischen Stimmen gibt. Global Justice Now ist besorgt darüber, dass der Einfluss der Stiftung so allgegenwärtig ist, dass viele entwicklungspolitische Akteure, die andernfalls die Strategien und Praxis der Stiftung kritisieren würden, aufgrund der Fördergelder und des Mäzenatentums der Stiftung nicht in der Lage sind, sich unabhängig zu äußern.«[691]

Es sind die fragwürdigen Verquickungen, die stutzig machen: Private Gelder in Impfprogramme stecken und dann (wie in der derzeitigen Corona-Krise) für die eigenen visionären Projekte Regierungen an Bord holen, die mit unseren Steuergeldern den Löwenanteil der Finanzierung übernehmen.[692] Auf diese Weise werden Forschungsvorhaben von Biotechfirmen finanziert, an denen man selbst Beteiligungen hält – dies sind Ideen, auf die nur ein wirtschaftlich genial agierender Geschäftsmann kommen kann.[693]

Wer ermächtigt die Regierungen, so mit unserem Geld umzugehen – das heißt beispielsweise einer globalen Impfallianz

(GAVI) immense Steuergelder zukommen zu lassen, obwohl in deren Gremium abwechselnd unterschiedliche Repräsentanten großer Pharmakonzerne sitzen? Global Health Watch stellte fest, dass der Privatsektor im Vergleich zu den von ihm geleisteten Beiträgen einen unverhältnismäßig starken Einfluss auf GAVI ausübt.[694]

Das oft vorgebrachte Gegenargument, dass Pharmafirmen ja schließlich viel Geld in die Forschung und Entwicklung von Medikamenten stecken müssen, gehört zu den weit verbreitetsten Fake News.

Pharmafirmen ersparen sich schon einmal dadurch viel, dass die unerlässliche Basisforschung und auch teure Projektvorhaben hauptsächlich an Universitäten stattfinden, die mit öffentlichen Geldern finanziert werden. Tatsache ist auch, dass Pharmafirmen erheblich mehr Geld für Werbung und Marketing als für die Forschung und Entwicklung (F&E) ausgeben – und dass der Großteil ihrer Kosten für die Entwicklung und Herstellung von Impfungen und Medikamenten ebenfalls wieder aus Steuergeldern bestritten wird, wie zurzeit aufgrund von Corona. Über die Verwendung dieser Gelder unterliegen die Pharmafirmen jedoch erstaunlicherweise keiner Rechenschaftspflicht.

Dass und wie die Pharmafirmen ihre tatsächlichen F&E-Ausgaben seit jeher zu verschleiern versuchen, zeigt der juristische Kampf, der in den 1980er-Jahren von Merck ausgetragen (und gewonnen) wurde. Darüber berichtete eine ausführliche Arbeit der University of Oxford (2011): »Die pharmazeutische Industrie führte in den USA einen neunjährigen Kampf, **um die Offenlegung ihrer Forschungs- und Entwicklungskosten gegenüber den Untersuchungsbeauftragten des Kongresses zu verhindern**. Dieser Kampf gipfelte 1983 in einem Sieg [von Merck] vor dem Obersten Gerichtshof in der Rechtssache Bowsher gegen Merck. [...]«[695]

Die Preise für Impfungen und Medikamente sind de facto überteuert. Dies ist aber nicht das einzige Problem: Nicht nur, dass die Pharmafirmen vom Verkauf der Medikamente oder Impfungen (**notabene** hoch finanziert von unseren Steuergeldern) in Milliardenhöhe profitieren können (wie jetzt in der Corona-Krise) – sie müssen, was die von ihnen hergestellten Impfungen anbelangt, nicht einmal für die gesundheitlichen Schäden haften, die aufgrund ihrer »fehlerbehafteten« Studien entstehen.[696] (Siehe auch Kapitel »COVID-Impfung – sicher?«)

Wie man Steuern spart und seine Milliarden vermehrt

Formen der »Ausbeutung« von Steuergeldern sind jemand wie Bill Gates, der seit seiner Jugend als Geschäftsmann zu agieren weiß, nicht fremd. Global Health Watch schreibt 2016 dazu: »Gates ist Nutznießer eines globalen Wirtschaftssystems, das es einem Prozent der Weltbevölkerung ermöglicht hat, fast die Hälfte (48 Prozent) des Weltvermögens zu besitzen, während die ärmste Hälfte der Weltbevölkerung (3,5 Milliarden Menschen) nur so viel besitzt wie die reichsten 80 Menschen der Welt.[12]

Trotz des Eindrucks, dass Bill Gates sein Vermögen an Wohltätigkeitsorganisationen ›verschenkt‹, steigt sein geschätztes Nettovermögen ständig. Laut Forbes ist Gates' persönliches Vermögen von 56 Milliarden Dollar im Jahr 2011 auf 78,9 Milliarden Dollar im Jahr 2015 gestiegen – ein Anstieg von 23 Milliarden Dollar in vier Jahren, **was in etwa dem Betrag entspricht, den die BMFG** [Bill & Melinda Gates Foundation] **seit ihrer Gründung ausgezahlt hat.**[13] Im Januar 2014 berichtete der *Guardian*, dass eine 40-prozentige Erhöhung der Microsoft-Aktien das Vermögen von Bill Gates im Jahr 2013 um 15,8 **Milliarden Dollar** erhöhte.[14] Im selben Jahr gewährte die Bill & Melinda Gates Foundation Spenden in Höhe von 3,6 **Milliarden Dollar**.«[697]

Um die moralischen Implikationen der legalen Steuervermeidungen zu verdeutlichen, muss etwas weiter ausgeholt werden. Diese Praktiken sind typisch für die sechs größten Tech-Giganten im Silicon Valley[698], erfahren bei Bill Gates aber eine besondere Note. In den USA, wo Redlichkeit immerzu angepriesen und Lügner früher bloßgestellt und verachtet wurden, ist der Umgang mit Menschen, die wie Trump und Gates öffentlich »Lügen« und Halbwahrheiten von sich geben, offenbar ein anderer geworden. Selbst innerhalb von Wissenschaft und Forschung wird gelogen und vertuscht (siehe die Studien von Prof. John Ioannidis und zurückgezogene Forschungsarbeiten).[699]

Wenn die Technologieforschung Gelder von Jeffrey Epstein bekommt oder dieser die Bill & Melinda Gates Foundation veranlasst, dem Massachusetts Institute of Technology (MIT) 2 Millionen Dollar zukommen zu lassen – wie 2014 geschehen –, hat dies einen ethisch problematischen Anstrich.

Noch bevor die *New York Times* die Beziehung zwischen Gates und Epstein aufzeigte, hatte *The Guardian* im September 2019 diese Problematik wie folgt kommentiert: »Das hässliche kollektive Bild der Techno-Eliten, das aus dem Epstein-Skandal hervortritt, **entlarvt sie als ein Haufen moralisch bankrotter Opportunisten.** Ihre Ideen als aufrichtig, aber falsch zu behandeln ist zu großzügig; das einzig Aufrichtige an ihnen ist ihre Falschheit.«[700]

Auch Gates ist ein typischer Technikenthusiast und hat in seinem Leben bereits mehrmals gezeigt, dass ihn ethische Grundsätze nicht besonders interessieren.

Bekannt ist seine nicht gerade feine Art, mit Konkurrenten umzugehen, um ein Monopol aufzubauen (Gates gilt als einer der rücksichtslosesten Geschäftsführer[701]) oder seine Art, Steuern zu vermeiden – Gelder, die auf diese Weise dem Gemeinwesen vorenthalten werden.[702]

Nach einer vom US-Senat durchgeführten Anhörung im Rahmen einer Untersuchungskommission erschien am 20. September 2012 ein Report, wonach Microsoft (Gates war damals noch Geschäftsführer) mit zwar legalen, aber unethischen Methoden Steuervermeidung betrieben hat.[703]

Der *Economist* schrieb: »Bei der Anhörung wurde eine Fallstudie vorgestellt, die Microsofts Verlagerung von IP-Rechten [Urheber- bzw. Eigentumsrechte] für in Amerika entwickelte Software betraf sowie die daraus gewonnenen Einnahmen, die in Geschäftseinheiten in Puerto Rico, Irland und Singapur mit örtlich niedrigeren Steuersätzen flossen. Professor Stephen Shay von der Harvard Law School, einer der Zeugen, wies darauf hin, dass diese drei Geschäftseinheiten im Jahr 2011 einen durchschnittlichen effektiven Steuersatz von nur 4 % unterlagen und einen Gewinn vor Steuern in Höhe von 15,4 Milliarden Dollar verbuchen konnten – das sind 55 % des weltweiten Gesamtgewinns von Microsoft. Ihre 1914 Mitarbeiter erwirtschafteten jeweils einen Gewinn von, man höre und staune, 8 Mio. $ im Vergleich zu 312.000 $, die jeder der 88 000 Beschäftigten in den übrigen Microsoft-Geschäftseinheiten an Gewinn erwirtschaftete.«[704]

Der *Guardian* kommentierte 2014 dazu: »Nichts davon ist illegal, so absurd es auch erscheinen mag. Aber es ist höchst unethisch, vor allem, wenn der Vorstandsvorsitzende [von Microsoft] an die Länder appelliert, das Geld der Steuerzahler für seine Lieblingszwecke auszugeben [...].«[705]

Auch das Wirtschaftsmagazin *Forbes*, nicht als unternehmerfeindlich bekannt, hat die Praktiken von Bill Gates unter die Lupe genommen. Dort wird darauf verwiesen, dass der Reichtum von Bill Gates von seinem 10%igen Anteil an Microsoft herrührt –

aber auch von der Tatsache, dass er einen Großteil dieser Aktien nicht verkauft, sondern in seine Stiftung gesteckt hat. Aufgrund der in den USA herrschenden Gesetze konnte er dadurch Steuerzahlungen vermeiden: »Durch die Schenkung der Aktien an die Bill & Melinda Gates Foundation wird dieses Vermögen niemals besteuert werden. So haben die Tatsache, dass Kapitalgewinne nicht besteuert werden, solange der Vermögenswert gehalten wird […] und die Möglichkeit der steuerlichen Absetzung von Spenden für wohltätige Zwecke Bill Gates die vielleicht größte Steuervergünstigung aller Zeiten verschafft. Die US-Bundesregierung hat wahrscheinlich 15 bis 20 Milliarden Dollar verloren.«[706] (Hervorhebung durch die Autorin)

Ähnlich die unabhängigen Schätzungen des Steuerexperten und Juraprofessors Ray Madoff (Boston College), der die Sachlage wie folgt beschreibt: »Wenn Bill und Melinda Gates nicht ihre volle Steuerlast zahlen, muss die Öffentlichkeit den Unterschied ausgleichen oder einfach in einer Welt leben, in der Regierungen immer weniger für Bildung, Impfungen und Forschung aufbringen können und superreiche Philanthropen davon immer mehr tun.«[707]

Madoff weiter: »Die Leute sagen: ›Es ist das Geld der Reichen [das sie ausgeben können, wie sie wollen].‹ Aber wenn sie erhebliche Steuervorteile erhalten, ist es auch unser Geld. Und deshalb brauchen wir Regeln dafür, wie sie unser Geld ausgeben.«[708]

Am 17. März 2020 brachte *The Nation* einen sehr ausführlichen und hervorragend recherchierten Artikel über die Bill & Melinda Gates Foundation und ihre unklaren Verquickungen: »*The Nation* ermittelte fast 250 Millionen Dollar an wohltätigen Zuwendungen von der Gates-Foundation an Unternehmen, an denen die Stiftung Unternehmensaktien und -anleihen hält: Merck, Novartis, GlaxoSmithKline, Vodafone, Sanofi, Ericsson, LG, Medtronic, Teva und zahlreiche Start-ups. […]

Bei einer Stiftung, die einem Unternehmen, an denen sie Anteile besitzt und von dem sie finanziell profitieren wird eine wohltätige finanzielle Zuwendung gewährt, scheint offensichtlich ein Interessenkonflikt vorzuliegen [...].«[709]

Wie gut Bill Gates mit Geld umzugehen weiß, ist auch der Tatsache zu entnehmen, dass die vielen Milliarden Dollar, mit der er die Bill & Melinda Gates Foundation ausgestattet hat, ebendieser Stiftung viel Geld einbringt: »Ihr 50 Milliarden Dollar schweres Stiftungskapital hat in den letzten fünf Jahren 28,5 Milliarden Dollar an Kapitalerträgen eingebracht. Im gleichen Zeitraum hat die Stiftung nur 23,5 Milliarden Dollar an wohltätigen Spenden geleistet.«[710] Eine kluge Entscheidung, denn somit schwindet das Kapital der Stiftung nicht, sondern es akkumuliert. Nur – wie und wo wird dieses Geld investiert?

Ein Beispiel: »Gates' ›strategischer Investmentfonds‹, der laut der Stiftung dazu bestimmt ist, seine philanthropischen Ziele voranzutreiben und nicht, um Investitionserträge zu erzielen, umfasst eine Kapitalbeteiligung von 7 Millionen Dollar an der Start-up-Firma AgBiome [...].«[711] Zu deren weiteren Investoren gehören Bayer und Syngenta.[712] Die Bill & Melinda Gates Foundation hat der AgBiome über 20 Millionen Dollar an Spenden zukommen lassen, damit sie z. B. Mikroben gentechnisch so entwickelt, dass sie in der afrikanischen Landwirtschaft als »biologische Pestizide« eingesetzt werden können.[713]

Zudem hat die Bill & Melinda Gates Foundation die ersten Monate der COVID 19-Phase genutzt, um 450 Millionen Dollar in Techfirmen zu investieren: Alphabet (d.h. Google), Apple und Amazon,[714] deren Aktienkurse dank der COVID-19-Einnahmen in die Höhe geschossen sind.

Besonders bemerkenswert ist eine weitere Investition: Die philanthropische Stiftung besitzt Aktien im Wert von über 770 Millionen Dollar des Unternehmens Crown Castle – dem 5G-Unternehmen in den USA schlechthin (es hat dort bereits über 40 000 Antennen aufgestellt und ist auf Wireless spezialisiert).[715]

Nun stellt sich die Frage: Wie kann eine Stiftung, der die Gesundheit der Menschheit so explizit am Herzen liegt, in 5G investieren? Bill Gates müsste doch die Bedenken und Aufrufe der vielen Hundert Ärzte und Wissenschaftler kennen, die ein Moratorium bezüglich dieser Technik fordern, da deren Wirkung auf die Gesundheit noch nicht genügend erforscht worden ist.[716]

Das Wissen um die hochriskanten Unternehmungen und Vorhaben der Gates-Stiftung erlaubt einen differenzierten Blick – und der ist wichtig, um sich von der Ikone Bill Gates nicht blenden zu lassen.[717]

Resumée

Das Bild von Bill Gates, das von den Medien seit Jahren gezeichnet wird und ihn, wie eine US-Journalistin schon vor Jahren betonte, fast »wie einen Heiligen« erscheinen lässt, bedarf einer Revidierung.[718]

Dieses einseitige Bild kann nur durch korrekte Informationen zurechtgerückt werden, indem man einige bedenkliche Fakten aufzeigt, die in der Regel übersehen, ignoriert oder beschönigt werden – umso mehr, als er Teile der Presse mit hohen Spenden bedenkt und Regierungen seine Projekte mit enormen Summen öffentlicher Gelder finanzieren.

Zu einem vollständigen Profil von Bill Gates gehören daher nicht nur Berichte über seine philanthropischen Projekte, sondern auch die anderen Tatsachen:

1. Seine unwahren Behauptungen – er leugnete seine Beziehung zum Sexualstraftäter Epstein; er behauptete, es habe keine Simulation einer Pandemie gegeben; sein lückenhaftes Erinne-

rungsvermögen während des Kartellverfahrens gegen Microsoft etc.

2. Sein rücksichtsloses Verhalten – insbesondere gegenüber dem seinerzeit todkranken Paul Allen, seinem ehemaligen Kollegen und Mitbegründer von Microsoft; die Art, wie er als Geschäftsmann mögliche Konkurrenten aus dem Feld räumte; seine bis an die Grenzen der Legalität betriebene Steuervermeidung, wodurch seinem Land Millionen von Geldern vorenthalten werden, die üblicherweise der Bevölkerung zugutegekommen wären (insbesondere der schwarzen Minderheit, die von der aktuellen Pandemie gesundheitlich bekanntlich am meisten betroffen ist).

3. Seine fragwürdige Auffassung von Philanthropie – indem er Gelder seiner Stiftung z.B. auch Presse- und Medienunternehmen zugutekommen lässt; indem er hauptsächlich auf Impfungen fokussiert ist und die Mängel in öffentlichen Gesundheitssystemen (v. a. in Afrika, Asien) nicht mit einbezieht (das heißt, er packt die Probleme gewissermaßen nicht an der Wurzel an).

4. Seine Interessenkonflikte – indem er Spenden auch Unternehmen zukommen lässt, an denen er selbst bzw. seine Stiftung beteiligt ist.

5. Seine Strategie, Spendengelder an internationale Organisationen an seine speziellen (und von einigen Experten kritisierten) Projekte in den Bereichen Gesundheit bzw. Landwirtschaft zu knüpfen.

6. Sein gesteigertes Interesse an und die Finanzierung von innovativen Technologien, deren mögliche Risiken er in Kauf nimmt – Investitionen in fragwürdige Projekte mit Quantenpunkt-Datenspeichern, die Menschen unter die Haut gespritzt werden; Gesundheitsschäden durch Impfkampagnen oder -studien in Indien und Afrika etc.

7. Sein unaufhaltsames Bestreben, große Summen unserer Steuergelder in seine monothematische Agenda zu Schutz und Förderung der menschlichen Gesundheit zu lenken, was den staatlichen Kassen immense öffentliche Mittel entzieht.

All das ist auch Bill Gates.

ANMERKUNGEN

Vorwort

1   René Descartes (1596–1650) war ein französischer Naturwissenschaftler, Mathematiker und Philosoph. Berühmt ist sein Ausspruch »cogito, ergo sum« (dt.: »Ich denke, also bin ich.«). Das vollständige Zitat lautet: »Ich zweifle, also bin ich, oder was dasselbe ist, ich denke, also bin ich.« (lat.: dubito, ergo sum vel quod idem est, cogito, ergo sum).
https://neue-debatte.com/2017/01/24/das-ding-an-sich-wahrheit-und-erkenntnis/

2   https://www.tagesschau.de/multimedia/sendung/ts-37871.html (bei 7:57)

3   https://www.thailandmedical.news/news/breaking-covid-19-vaccine-experts-from-imperial-college-london-and-university-college-london-say-that-covid-19-vaccine-might-not-be-effective-for-the-

4   https://www.europarl.europa.eu/doceo/document/TA-9-2020-0203_DE.pdf

5   http://portalpb.bplaced.net/hagia/ApossibleoriginforSARS-CoV-2_200520_updated.pdf
https://www.researchgate.net/publication/340924249_Is_considering_a_genetic-manipulation_origin_for_SARS-CoV-2_a_conspiracy_theory_that_must_be_censored
»Due to the gravity of SARS-CoV-2 impact on humanity, researchers have the responsibility to carry out a thorough analysis, beyond any personal research interests, of all possible causes for SARS-CoV-2 emergence. Unfortunately, theories that consider a possible artificial origin for SARS-CoV-2 are censored by international scientific journals as they seem to support conspiracy theories. Genetic manipulation of SARS-CoV-2 may have been carried out in any laboratory in the world with access to the backbone sequence and the necessary equipment.«

6   https://www.theguardian.com/technology/2017/apr/25/google-launches-major-offensive-against-fake-news
https://www.semrush.com/blog/how-google-is-handling-covid-19-google-news-update/

7   https://www.telekom.com/de/konzern/digitale-verantwortung/details/sind-algorithmen-objektiv-eine-illusion--575036
https://www.spiegel.de/spiegel/richard-david-precht-die-digitalisierung-bedroht-alles-was-ist-a-1204080.html

8   https://www.thailandmedical.news/news/facebook-does-it-again--this-time-labeling-news-about-far-uvc-light-research-by-columbia-university-as-fake

9   https://www.ema.europa.eu/en/news/gvk-biosciences-european-medicines-agency-confirms-recommendation-suspend-medicines-over-flawed
    https://ebm.bmj.com/content/23/5/165

1. Der Ursprung von SARS-Cov-2 – Labor oder Grotte?

10 https://www.nbcnews.com/news/asian-america/trump-tweets-about-coronavirus-using-term-chinese-virus-n1161161
11 https://www.freitag.de/autoren/der-freitag/welt-im-fieber
12 https://www.freitag.de/autoren/der-freitag/welt-im-fieber
13 https://www.freitag.de/autoren/der-freitag/welt-im-fieber
14 https://www.general-anzeiger-bonn.de/news/panorama/das-sagt-ein-schweizer-professor-zu-fledermaeusen-und-einem-super-virus_aid-50190369
15 https://onlinelibrary.wiley.com/doi/full/10.1002/jmv.25723
16 https://www.sciencedirect.com/science/article/pii/S1567134820301829
17 https://www.pnas.org/content/117/17/9241
18 https://www.badische-zeitung.de/im-elsass-soll-es-schon-im-november-den-ersten-corona-fall-gegeben-haben--185393628.html
19 https://www.aerzteblatt.de/nachrichten/112623/COVID-19-Erste-Erkrankung-in-Frankreich-bereits-Ende-Dezember
20 https://it.reuters.com/article/idITKBN21D30J
21 https://news.cgtn.com/news/2020-03-23/Italian-expert-talks-about-strange-pneumonia-cases-in-November-P68sAd0p6o/index.html
22 https://www.liberoquotidiano.it/news/italia/23035671/paolo-becchi-coronavirus-primi-casi-ottobre-polmoniti-anomale-giornali-locali.html
23 https://influenza.rki.de/Wochenberichte/2019_2020/2019-47.pdf
24 https://twitter.com/globaltimesnews/status/1237974799999062016
25 https://www.thehour.com/news/coronavirus/article/Could-coronavirus-have-been-in-CT-last-fall-15249711.php
    »Daniel Deforte hadn't had a fever in about 10 years. Admittedly, every fall, the 36-year-old Norwalk resident would get sick, but never like he did last November. For three days, Deforte was struck with a 103-degree fever. His two boys, ages 2 and 4, and his wife, 35, also came down with the intense illness. Altogether, Deforte said the family was sick for about two months.«We all had extremely high fevers. It was very hard for me to breathe. There was a lot of coughing. It's taken us months to get over this coughing,« Deforte said.[…] . »The family was tested for the flu, but results came back negative. […] When the first case was confirmed in Connecticut on March 8, Deforte and his family began seriously questioning whether their illness was actually the coronavirus.«
26 https://www.cnbc.com/2019/12/26/ed-aschoffs-death-how-often-does-pneumonia-kill-healthy-adults.html
    »Awful. First time ever hospitalized. Needed CPAP machine, hated it. 1 week in hospital. Sense of taste affected for like three weeks.«
27 https://www.cnbc.com/2019/12/26/ed-aschoffs-death-how-often-does-pneumonia-kill-healthy-adults.html
28 https://www.nationalreview.com/2020/03/coronavirus-pandemic-california-herd-immunity/
    »[…] California health officials have identified 16 outbreaks since the start of the flu season Sept. 29. Flu cases, hospitalizations and flu deaths are all higher than anticipated, according to the health department.«

29 https://www.accuweather.com/en/health-wellness/why-this-years-flu-season-is-worse-than-last-year/653878
https://www.cdc.gov/coronavirus/2019-ncov/covid-data/covidview/04102020/ilnet-age-data.html

30 https://www.sueddeutsche.de/wissen/coronavirus-beginn-pandemie-1.4900661

31 https://www.medrxiv.org/content/10.1101/2020.03.24.20042291v1.full.pdf
»The spread of a novel pathogenic infectious agent eliciting protective immunity is typically characterised by three distinct phases: (I) an initial phase of slow accumulation of newinfections (often undetectable), (II) a second phase of rapid growth in cases of infection,disease and death, and (III) an eventual slow down of transmission due to the depletion of susceptible individuals, typically leading to the termination of the (first) epidemic wave.Before the implementation of control measures (e.g. social distancing, travel bans, etc.) and under the assumption that infection elicits protective immunity, epidemiological theory indicates that the ongoing epidemic of SARS-CoV-2 will conform to this pattern.«

32 https://www.outbreakobservatory.org/outbreakthursday-1/1/9/2020/united-states-influenza-2019-2020-season

33 https://www.medrxiv.org/content/10.1101/2020.06.13.20129627v1.full.pdf+html

34 https://www.pnas.org/content/early/2020/04/07/2004999117

35 https://www.cambridge-news.co.uk/news/uk-world-news/covid-19-coronavirus-older-thought-18111543
»The virus may have mutated into its final ›human-efficient‹ form months ago, but stayed inside a bat or other animal or even human for several months without infecting other individuals« [...] »Then, it started infecting and spreading among humans between September 13 and December 7, generating the network we present in [the journal] Proceedings of the National Academy of Sciences.«

36 https://www.ifg-ms.de/den-urspruengen-des-coronavirus-auf-der-spur/

37 https://www.sciencedaily.com/releases/2020/04/200409085644.htm

38 https://www.ifg-ms.de/den-urspruengen-des-coronavirus-auf-der-spur/

39 https://www.preprints.org/manuscript/202005.0332/v2

40 https://www.sciencedirect.com/science/article/pii/S1567134820301829?via%3Dihub
»To date, the genetically closest-known lineage is found in horseshoe bats (BatCoV RaTG13) (Zhou et al., 2020). However, this lineage shares 96% identity with SARS-CoV-2, which is not sufficiently high to implicate it as the immediate ancestor of SARS-CoV-2. The zoonotic source of the virus remains unidentified at the date of writing (April 23 2020).«

41 https://www.pnas.org/content/117/17/9241
https://www.nature.com/articles/d41586-020-01541-z

42 https://www.nytimes.com/2020/05/03/us/politics/coronavirus-pompeo-wuhan-china-lab.html

43 https://web.archive.org/web/20191103060748/https://results.wuhan2019mwg.cn/file/RESULTS-7th%20CISM%20Military%20World%20Games-%E6%80%B-B%E6%88%90%E7%BB%A9%E5%86%8C.pdf

44 https://www.lastampa.it/sport/2020/05/07/news/coronavirus-lo-schermidore-tagliariol-a-wuhan-gia-ad-ottobre-ci-siamo-ammalati-tutti-con-febbre-e-tosse-1. 38815524
»Ho avuto febbre e tosse per 3 settimane - dice lo spadista azzurro – e gli antibiotici non hanno fatto niente; poi è toccato a mio figlio e alla mia compagna. Non sono un medico, ma i sintomi sembrano quelli del covid-19.«

45 https://www.tagesschau.de/sport/sportschau/militaerweltspiele-wuhan-101.html

46 https://www.scmp.com/news/china/society/article/3075051/chinese-foreign-ministry-spokesman-tweets-claim-us-military
    https://thediplomat.com/2020/03/chinese-foreign-ministry-spokesperson-implies-us-military-brought-coronavirus-to-wuhan/

47 https://www.rfa.org/english/news/china/wuhan-lawsuit-03262020122653.html
    https://www.chinajusticeobserver.com/a/a-wuhan-lawyer-suing-the-us-government-over-covid-19

48 https://www.rfa.org/english/news/china/wuhan-lawsuit-03262020122653.html
    »From Sept. 2019 to Mar. 2020, the U.S. Government and the CDC knowingly disclosed the wrong public health information in the name of »influenza« when some of the influenza patients were actually infected with some undetermined type of virus (which was later proved to be COVID-19), [...]«

49 https://www.accuweather.com/en/health-wellness/why-this-years-flu-season-is-worse-than-last-year/653878

50 https://www.ndtv.com/world-news/us-lawyer-files-20-trillion-lawsuit-against-china-for-coronavirus-outbreak-2199640
    https://www.wptv.com/news/region-s-palm-beach-county/boca-raton/class-action-lawsuit-filed-in-south-florida-blames-china-for-coronavirus-seeks-billions-in-damages
    https://www.sundayguardianlive.com/news/covid-19-biological-weapon-alleges-us-lawyer-sued-china

51 https://ago.mo.gov/home/news/2020/04/21/missouri-attorney-general-schmitt-files-lawsuit-against-chinese-government

52 http://www.zis-online.com/dat/artikel/2012_4_655.pdf

53 https://www.forbes.com/sites/rachelsandler/2020/04/13/nearly-30-of-americans-believe-the-coronavirus-came-from-a-lab-despite-complete-lack-of-evidence/#7955d2f55774

54 https://www.pewresearch.org/global/2020/04/21/u-s-views-of-china-increasingly-negative-amid-coronavirus-outbreak/

55 https://www.vox.com/2020/4/23/21226484/wuhan-lab-coronavirus-china

56 https://www.lindependant.fr/2020/04/24/coronavirus-diplomee-a-montpellier-une-chercheuse-chinoise-nouvelle-cible-des-complotistes,8860787.php

57 https://www.reuters.com/article/us-usa-china-patents/in-a-first-china-knocks-us-from-top-spot-in-global-patent-race-idUSKBN21P1P9

58 https://www.newsweek.com/military-general-says-intelligence-remains-inconclusive-about-whether-coronavirus-came-lab-1497889
    »It should be no surprise to you that we've taken a keen interest in that, and we've had a lot of intelligence take a hard look at that,« he said. »And I would just say, at this point, it's inconclusive. Although the weight of evidence seems to indicate ›natural.‹ But we don't know for certain.«

59 https://www.bbc.com/news/science-environment-52318539
    »One online theory, that went viral in January, suggested the virus could have been engineered in a lab as a bioweapon. This allegation has been repeatedly dismissed by scientists, who note that studies show the virus originated in animals – most likely in bats.«

60 https://www.focus.de/gesundheit/news/verschwoerungstheorie-endgueltig-widerlegt-nicht-aus-dem-labor-forscher-beweisen-dass-sars-cov-2-natuerlich-entstanden-ist_id_11801624.html
    https://www.deutschlandfunk.de/erforscht-entdeckt-entwickelt-meldungen-aus-der-wissenschaft.676.de.html?dram:article_id=472766
    https://www.repubblica.it/salute/medicina-e-ricerca/2020/03/19/news/coronavirus_l_analisi_del_suo_genoma_svela_l_origine_naturale-251680316/

https://www.zeit.de/news/2020-04/15/coronavirus-aus-dem-labor-warum-das-nicht-plausibel-ist

61   https://www.pharmazeutische-zeitung.de/sars-cov-2-ist-produkt-der-natuerlichen-evolution/
     https://www.aerzteblatt.de/nachrichten/111184/Wissenschaftler-beweisen-dass-SARS-CoV-2-durch-natuerliche-Selektion-entstanden-ist

62   https://www.focus.de/gesundheit/news/verschwoerungstheorie-endgueltig-wider-legt-nicht-aus-dem-labor-forscher-beweisen-dass-sars-cov-2-natuerlich-entstanden-ist_id_11801624.html
     https://www.deutschlandfunk.de/erforscht-entdeckt-entwickelt-meldungen-aus-der-wissenschaft.676.de.html?dram:article_id=472766
     https://www.repubblica.it/salute/medicina-e-ricerca/2020/03/19/news/coronavirus_l_analisi_del_suo_genoma_svela_l_origine_naturale-251680316/
     https://www.zeit.de/news/2020-04/15/coronavirus-aus-dem-labor-warum-das-nicht-plausibel-ist

63   https://www.nature.com/articles/s41591-020-0820-9
     »It is improbable that SARS-CoV-2 emerged through laboratory manipulation of a related SARS-CoV-like coronavirus.«

64   https://www.nature.com/articles/s41591-020-0820-9
     »In theory, it is possible that SARS-CoV-2 acquired RBD mutations (Fig. 1a) during adaptation to passage in cell culture, as has been observed in studies of SARS-CoV[11]«

65   https://www.nature.com/articles/s41591-020-0820-9
     »Although the evidence shows that SARS-CoV-2 is not a purposefully manipulated virus, it is currently impossible to prove or disprove the other theories of its origin described here.«

66   https://www.nature.com/articles/s41591-020-0820-9
     »Selection during passage
     Basic research involving passage of bat SARS-CoV-like coronaviruses in cell culture and/or animal models has been ongoing for many years in biosafety level 2 laboratories across the world[27], and there are documented instances of laboratory escapes of SARS-CoV28. We must therefore examine the possibility of an inadvertent laboratory release of SARS-CoV-2.«

67   https://www.nature.com/articles/s41591-020-0820-9
     »More scientific data could swing the balance of evidence to favor one hypothesis over another.«

68   https://www.motherjones.com/politics/2020/05/the-non-paranoid-persons-guide-to-viruses-escaping-from-labs/
     »Despite many experts' skepticism, no one I talked to said they could confidently rule out the possibility that it accidentally escaped from a lab that was studying it.«

69   https://www.sciencedirect.com/science/article/pii/S0166354220300528
     https://www.ncbi.nlm.nih.gov/pmc/articles/PMC7114094/

70   https://www.cell.com/molecular-cell/pdf/S1097-2765(20)30264-1.pdf?_returnURL=https%3A%2F%2Flinkinghub.elsevier.com%2Fretrieve%2Fpii%2FS1097276520302641%3Fshowall%3Dtrue

71   https://healthcare-in-europe.com/de/news/forscher-klaeren-aktivierung-von-sars-cov-2.html

72   https://www.virology.ws/2020/05/14/sars-cov-2-furin-cleavage-site-revisited/
     »Neither do SARS-related CoVs found in bats, including RaTG13, the virus with the closest overall genome sequence identity with SARS-CoV-2.«

73 https://www.virology.ws/2020/05/14/sars-cov-2-furin-cleavage-site-revisited/
    »a low probability but not implausible event«
74 https://www.virology.ws/2020/05/14/sars-cov-2-furin-cleavage-site-revisited/
    https://link.springer.com/article/10.1186/s12934-018-1020-x
    https://www.ncbi.nlm.nih.gov/pmc/articles/PMC3168280/
75 https://www.spektrum.de/news/risiken-in-der-virenforschung/1727156
76 https://www.ncbi.nlm.nih.gov/pmc/articles/PMC4797993/
77 https://www.the-scientist.com/news-opinion/lab-made-coronavirus-triggers-de-
    bate-34502
78 https://journals.plos.org/plosmedicine/article/authors?id=10.1371/journal.pmed.
    0030149
79 https://www.voanews.com/east-asia-pacific/voa-news-china/who-experts-arrive-
    china-probe-covid-19-origins
80 https://www.nytimes.com/2020/07/08/health/coronavirus-origin-china-lucey.html
81 https://sciencespeaksblog.org/2020/06/30/covid-19-covid-eight-questions-for-the-
    who-team-going-to-china-next-week-to-investigate-pandemic-origins/
    »6. […] it is important to address questions about any potential laboratory source of
    the virus, whether in Wuhan or elsewhere e.g. What kind, if any, »Gain-of-Function«
    experiments were done with coronaviruses in any laboratories in Wuhan, or else-
    where in China, or in foreign laboratories in collaboration with other countries in-
    cluding the USA, Singapore, Australia, France, Netherlands, or any others?
    7. Were any type of laboratory ferret-to-ferret passage of coronaviruses performed
    whether in Wuhan or elsewhere in China, or in collaboration with foreign laborato-
    ries? If so, what viruses were studied and what were the results? Were coronaviruses
    studied in any ferret-to-ferret studies that came from different animal e.g., bats, pan-
    golins, and/or other animals?«
82 https://www.cambridge.org/core/services/aop-cambridge-core/content/view/DBBC
    0FA6E3763B0067CAAD8F3363E527/S2633289220000083a.pdf/biovacc19_a_candidate_
    vaccine_for_covid19_sarscov2_developed_from_analysis_of_its_general_method_of_
    action_for_infectivity.pdf
    https://www.cambridge.org/core/journals/qrb-discovery/article/biovacc19-a-candi-
    date-vaccine-for-covid19-sarscov2-developed-from-analysis-of-its-general-meth-
    od-of-action-for-infectivity/DBBC0FA6E3763B0067CAAD8F3363E527
83 https://www.sciencedirect.com/science/article/pii/S2211124720030921
84 https://abcnews.go.com/Health/virologists-vigorously-debunk-study-origins-coro-
    navirus/story?id=71097846
85 https://www.tandfonline.com/doi/full/10.1080/17460441.2019.1581171
    »Panels of zoonotic, epidemic, and pre-emergent viruses synthesized by reverse ge-
    netics techniques encompass a diverse array for use in high-throughput platforms
    for the discovery of countermeasures that are effective against the broadest range of
    CoVs without being reliant on procuring clinical isolates.«
86 https://ccnationalsecurity.org/covid-19-virus-has-properties-that-have-never-
    been-found-in-nature-before/
    »That includes the editorial decisions of scientific and medical journals, which seem
    to favour, overwhelmingly, the narrative that the COVID-19 pandemic is just ano-
    ther naturally-occurring outbreak, even to the extent of censoring opposing views.«
87 https://www.businessinsider.com/nih-lifts-ban-on-flu-mers-sars-virus-gain-of-
    function-research-2017-12?IR=T
88 http://portalpb.bplaced.net/hagia/ApossibleoriginforSARS-CoV-2_200520_updat-
    ed.pdf

https://www.researchgate.net/publication/340924249_Is_considering_a_genetic-manipulation_origin_for_SARS-CoV-2_a_conspiracy_theory_that_must_be_censored
»Due to the gravity of SARS-CoV-2 impact on humanity, researchers have the responsibility to carry out a thorough analysis, beyond any personal research interests, of all possible causes for SARS-CoV-2 emergence. Unfortunately, theories that consider a possible artificial origin for SARS-CoV-2 are censored by international scientific journals as they seem to support conspiracy theories. Genetic manipulation of SARS-CoV-2 may have been carried out in any laboratory in the world with access to the backbone sequence and the necessary equipment. New technologies based on synthetic genetics platforms even allow the reconstruction of viruses based on their genomic sequence, without the need of a natural isolate.60Xiao Qiang, a research scientist at the School of Information at the University of California at Berkeley, recently stated: »To understand exactly how this virus has originated is critical knowledge for preventing this from happening in the future.«

89 https://www.sciencedirect.com/science/article/pii/S2211124720309219

2. Hochsicherheitslabore – die Welt spielt russisches Roulette

90 https://www.motherjones.com/politics/2020/05/the-non-paranoid-persons-guide-to-viruses-escaping-from-labs/
»Using 2010 data from the CDC, one expert estimated that somewhere in the United States, »a breach of containment happens about twice weekly.« Some have involved deadly agents including anthrax, avian flu, and Ebola.«

91 https://wjla.com/news/local/cdc-shut-down-army-germ-lab-health-concerns

92 https://www.theguardian.com/science/2014/dec/04/-sp-100-safety-breaches-uk-labs-potentially-deadly-diseases

93   https://www.ncbi.nlm.nih.gov/pmc/articles/PMC416634/?report=classic

94 https://www.the-scientist.com/news-opinion/nih-cancels-funding-for-bat-corona-virus-research-project-67486

95 https://www.nature.com/news/polopoly_fs/1.21487!/menu/main/topColumns/topLeftColumn/pdf/nature.2017.21487.pdf?origin=ppub

96 http://english.whiov.cas.cn/ne/201806/t20180604_193863.html

97 https://www.foxnews.com/politics/u-s-canada-have-funded-chinese-lab
https://www.ncbi.nlm.nih.gov/pmc/articles/PMC5755715/

98 https://olaw.nih.gov/assured/app/index.html#FOREIGN

99 https://www.ncbi.nlm.nih.gov/pmc/articles/PMC5708621/

100 https://www.galvnews.com/news/free/article_daafd290-4015-5e83-aeb2-c038036da0d9.html

101 https://www.galvnews.com/news/free/article_daafd290-4015-5e83-aeb2-c038036da0d9.html

102 https://www.merkur.de/welt/coronavirus-china-trump-labor-wuhan-usa-ursprung-deutschland-who-maas-tests-forscher-sars-cov-2-zr-13652338.html
https://www.repubblica.it/cronaca/2020/03/25/news/coronavirus_tg_leonardo_esperimento_cinese_pipistrelli-252312426/
https://it.businessinsider.com/una-ricerca-del-2015-descrive-la-creazione-di-un-virus-dal-coronavirus-di-pipistrello-un-senatore-usa-la-cina-certifichi-che-2019-ncov-non-e-una-bio-arma/

103 http://www.fledermauskasten.net/fledermauskot/
https://shop.annibat.com/fledermausguano/

https://www.gardeningknowhow.com/composting/manures/bat-guano-fertilizer.htm
104 https://www.ncbi.nlm.nih.gov/pmc/articles/PMC5708621/
105 https://journals.plos.org/plospathogens/article?id=10.1371/journal.ppat.1006698
106 https://www.morgenpost.de/printarchiv/panorama/article103482318/China-riegelt-
Sars-Labor-ab.html
107 https://www.ncbi.nlm.nih.gov/pmc/articles/PMC416634/
108 https://www.pnas.org/content/117/17/9241
109 https://www.spektrum.de/news/risiken-in-der-virenforschung/1727156
110 https://www.military.com/daily-news/2019/11/24/cdc-inspection-findings-reveal-
more-about-fort-detrick-research-suspension.html
111 https://wjla.com/news/local/cdc-shut-down-army-germ-lab-health-concerns
112 https://www.militarytimes.com/news/your-army/2019/08/12/senator-asking-ques-
tions-about-army-lab-shutdown/
»I was disappointed to have learned of this situation through press reports, rather
than from the Army directly, even though it happened several weeks ago,«
113 https://www.ncbi.nlm.nih.gov/pmc/articles/PMC4797993/
114 https://www.nature.com/articles/s41598-017-15416-3#Sec30
»We made changes to the sequence of the filovirus […] including: mutating the furin
cleavage site«
115 https://www.usamriid.army.mil/publicationspage.htm
116 https://www.military.com/daily-news/2019/11/24/cdc-inspection-findings-reveal-
more-about-fort-detrick-research-suspension.html
»The inspection findings also found that USAMRIID did not have a complete, ac-
curate inventory of its select agents.«
117 https://wjla.com/news/local/cdc-shut-down-army-germ-lab-health-concerns
118 https://www.ijidonline.com/article/S1201-9712(18)34828-8/fulltext
119 https://www.nbcwashington.com/news/local/health-officials-to-give-update-af-
ter-respiratory-illness-sickens-dozens-at-virginia-retirement-community/135890/
120 https://edition.cnn.com/2019/07/11/us/virginia-retirement-community-respiratory-
illness-outbreak/index.html
»Health officials said respiratory outbreaks at facilities housing vulnerable, older
adult populations are not uncommon. But health officials usually see about five to 10
outbreaks a year in the winter and flu season. This recent outbreak was different
because it occurred in July.«
121 https://www.nbcwashington.com/news/local/health-officials-to-give-update-af-
ter-respiratory-illness-sickens-dozens-at-virginia-retirement-community/135890/
122 https://medium.com/@nkalex/can-thinking-outside-the-box-lead-to-immediate-
solutions-for-the-covid19-pandemic-258dfc036afe
123 https://petitions.whitehouse.gov/petition/petition-information-fort-detrick-1
124 https://www.ncbi.nlm.nih.gov/pmc/articles/PMC4797993/
https://www.tagesspiegel.de/wissen/forschung-an-mers-viren-geht-weiter-aus-
nahmeregelung-fuer-umstrittene-experimente/11154246.html
125 https://www.sciencemag.org/news/2019/02/exclusive-controversial-experiments-m
ake-bird-flu-more-risky-poised-resume
126 https://scilogs.spektrum.de/fischblog/coronavirus-labor/
127 https://scilogs.spektrum.de/fischblog/coronavirus-labor/
128 https://www.nature.com/articles/nm.3985
»Using the SARS-CoV reverse genetics system[2], we generated and characterized a
chimeric virus.« – »Similarly to SARS, SHC014-MA15 also required a functional
ACE2 molecule for entry« – »to cause robust infection in both human airway cultures

and in mice«- »Additionally, in vivo experiments demonstrate replication of the chimeric virus in mouse lung with notable pathogenesis.«

129 https://www.the-scientist.com/news-opinion/lab-made-coronavirus-triggers-debate-34502
»The only impact of this work is the creation, in a lab, of a new, non-natural risk.«

130 https://www.health.mil/Military-Health-Topics/Health-Readiness/Biological-Surveillance-Tools/Dugway-Proving-Ground

131 https://www.theguardian.com/us-news/gallery/2017/aug/17/dugway-proving-ground-utah-top-secret-in-pictures

132 https://www.businessinsider.com/us-government-tests-deadly-chemical-warfare-agents-utah-2019-10?r=DE&IR=T
»[…] In 2011, the facility slipped up again: It went on lockdown after workers lost a vial containing the VX nerve agent. Nobody was permitted to enter or exit the facility, not even the employees.
And in 2016, the CDC and the Department of Defense launched a major investigation when a review team found that Dugway had been operating dangerously for several years without the government's knowledge. USA Today reported »egregious failures« by the facility's leadership and staff. The reports singled out the head colonel in command at Dugway, Brig. Gen. William King.
The Army's accountability investigation recognized King as unqualified, lacking the education and training to effectively oversee biosafety procedures crucial to Dugway's operation. […] under King's command, the facility mistakenly shipped live anthrax to other labs. And not just once, but multiple times. For over a decade.
That same report revealed that workers had been regularly and deliberately manipulating data in important records. Records meant to verify that pathogens being transported elsewhere were killed and safe for researchers to handle without protective gear.«

133 https://www.spiegel.de/politik/deutschland/us-armee-setzte-anthrax-bei-uebungen-in-deutschland-ein-a-1043247.html

134 https://www.spiegel.de/politik/ausland/anthrax-bakterien-us-militaer-verschickt-lebende-bakterien-a-1035890.html

135 https://www.spiegel.de/politik/deutschland/us-armee-setzte-anthrax-bei-uebungen-in-deutschland-ein-a-1043247.html

136 https://www.focus.de/politik/deutschland/sporen-wegen-unregelmaessigkeiten-noch-aktiv-us-armee-setzte-milzbrand-erreger-in-deutschland-ein_id_4809727.html

137 https://www.ncbi.nlm.nih.gov/pmc/articles/PMC3828982/

138 https://www.reuters.com/article/us-maryland-lawsuit-infections/johns-hopkins-bristol-myers-must-face-1-billion-syphilis-infections-suit-idUSKCN1OY1N3

139 https://www.hopkinsmedicine.org/guatemala_study/
»Johns Hopkins expresses profound sympathy for individuals and families impacted by the deplorable 1940s syphilis study conducted by the U.S. government in Guatemala. This was not a Johns Hopkins study. Johns Hopkins did not initiate, pay for, direct or conduct the study in Guatemala. No nonprofit university or hospital has ever been held liable for a study conducted by the U.S. government.
It has been well established by a Presidential Commission that this unconscionable research was funded and executed by the United States government.«

140 https://www.hopkinsmedicine.org/guatemala_study/

141 http://164.100.47.5/newcommittee/reports/EnglishCommittees/Committee%20on%20Health%20and%20Family%20Welfare/72.pdf

142 https://hrln.org/litigation/supreme-court-admits-writ-petition-against-licensing-and-trials-with-cervical-cancer-vaccines-implicating-the-drugs-controller-of-india-path-icmr-and-others-ordering-government-of

143 https://science.sciencemag.org/content/310/5745/77

144 https://www.nih.gov/news-events/news-releases/experimental-vaccine-protects-mice-against-deadly-1918-flu-virus

145 https://www.spektrum.de/news/risiken-in-der-virenforschung/1727156

146 https://www.nature.com/news/safety-doesn-t-happen-by-accident-1.15626

3. Müssen wir Angst vor COVID-19 haben? Gute und schlechte Nachrichten

147 https://www.businessinsider.de/wissenschaft/vitamin-d-mangel-haengt-womoeglich-mit-covid-19-sterblichkeit-zusammen/

148 https://www.welt.de/vermischtes/article207567359/Untersuchung-in-Suedkorea-So-breitet-sich-das-Coronavirus-im-Grossraumbuero-aus.html
https://www.spiegel.de/wissenschaft/medizin/coronavirus-wo-das-corona-infektionsrisiko-am-groessten-ist-a-8bbec181-1af9-41f7-adf7-e5aeb08f1524

149 https://wwwnc.cdc.gov/eid/article/26/8/20-0633_article

150 http://html.rhhz.net/zhlxbx/028.htm
https://www.spiegel.de/wissenschaft/medizin/coronavirus-wo-das-corona-infektionsrisiko-am-groessten-ist-a-8bbec181-1af9-41f7-adf7-e5aeb08f1524

151 https://www.bloomberg.com/opinion/articles/2020-05-15/will-i-get-coronavirus-at-the-grocery-store-unlikely
»›There are some trends emerging,‹ […]. ›Spending time dining together, being in public transport,‹ might risk spreading the disease, but ›going to a market briefly, for five minutes or a transient encounter while you walk or run past someone, those are low risks.‹«

152 https://www.bloomberg.com/opinion/articles/2020-05-15/will-i-get-coronavirus-at-the-grocery-store-unlikely

153 https://www.spiegel.de/wirtschaft/unternehmen/corona-ausbruch-bei-toennies-zahl-der-infizierten-steigt-auf-mehr-als-1000-a-e121dcac-571d-43eb-9c0c-325e1752dbd1

154 https://www.theguardian.com/world/2020/may/15/us-coronavirus-meat-packing-plants-food
»At least 12 of the 25 hotspots in the US – counties with the highest per-capita infection rates – originated in meat factories where employees work side by side in cramped conditions, according to an analysis by the Guardian.«

155 https://www.theguardian.com/environment/2020/may/14/everyones-on-top-of-you-sneezing-and-coughing-life-inside-irelands-meat-plants-Covid-19
»The greatest risks are during eight-hour shifts on the factory floor where they work half a metre or less apart from colleagues on the production line. They say factories have not been making sure that workers had personal protective equipment, or abiding by social distancing guidelines.

156 https://www.theguardian.com/environment/2020/may/14/everyones-on-top-of-you-sneezing-and-coughing-life-inside-irelands-meat-plants-Covid-19
›There was no social distancing,‹ says Marco. ›You had to go through areas where everyone was on top of themselves, sneezing and coughing.‹
›They didn't give us masks or gloves. We had to buy our own,‹ said Florin. ›People are scared, they say it's not safe.‹«

157 https://www.theguardian.com/world/2020/may/15/us-coronavirus-meat-packing-plants-food

158 https://www.faz.net/aktuell/gesellschaft/gesundheit/coronavirus/klimaanlagen-koennten-corona-ausbrueche-bei-toennies-beguenstigt-haben-16830627.html

159 https://taz.de/Das-Coronavirus-in-den-USA/!5683104/
https://www.provisioneronline.com/articles/109306-processing-plants-must-shift-covid-19-focus-to-ventilation-breakrooms-locker-rooms

160 https://www.theguardian.com/environment/2020/may/11/chaotic-and-crazy-meat-plants-around-the-world-struggle-with-virus-outbreaks

161 https://www.who.int/ith/diseases/sars/en/

162 https://www.ncbi.nlm.nih.gov/pmc/articles/PMC4611517/

163 https://www.huffingtonpost.it/entry/pregliasco-virus-sembra-meno-pesante-forse-si-modifica-ma-prepariamoci-al-peggio_it_5ebb9f4ac5b67ed696c4a776

164 https://www.ilgiorno.it/milano/cronaca/coronavirus-1.5134557

165 https://www.lasicilia.it/news/salute/348429/coronavirus-remuzzi-mario-negri-i-nuovi-positivi-non-sono-contagiosi.html

166 https://www.nature.com/articles/s41586-020-2196-x
https://www.charite.de/service/pressemitteilung/artikel/detail/coronavirus_virologische_details_zur_muenchner_fallgruppe/

167 https://www.ndr.de/nachrichten/info/47-Coronavirus-Update-Mutationen-koennen-auch-Hoffnung-bieten,podcastcoronavirus222.html

168 https://flexikon.doccheck.com/de/Deletion

169 https://europepmc.org/article/med/30310104

170 https://www.spiegel.de/wissenschaft/medizin/coronavirus-mutationen-betreffen-auch-schluesselprotein-was-das-bedeutet-a-a29c656f-0dd6-4509-aecf-5a4de178d0df

171 https://jvi.asm.org/content/jvi/early/2020/04/30/JVI.00711-20.full.pdf

172 https://www.npr.org/sections/goatsandsoda/2020/05/08/852081139/the-coronavirus-is-mutating-thats-normal-does-that-mean-it-s-more-dangerous

173 https://www.nejm.org/doi/full/10.1056/NEJMp2003762

174 https://www.spiegel.de/wissenschaft/medizin/coronavirus-mutationen-betreffen-auch-schluesselprotein-was-das-bedeutet-a-a29c656f-0dd6-4509-aecf-https://www.merkur.de/welt/corona-impstoff-jens-spahn-ende-pandemie-vorbei-wann-cdu-berlin-merkel-jahre-Covid-19-lockdown-medikament-zr-13749678.html5a4de178d0df

175 https://www.n-tv.de/panorama/Karliczek-daempft-Impfstoff-Erwartungen-article21757571.html

176 https://www.faz.net/aktuell/politik/inland/kanzleramtschef-herdenimmunitaet-keine-taugliche-strategie-gegen-coronavirus-16731932.html

177 https://www.deutschlandfunk.de/covid-19-wie-man-herdenimmunitaet-erreicht.676.de.html?dram:article_id=475006

178 https://www.spectator.co.uk/article/herd-immunity-may-only-need-a-10-per-cent-infection-rate
»[…] will only be achieved when 60 per cent of people have been infected. It is more likely, […] that the true figure lies between 10 and 20 per cent.

179 https://www.spectator.co.uk/article/herd-immunity-may-only-need-a-10-per-cent-infection-rate
[…] is based on the idea that we are all equally likely to contract the virus. In reality, there is a wide variation in an individual's susceptibility to becoming infected. People who are frail or who have greater exposure to the virus – perhaps because they are working in an intensive care unit – are in practice far more likely to contract the disease. As the epidemic progresses the pool of easily-infected individuals dries up and

the virus has to search out new victims who are less-easily infected.«
https://www.medrxiv.org/content/10.1101/2020.04.27.20081893v1.full.pdf

180 https://www.spectator.co.uk/article/herd-immunity-may-only-need-a-10-per-cent-infection-rate
https://www.medrxiv.org/content/10.1101/2020.04.27.20081893v1.full.pdf
»If this coefficient really were zero, say the scientists, then herd immunity would only be achieved when over 60 percent of the population has been infected. If the coefficient were four, on the other hand, it would be achieved when 10 per cent of us were infected. The team then looked at real-life data to try to deduce what the coefficient of variation really is and concluded that it is in the range of just under two to just over three. That would mean herd immunity could be achieved when between 10 and 20 per cent of us have been infected.«

181 https://judithcurry.com/2020/05/10/why-herd-immunity-to-Covid-19-is-reached-much-earlier-than-thought/
»Very sensibly, the Swedish public health authority has surveyed the prevalence of antibodies to the SARS-COV-2 virus in Stockholm County, the earliest in Sweden hit by Covid-19. They thereby estimated that 17% of the population would have been infected by 11 April, rising to 25% by 1 May 2020.[5] Yet recorded new cases had stopped increasing by 11 April (Figure 1), as had net hospital admissions,[6] and both measures have fallen significantly since. That pattern indicates that the HIT had been reached by 11April, at which point only 17% of the population appear to have been infected.«

182 https://www.tagesspiegel.de/wissen/coronavirus-studie-in-schweden-nur-7-3-prozent-der-stockholmer-hatten-antikoerper-im-blut/25849542.html

183 https://www.statista.com/statistics/1099517/japan-coronavirus-patients-diamond-princess/

184 https://www.tagesspiegel.de/wissen/virologe-streeck-zur-coronavirus-studie-die-veroeffentlichung-zu-heinsberg-war-nicht-leichtfertig/25735672.html

185 https://www.euronews.com/2020/05/15/analysis-how-close-are-we-to-covid-19-herd-immunity

186 https://www.nytimes.com/2020/04/23/nyregion/coronavirus-new-york-update.html

187 https://www.nytimes.com/2020/04/23/nyregion/coronavirus-antibodies-test-ny.html

188 https://www.webmd.com/cold-and-flu/cold-guide/common_cold_causes

189 https://www.eldiario.es/sociedad/Illa-Yotti-presentan-resultados-seroprevalencia_0_1026798049.html

190 https://www.euronews.com/2020/05/15/analysis-how-close-are-we-to-covid-19-herd-immunity

191 https://www.nytimes.com/interactive/2020/05/28/upshot/coronavirus-herd-immunity.html

192 https://science.sciencemag.org/content/early/2020/05/12/science.abc3517

193 https://www.tgcom24.mediaset.it/cronaca/a-robbio-pv-il-22-ha-o-ha-avuto-il-coronavirus-ok-del-sindaco-ai-test-per-tutti_17285128-202002a.shtml

194 https://www.news.uzh.ch/de/articles/2020/Sicher-aus-dem-Lockdown.html

195 https://www.zeit.de/wissen/gesundheit/2020-06/antikoerperstudie-coronavirus-infektion-antikoerpertest-ischgl
https://science.sciencemag.org/content/early/2020/06/22/science.abc6810

196 https://science.sciencemag.org/content/early/2020/06/22/science.abc6810

197 https://www.aerztezeitung.de/Medizin/Immunsystem-aendert-sich-mit-der-Jahreszeit-235844.html

198 https://www.medicalnewstoday.com/articles/loss-of-smell-may-suggest-milder-Covid-19-study-finds#Smell-and-Covid-19-severity
https://www.thelancet.com/pdfs/journals/laninf/PIIS1473-3099(20)30293-0.pdf

199 https://www.rki.de/DE/Content/InfAZ/N/Neuartiges_Coronavirus/Steckbrief.html

200 https://www.discovermagazine.com/health/how-often-do-Covid-19-patients-lose-their-sense-of-smell-two-studies-are

201 https://www.come-on.de/lennetal/neuenrade/coronavirus-nrw-arzt-neuenrade-infiziert-Covid-19-oeffnet-praxis-wieder-13645717.html

202 https://www.repubblica.it/dossier/salute/rep-salute/2020/04/14/news/rachel_herz_cerco_di_capire_Covid-19_cambia_l_olfatto_-253894231/

203 https://www.sciencemag.org/news/2020/05/t-cells-found-covid-19-patients-bode-well-long-term-immunity
https://www.focus.de/gesundheit/ratgeber/corona-pandemie-sars-cov-2-die-grosse-frage-nach-der-immunitaet_id_12143847.html

204 https://hhv-6foundation.org/lung-disease/does-hhv-6b-reactivation-exacerbate-covid-19

205 https://jamanetwork.com/journals/jamaneurology/fullarticle/2766766

206 https://pubs.acs.org/doi/10.1021/acschemneuro.0c00122

207 https://content.iospress.com/articles/journal-of-alzheimers-disease/jad200581
»Anosmia, stroke, paralysis, cranial nerve deficits, encephalopathy, delirium, meningitis, and seizures are some of the neurological complications in patients with coronavirus disease-19 (Covid-19)«

208 https://www.thailandmedical.news/news/neurologists-in-a-collaborative-study-identify-stages-of-brain-damage-caused-by-covid-19-and-warns-of-future-issues-in-recovered-patients

209 https://pubmed.ncbi.nlm.nih.gov/32418237/
https://pubmed.ncbi.nlm.nih.gov/32104915/

210 https://www.dgn.org/presse/pressemitthttps://www.dgn.org/presse/pressemitteilungen/70-pressemitteilung-2020/3905-atemstillstand-bei-schweren-sars-cov2-verlaeufen-kann-auch-neural-vermittelt-seineilungen/70-pressemitteilung-2020/3905-atemstillstand-bei-schweren-sars-cov2-verlaeufen-kann-auch-neural-vermittelt-sein

211 https://www.biorxiv.org/content/10.1101/2020.06.08.139329v1

212 https://onlinelibrary.wiley.com/doi/abs/10.1002/ana.25807

213 https://www.thailandmedical.news/news/neurologists-in-a-collaborative-study-identify-stages-of-brain-damage-caused-by-covid-19-and-warns-of-future-issues-in-recovered-patients
»We are learning that a significant number of hospitalized Covid-19 patients have various degrees of brain impairment. As a medical community, we need to monitor these patients over time as some of them may develop cognitive decline, attention deficit, brain fog, or Alzheimer's disease in the future. [...] »Our experiences with previous forms of coronaviruses suggest that in the long-term, ›recovered‹ patients may develop depression, insomnia, Parkinson's disease, memory loss, or accelerated aging in the brain. For those recovering from Covid-19, I recommend regular exercise, eating a heart healthy diet, reducing stress, and improving sleep; these are critical ways patients can rejuvenate their brain and minimize having poor outcomes in the future.«

214 https://www.meinbezirk.at/niederoesterreich/c-lokales/studie-vitamin-magnesium-kombination-verringert-schwere-von-covid-19-bei-senioren_a4096017

215 https://www.dw.com/en/coronavirus-what-does-blood-type-have-to-do-with-covid-19/a-53869161

216 https://journals.eco-vector.com/ecolgenet/article/view/33973

https://www.thailandmedical.news/news/covid-19-research-russian-researcher-hy-pothesize-that-severity-in-covid-19-could-be-due-blood-glycoprotein-called-von-willebrand-factor

217 https://www.netdoktor.de/krankheiten/coronavirus-infektion/covid-19-komplika-tionen-und-spaetfolgen/

218 https://www.coliquio.de/wissen/urologie-trends-100/covid19-bauch-hoden-schmerz-100
https://www.ncbi.nlm.nih.gov/pmc/articles/PMC7171435/

219 https://www.ncbi.nlm.nih.gov/pmc/articles/PMC7171435/
»There is a theoretical possibility of testicular damage and subsequent infertility fol-lowing Covid-19 infection. [...] Follow-up studies of reproductive function of reco-vered male patients are required to investigate this possibility.«

220 https://www.fertstert.org/article/S0015-0282(20)30385-X/pdf

221 https://www.sciencedaily.com/releases/2020/07/200722112720.htm
https://www.nejm.org/doi/10.1056/NEJMc2025179

4. Vitamin D – wirksamer Schutz bei Covid 19

222 https://acmedsci.ac.uk/file-download/51353957

223 http://imj.ie/vitamin-d-and-inflammation-potential-implications-for-severity-of-covid-19/
https://www.medrxiv.org/content/10.1101/2020.04.08.20058578v4
https://link.springer.com/article/10.1007/s40520-020-01570-8

224 https://blog.endokrinologie.net/vitamin-d-low-hanging-fruit-4504/

225 https://www.thelancet.com/journals/landia/article/PIIS2213-8587(20)30183-2/fulltext
»She is adamant that the recommendations from all public health bodies should be for the population to take vitamin D supplements during this pandemic.«

226 https://www.thelancet.com/journals/landia/article/PIIS2213-8587(20)30183-2/fulltext
»The circumstantial evidence is very strong« [...] »We don't have randomised cont-rolled trial evidence, but how long do you want to wait in the context of such a crisis?

227 https://www.sciencedaily.com/releases/2020/05/200507121353.htm
»Our analysis shows that it might be as high as cutting the mortality rate in half,«
»[...] it may reduce complications and prevent death in those who are infected.«

228 https://link.springer.com/article/10.1007/s40520-020-01570-8

229 https://febs.onlinelibrary.wiley.com/doi/10.1111/febs.15495

230 https://efsa.onlinelibrary.wiley.com/doi/10.2903/j.efsa.2012.2813

231 https://www.thelancet.com/journals/landia/article/PIIS2213-8587(20)30183-2/fulltext
»At best vitamin D deficiency will only be one of many factors involved in determi-ning outcome of Covid-19, but it's a problem that could be corrected safely and che-aply; there is no downside to speak of, and good reason to think there might be a benefit.«

232 https://www.nature.com/articles/s41430-020-0661-0

233 https://www.vitamind.net/spiegel/

234 https://www.biorxiv.org/content/10.1101/2020.07.18.210161v1
https://www.biorxiv.org/content/10.1101/2020.07.18.210161v1.full.pdf

235 http://www.imj.ie/wp-content/uploads/2020/04/Optimisation-of-Vitamin-D-Status-for-Enhanced-Immuno-protection-Against-Covid-19.pdf
»Vitamin D deficiency is common and may contribute to increased risk of respira-tory infection including Covid-19. We recommend that all older adults, hospital in-

patients, nursing home residents and other vulnerable groups (e.g. those with diabetes mellitus or compromised immune function, those with darker skin, vegetarians and vegans, those who are overweight or obese, smokers and healthcare workers) be urgently supplemented with 20-50µg/d of vitamin D to enhance their resistance to Covid-19, and that this advice be quickly extended to the general adult population.«

236 https://www.swr.de/wissen/corona-und-vitamin-d-100.html

237 https://www.unitonews.it/index.php/it/news_detail/la-carenza-di-vitamina-d-un-fattore-di-rischio-linfezione-da-coronavirus

238 https://www.telecitynews24.it/cronaca/suore-orionine-tortona-morte-missionarie-carita/

239 https://www.unitonews.it/index.php/it/news_detail/la-carenza-di-vitamina-d-un-fattore-di-rischio-linfezione-da-coronavirus

»In esso gli Autori suggeriscono ai medici, in associazione alle ben note misure di prevenzione di ordine generale, di assicurare adeguati livelli di Vitamina D nella popolazione, ma soprattutto nei soggetti già contagiati, nei loro congiunti, nel personale sanitario, negli anziani fragili, negli ospiti delle residenze assistenziali, nelle persone in regime di clausura e in tutti coloro che per vari motivi non si espongono adeguatamente alla luce solare. Inoltre, potrebbe anche essere considerata la somministrazione della forma attiva della Vitamina D, il Calcitriolo, per via endovenosa nei pazienti affetti da COVID- 19 e con funzionalità respiratoria particolarmente compromessa.

Queste indicazioni derivano da numerose evidenze scientifiche che hanno mostrato:

1.a) Un ruolo attivo della Vitamina D sulla modulazione del sistema immune

2.b) La frequente associazione dell'Ipovitaminosi D con numerose patologie croniche che possono ridurre l'aspettativa di vita nelle persone anziane, tanto più in caso di infezione da COVID-19.

3.c) Un effetto della Vitamina D nella riduzione del rischio di infezioni respiratorie di origine virale, incluse quelle da coronavirus.

4.d) La capacità della vitamina D di contrastare il danno polmonare da iperinfiammazione.

240 https://www.ncbi.nlm.nih.gov/pubmed/28202713

»Vitamin D supplementation was safe and it protected against acute respiratory tract infection overall. Patients who were very vitamin D deficient and those not receiving bolus doses experienced the most benefit.«

241 https://www.who.int/elena/titles/commentary/vitamind_pneumonia_children/en/

242 https://www.medrxiv.org/content/10.1101/2020.04.19.20054262v1

243 https://www.springermedizin.de/covid-19/thrombosen/jeder-zweite-covid-19-tote-hatte-gerinnungsstoerungen/17813682

244 https://onlinelibrary.wiley.com/doi/10.1111/jth.14768

245 https://onlinelibrary.wiley.com/doi/full/10.1111/jth.14817

246 https://www.spiegel.de/wissenschaft/medizin/coronavirus-fuenf-theorien-wie-covid-19-herz-und-kreislauf-schadet-a-e434d525-06d0-440b-9319-3b51e1171b62

247 https://www.spiegel.de/wissenschaft/medizin/coronavirus-fuenf-theorien-wie-covid-19-herz-und-kreislauf-schadet-a-e434d525-06d0-440b-9319-3b51e1171b62

248 https://reader.elsevier.com/reader/sd/pii/S0735109720352189?token=ED0E0754068B08FBDB818BEEA26135AD5D47F1B2FDA767271B79A562903581FBAA1FB96C2D46EA41C2E79A76AB23D1D

»[…] our findings suggest that systemic AC may be associated with improved outcomes among patients hospitalized with Covid-19.«

249 https://www.heise.de/tp/features/Neue-schwere-Erkrankung-bei-Kindern-die-mit-Covid-19-verbunden-sein-koennte-4711447.html

https://www.larazon.es/salud/20200428/nrt36z5nabe4vfm4cmm554b7vq.html

250 https://www.ncbi.nlm.nih.gov/pubmed/31614338
»In severe vitamin D deficiency, a high-dose cholecalciferol supplementation was associated with a reduction in thrombin generation […].This suggests that severe vitamin D deficiency may be associated with a potentially reversible prothrombotic profile.«

251 https://www.ncbi.nlm.nih.gov/pubmed/29313404
»This elevated aggregation could be regulated by a novel, direct effect of calcitriol, indicating a beneficial effect of vitamin D on vascular complications related to diabetes.«

252 https://www.ncbi.nlm.nih.gov/pubmed/28486836

253 https://www.ncbi.nlm.nih.gov/pubmed/32069873

254 https://www.d-journal.ch/wissen/neue-mittel-zur-blutverduennung-was-muss-man-wissen/

255 https://www.researchgate.net/publication/221814819_Vitamin_D_Thrombosis_and_Hemostasis_More_than_Skin_Deep

256 https://www.ncbi.nlm.nhih.gov/pubmed/24971035

257 http://www.bmrat.org/index.php/BMRAT/article/view/535

258 https://www.nybooks.com/articles/2009/01/15/drug-companies-doctorsa-story-of-corruption/

259 https://www.thelancet.com/journals/lancet/article/PIIS0140-6736(15)60696-1/fulltext
»The case against science is straightforward: much of the scientific literature, perhaps half, may simply be untrue. Afflicted by studies with small sample sizes, tiny effects, invalid exploratory analyses, and flagrant conflicts of interest, together with an obsession for pursuing fashionable trends of dubious importance, science has taken a turn towards darkness.«

260 https://www.dw.com/en/who-stops-clinical-test-for-malaria-drug-hydroxychloro-quine/a-53564772

261 https://www.aerztezeitung.de/Nachrichten/Autoren-ziehen-zwei-grosse-Covid-19-Studien-zurueck-410093.html

262 https://ebmlive.org/manifesto/

263 https://www.ncbi.nlm.nih.gov/pubmed/28801380
»Redefining vitamin D reference values seems to be either a critical or urgent issue.«

264 https://www.dgkj.de/fileadmin/user_upload/Stellungnahmen/1804_EKSN_Vitamin Dnach2temLj.pdf

265 https://www.ncbi.nlm.nih.gov/pubmed/28801380
»Such criterion is clearly resulted from a partial knowledge of the biology of vitamin D so that it can be considered at least obsolete. […]«

266 https://www.ncbi.nlm.nih.gov/pmc/articles/PMC3886570/?report=classic

267 https://www.heise.de/tp/features/Schuetzt-Vitamin-D-vor-Covid-19-4704193.html?seite=all

268 https://www.ncbi.nlm.nih.gov/pmc/articles/PMC3308600/

269 https://www.ncbi.nlm.nih.gov/pubmed/24593793

270 https://www.ncbi.nlm.nih.gov/pubmed/20559424

271 https://science.sciencemag.org/content/early/2020/04/14/science.abb5793.full
»Even in the event of apparent elimination, SARS-CoV-2 surveillance should be maintained since a resurgence in contagion could be possible as late as 2024.«

272 https://www.mdpi.com/2072-6643/12/4/988
»Evidence supporting the role of vitamin D in reducing risk of Covid-19 includes that the outbreak occurred in winter, a time when 25-hydroxyvitamin D (25(OH)D) concentrations are lowest.[…] To reduce the risk of infection, it is recommended

that people at risk of influenza and/or Covid-19 consider taking 10,000 IU/d of vitamin D3 for a few weeks to rapidly raise 25(OH)D concentrations, followed by 5000 IU/d. The goal should be to raise 25(OH)D concentrations above 40–60 ng/ml (100–150 nmol/l). For treatment of people who become infected with Covid-19, higher vitamin D3 doses might be useful. Randomized controlled trials and large population studies should be conducted to evaluate these recommendations.«

273 https://clinicaltrials.gov/ct2/show/NCT04334005

»[…] Reduced levels of vitamin D in calves were positioned as the main cause of bovine coronavirus infection in the past. Therefore, it seems plausible that the use of vitamin D as a nutritional ergogenic aid could be a potential intervention to fight against Covid-19 infected patients which remain asymptomatic or which have non-severe and severe symptoms. This study aims to investigate whether the use of vitamin D as an immune modulator agent induces significant improvements of health status and outcomes in non-severe symptomatic patients infected with Covid-19 as well as preventing Covid-19 health deterioration.«

274 https://clinicaltrials.gov/ct2/show/NCT04344041?term=vitamin+d&cond=Covid&draw=3&rank=15

275 https://clinicaltrials.gov/ct2/show/NCT04407286?term=vitamin+d&cond=Covid&draw=2&rank=3

276 https://home.1und1.de/magazine/news/coronavirus/impfstoffentwicklung-pandemie-zeiten-34647000

277 https://www.focus.de/gesundheit/coronavirus/impfstoff-gegen-covid-19-oxford-forscher-zuversichtlich-corona-impfstoff-schon-ab-september-auf-dem-markt_id_11879127.html

278 https://s3.amazonaws.com/public-inspection.federalregister.gov/2020-05484.pdf

279 https://www.ncbi.nlm.nih.gov/pubmed/32242144

280 https://www.amboss.com/de/wissen/Covid-19

281 https://www.rheuma-online.de/a-z/z/Cytokine/

282 https://www.medrxiv.org/content/10.1101/2020.03.30.20048058v1
https://www.ncbi.nlm.nih.gov/pmc/articles/PMC7118634/

283 https://pure.ulster.ac.uk/en/publications/vitamin-d-deficiency-is-associated-with-inflammation-in-older-iri-3

284 https://europepmc.org/article/PMC/3368346

285 https://www.researchgate.net/publication/230747480_Effects_of_a_1-year_supplementation_with_cholecalciferol_on_interleukin-6_tumor_necrosis_factor-alpha_and_insulin_resistance_in_overweight_and_obese_subjects
»One year intervention with vitamin D decreased serum IL-6 levels.«

286 Tetlow, L. C. and D. E. Woolley (1999). »The effects of 1 alpha,25-dihydroxyvitamin D(3) on matrix metalloproteinase and prostaglandin E(2) production by cells of the rheumatoid lesion.« Arthritis Res 1(1): 63-70.

287 https://www.unitonews.it/index.php/it/news_detail/la-carenza-di-vitamina-d-un-fattore-di-rischio-linfezione-da-coronavirus

288 https://www.ncbi.nlm.nih.gov/pubmed/32333836

289 https://www.ncbi.nlm.nih.gov/pubmed/16001071
https://www.nature.com/articles/nm1267

290 https://www.ncbi.nlm.nih.gov/pmc/articles/PMC4728398/
https://journals.lww.com/shockjournal/FullText/2016/09000/Pulmonary_Angiotensin_Converting_Enzyme_2__ACE2_.3.aspx

291 https://link.springer.com/article/10.1007/s11033-016-3971-5

292 https://link.springer.com/article/10.1007/s40520-020-01570-8

Ilie, P.C., Stefanescu, S. & Smith, L. The role of vitamin D in the prevention of coronavirus disease 2019 infection and mortality. Aging Clin Exp Res (2020). https://doi.org/10.1007/s40520-020-01570-8

293 https://nutridiagnos.com/altas-dosis-de-vitamina-d-una-alternativa-en-la-emergencia/

sowie: https://www.intramed.net/

»La idea central de la propuesta de dar Vitamina D a la población general, particularmente a la más expuesta para lograr la elevación de los niveles sanguíneos y tisularces de la Vitamina D [..]. Creemos que esta estrategia poblacional puede brindar alguna alternativa beneficiosa en la defensa contra el virus con prácticamente ausencia de efectos adversos, como se ha demostrado en la revisión de más de 76000 pacientes incluidos en ensayos controlados con el aporte de vitamina D. [...]

No es un tratamiento que pueda matar los virus, tampoco la soñada vacuna que pueda evitar el contagio.

Pero el aporte de la vitamina D puede mejorar las condiciones de los pacientes para que puedan defenderse con mayores chances del Covid-19 y quizás también del Dengue y otros virus.

Mientras terminábamos de escribir el artículo, nos dimos cuenta de que afortunadamente no somos los únicos pensando esta dirección; [...]

Dosificación. Si se encarara esta estrategia, una dosis posible para el incremento rápido de los niveles de vitamina D en sangre sería: 5000 UI diarias para adultos menores de 50 años.

10000 UI diarias para mayores o 100.000 semanales durante algunas semanas.«

294 https://www.researchsquare.com/article/rs-21211/v1

»Vitamin D levels are severely low in the aging population especially in Spain, Italy and Switzerland. This is also the most vulnerable group of population for Covid-19. In conclusion, we found significant relationships between vitamin D levels and the number Covid–19 cases and especially the mortality caused by this infection. The most vulnerable group of population for Covid–19 is also the one that has the most deficit in Vitamin D.

Vitamin D has already been shown to protect against acute respiratory infections and it was shown to be safe. We believe, that we can advise Vitamin D supplementation to protect against Covid–19 infection.«

295 https://www.tandfonline.com/doi/full/10.1080/09273948.2020.1734421

296 https://www.internisten-im-netz.de/aktuelle-meldungen/aktuell/vitamin-d-mangel-ein-hype.html

297 https://www.internisten-im-netz.de/aktuelle-meldungen/aktuell/vitamin-d-mangel-ein-hype.html

298 https://www.ncbi.nlm.nih.gov/pmc/articles/PMC3501367/

299 https://pubmed.ncbi.nlm.nih.gov/28718005/

300 https://www.ncbi.nlm.nih.gov/pmc/articles/PMC3501367/

301 https://mezis.de/warum-mezis/

5. Covid 19 – Symptome und Therapien

302 https://www.rki.de/DE/Content/Kommissionen/Stakob/Stellungnahmen/Stellungnahme-Covid-19_Therapie_Diagnose.pdf?__blob=publicationFile

303 https://www.rki.de/DE/Content/InfAZ/N/Neuartiges_Coronavirus/Pflege/Bewohner_Symptome_PDF.pdf?__blob=publicationFile

304 https://www.nytimes.com/2020/05/01/health/coronavirus-covid-toe.html
»Before the coronavirus outbreak, Dr. Lindy Fox, a dermatologist in San Francisco, used to see four or five patients a year with chilblains — painful red or purple lesions that typically emerge on fingers or toes in the winter. Over the past few weeks, she has seen dozens. [...] People are very concerned.«

305 https://onlinelibrary.wiley.com/doi/10.1111/ijd.14937?referringSource=articleShare

306 https://onlinelibrary.wiley.com/doi/epdf/10.1111/ijd.14937
https://www.aerztezeitung.de/Nachrichten/Moegliches-neues-Covid-19-Symptom-entdeckt-409189.html

307 https://www.spiegel.de/wissenschaft/medizin/coronavirus-mehr-als-jeder-dritte-covid-erkrankte-entwickelt-nierenschaeden-a-665a42f0-23d7-4784-b864-b-9b735776f6c

308 https://academic.oup.com/ckj/advance-article/doi/10.1093/ckj/sfaa109/5854455

309 Amer Hadia et al. – Pancreatitis Centre East, Gastrounit, Copenhagen University Hospital Hvidovre, Hvidovre, Denmark – Intensive Care Unit, Copenhagen University Hospital Hvidovre, Hvidovre, Denmark – Department of Clinical Medicine, University of Copenhagen, Denmark
https://www.sciencedirect.com/science/article/pii/S1424390320301472
https://www.gastrojournal.org/article/S0016-5085(20)30409-1/pdf?referrer=https%3A%2F%2Fwww.ncbi.nlm.nih.gov%2F
https://www.gastrojournal.org/article/S0016-5085(20)34741-7/pdf

310 https://www.thailandmedical.news/news/breaking-covid-19-research-new-study-reveals-that-sars-cov-2-coronavirus-also-affects-thyroid-functions-in-majority-of-covid-19-patients

311 https://www.nejm.org/doi/10.1056/NEJMc2018688

312 https://www.researchsquare.com/article/rs-39343/v1

313 https://www.thailandmedical.news/news/breaking-covid-19-endocrine-system-new-study-shows-that-sars-cov-2-damages-the-endocrine-system

314 https://pubs.rsna.org/doi/10.1148/radiol.2020201908
https://www.aerzteblatt.de/nachrichten/112811/Covid-19-Darmnekrosen-im-CT-erkannt

315 https://www.theguardian.com/world/2020/may/09/children-coronavirus-death-kawasaki
https://www.bbc.com/news/health-52648557
https://www.medrxiv.org/content/10.1101/2020.05.10.20097394v1
https://www.euronews.com/2020/05/04/coronavirus-what-is-kawasaki-disease-and-its-possible-link-with-Covid-19-in-children

316 https://www.aerzteblatt.de/nachrichten/112893/Covid-19-Kinder-in-der-Lombardei-erkranken-an-atypischem-Kawasaki-Syndrom
https://www.thelancet.com/journals/lancet/article/PIIS0140-6736(20)31103-X/fulltext

317 https://www.tagesspiegel.de/wissen/neuartige-kombination-von-symptomen-schwere-krankheitsverlaeufe-bei-kindern-koennten-mit-Covid-19-zusammenhaengen/25786438.html

318 https://www.welt.de/wissenschaft/article207973359/Covid-19-Erkrankungen-Studie-zu-Kawasaki-Syndrom-bei-Kindern.html

319 https://www.medpagetoday.com/cardiology/prevention/86575?xid=nl_mpt_SR-Cardiology_2020-05-19&eun=g1464181d0r&utm_source=Sailthru&utm_medium=email&utm_campaign=CardioUpdate_051920&utm_term=NL_Spec_Cardiology_Update_Active

320 https://www.dgn.org/rubrik-themen/4012-neuropathogenese-und-neurologische-manifestationen-von-sars-cov-2

321 https://www.spiegel.de/wissenschaft/medizin/coronavirus-covid-19-befaellt-herz-zellen-zeigt-studie-des-uke-a-33f459cb-d566-4569-8f48-1d40d8ae2e51?sara_ecid=soci_upd_
https://nachrichten.idw-online.de/2020/07/10/neue-studie-von-uke-forschenden-das-corona-virus-befaellt-auch-das-herz/KsBF0AFjflf0DZCxpPYDCQgO1dEMph

322 https://www.medrxiv.org/content/10.1101/2020.07.01.20144030v1

323 https://jamanetwork.com/journals/jama/fullarticle/2768351

324 https://www.spiegel.de/wissenschaft/medizin/coronavirus-viele-covid-19-patien-ten-haben-noch-wochen-spaeter-beschwerden-a-b21a821c-6b45-495c-b759-a310b8533837?sara_ecid=soci_upd_KsBF0AFjflf0DZCxpPYDCQgO1dEMph

325 https://onlinelibrary.wiley.com/doi/10.1111/jth.14768

326 https://apps.who.int/iris/bitstream/handle/10665/331446/WHO-2019-nCoV-clini-cal-2020.4-eng.pdf?sequence=1&isAllowed=y

327 https://www.assocarenews.it/infermieri/coronavirus-ecco-tutti-gli-infermieri-dece-duti-per-Covid-19
https://www.repubblica.it/cronaca/2020/04/14/news/coronavirus_in_italia-253948574/

328 https://www.spiegel.de/gesundheit/coronakrise-krankenpflegerin-nina-boehmer-fuehlt-sich-verheizt-a-48868e06-4aa7-4aef-873b-e43ca9d61110?d=1594623322&-sara_ecid=soci_upd_wbMbjhOSvViISjc8RPU89NcCvtlFcJ

329 https://www.bertelsmann-stiftung.de/de/themen/aktuelle-meldungen/2019/juli/ei-ne-bessere-versorgung-ist-nur-mit-halb-so-vielen-kliniken-moeglich

330 https://www.medpagetoday.com/infectiousdisease/covid19/87086?xid=nl_popmed_2020-06-16&eun=g1464181d0r&utm_source=Sailthru&utm_medium=e-mail&utm_campaign=DailyUpdate_061620&utm_term=NL_Daily_Breaking_News_Active
http://www.ox.ac.uk/news/2020-06-16-dexamethasone-reduces-death-hospitalised-patients-severe-respiratory-complications

331 https://www.apotheke-adhoc.de/nachrichten/detail/coronavirus/dexametha-son-wirkung-wenig-ueberraschend-kortison-gegen-covid-19/

332 https://www.fr.de/panorama/corona-medikament-dexamethason-durchbru-ch-kampf-gegen-covid-19-zr-13800255.html

333 https://academic.oup.com/jes/article/doi/10.1210/jendso/bvaa082/5863314

334 https://www.pharmaceutical-technology.com/news/russia-nod-coronavir-covid-19/
»Global clinical practice and the clinical study we conducted have confirmed that Coronavir puts a much more rapid stop to the infection as a result of its effective obstruction of the virus's replication.«

335 https://www.aerzteblatt.de/nachrichten/106050/In-osteuropaeischen-Laen-dern-werden-Bakteriophagen-laengst-gegen-Infektionen-eingesetzt

336 https://www.pharmazeutische-zeitung.de/mit-alkaloiden-gegen-das-coronavi-rus-117528/

337 https://www.sciencedirect.com/science/article/pii/S1521661620304782?via%3Dihub

338 https://www.medpagetoday.com/infectiousdisease/covid19/87245

339 https://www.ijidonline.com/article/S1201-9712(20)30534-8/fulltext

340 https://www.mediterranee-infection.com/wp-content/uploads/2020/03/Hydroxychloroquine_final_DOI_IJAA.pdf

341 https://www.pharmazeutische-zeitung.de/fda-widerruft-notfallzulassung-118269/

342 https://www.ijidonline.com/article/S1201-9712(20)30534-8/fulltext

343 https://www.nih.gov/news-events/news-releases/nih-clinical-trial-shows-remdesivir-accelerates-recovery-advanced-covid-19

344 https://www.fda.gov/news-events/press-announcements/coronavirus-Covid-19-update-fda-issues-emergency-use-authorization-potential-Covid-19-treatment

345 https://www.google.it/search?hl=de&dcr=0&source=hp&ei=edK_XpvALcLVkwXP-9prQBA&q=gilead+sciences&oq=gilead+sciences&gs_lcp=CgZwc3ktYWIQAzICCA-AyAggAMgIIADICCAAyAggAMgIIADICCAAyAggAMgIIADICCAA6DggAEOo-CELQCEJoBEOUCOgUIABCDAToECAAQCjoHCAAQRhD6AVDiCFiROWC6PG-gFcAB4AIABY4gBzQuSAQIxN5gBAKABAAoBB2d3cy13aXQwAQY&sclien-t=psy-ab&ved=0ahUKEwjb4OjKp7jpAhXC6qQKHU-7BkoQ4dUDCAg&uact=5

346 https://www.thelancet.com/journals/lancet/article/PIIS0140-6736(20)31022-9/fulltext
»Our trial found that intravenous remdesivir did not significantly improve the time to clinical improvement, mortality, or time to clearance of virus in patients with serious Covid-19 compared with placebo.«

347 https://www.statnews.com/2020/05/11/inside-the-nihs-controversial-decision-to-stop-its-big-remdesivir-study/

348 https://www.statnews.com/2020/05/11/inside-the-nihs-controversial-decision-to-stop-its-big-remdesivir-study/

349 https://www.statnews.com/2020/05/11/inside-the-nihs-controversial-decision-to-stop-its-big-remdesivir-study/
»The reason we have shut our whole society down […] is not to prevent Covid-19 patients from spending a few more days in the hospital. It is to prevent patients from dying. […] Mortality is the right endpoint.«

350 https://www.tagesschau.de/ausland/remdesivir-zulassung-101.html

351 https://www.arznei-telegramm.de/html/2004_11/0411126_01.html

352 https://www.aerztezeitung.de/Politik/EMA-und-FDA-meistens-einer-Meinung-314569.html

353 https://www.aerzteblatt.de/nachrichten/113860/Low-dose-Dexamethason-senkt-Sterblichkeit-bei-schweren-Verlaufsformen-von-Covid-19

354 https://jamanetwork.com/journals/jamanetworkopen/fullarticle/2767593

355 https://www.nejm.org/doi/full/10.1056/NEJMoa2007764
»However, given high mortality despite the use of remdesivir, it is clear that treatment with an antiviral drug alone is not likely to be sufficient. Future strategies should evaluate antiviral agents in combination with other therapeutic approaches or combinations of antiviral agents to continue to improve patient outcomes in Covid-19.«

356 https://www.wissenschaft.de/gesundheit-medizin/wie-gut-hilft-remdesivir-gegen-covid-19/

357 https://www.washingtonpost.com/business/2020/06/29/gilead-sciences-remdesivir-cost-coronavirus/

358 https://icer-review.org/announcements/updated_icer-covid_models_june_24/

359 https://icer-review.org/announcements/alternative_pricing_models_for_remde-sivir/

360 https://www.aidshealth.org/2020/06/ahf-labels-gilead-war-profiteer-and-greedy-bastards-as-company-prices-covid-drug-at-2k-to-3k/

361 http://viruseradication.com/journal-details/Minimum_costs_to_manufacture_new_treatments_for_COVID-19/
https://www.ft.com/content/e72d0ed3-11c7-43f6-a5e4-53e446f1e5a2

362 https://www.thailandmedical.news/news/generic-remdesivir-while-americans-have-to-pay-up-to-us$3120-for-gilead%E2%80%99s-remdesivir,-price-war-in-india-has-led-prices-dropping-to-below-us$50

363 https://www.zdf.de/nachrichten/panorama/coronavirus-remdesivir-zulassung-102.html

364 https://www.zdf.de/nachrichten/panorama/coronavirus-remdesivir-zulassung-102.html

365 https://www.thailandmedical.news/news/generic-remdesivir-while-americans-have-to-pay-up-to-us$3120-for-gilead%E2%80%99s-remdesivir,-price-war-in-india-has-led-prices-dropping-to-below-us$50

366 https://www.aidshealth.org/2020/06/ahf-labels-gilead-war-profiteer-and-greedy-bastards-as-company-prices-covid-drug-at-2k-to-3k/
»Gilead Sciences unmasked itself today as […] greedy bastards«

367 https://www.spiegel.de/wissenschaft/medizin/corona-medikament-remdesivir-die-wichtigsten-fakten-zum-ersten-medikament-a-cd4dce95-9c14-4378-b7f2-f04eef795f1a

368 https://www.apotheken-umschau.de/Coronavirus/Wie-gut-hilft-Remdesivir-gegen-Covid-19-559349.html

369 https://www.cochranelibrary.com/cdsr/doi/10.1002/14651858.CD013587/full
»Despite lack of data on prophylaxis, the Indian Council of Medical Research has already recommended HCQ as pre-exposure prophylaxis for frontline healthcare workers […]«

370 https://www.trialsitenews.com/univ-of-oxford-led-copcov-the-largest-international-Covid-19-clinical-trial-assesses-use-of-hydroxychloroquine-on-40k-frontline-healthcare-staff/

371 https://www.statnews.com/2020/06/17/who-drops-hydroxychloroquine-covid-19-clinical-trial/

372 https://www.ijidonline.com/article/S1201-9712(20)30534-8/fulltext

373 https://www.clinicaltrialsregister.eu/ctr-search/search?query=covid-19

374 https://www.rki.de/DE/Content/Kommissionen/Stakob/Stellungnahmen/Stellung nahme-Covid-19_Therapie_Diagnose.pdf?__blob=publicationFile

375 https://www.thailandmedical.news/news/covid-19-drugs-u-s-fda-approves-siltuximab-to-treat-acute-respiratory-distress-syndrome-ards-in-covid-19-patients

376 https://www.ncbi.nlm.nih.gov/pubmed/32220112

377 https://onlinelibrary.wiley.com/doi/10.1111/jth.14821

378 https://www.rki.de/DE/Content/Kommissionen/Stakob/Stellungnahmen/Stellungnahme-Covid-19_Therapie_Diagnose.pdf?__blob=publicationFile

379 https://www.pharmazeutische-zeitung.de/pilotstudien-zeigen-gute-wirksamkeit-bei-Covid-19/

380 https://clinicaltrials.gov/ct2/show/NCT04321421?term=plasma&cond=Covid&draw=2&rank=3

381 https://www.ilmessaggero.it/italia/plasma_covid_iperimmune_terapia_cos_e_cellule_news-5222099.html

382 https://www.nature.com/articles/d41587-020-00011-1
»›This option rapidly became the best option without really demonstrating that it would work,‹ says Arturo Casadevall, chair of molecular microbiology and immunology at Johns Hopkins University, who kick-started the US effort to deploy convalescent plasma. ›The likelihood of harm is very low relative to the possibility of benefit.‹«

383 https://www.sueddeutsche.de/gesundheit/coronavirus-immunisierung-heilung-therapie-1.4865726

384 https://www.uk-erlangen.de/presse/pressemitteilungen/ansicht/detail/therapie-fuer-coronapatienten/
https://www.uni-bonn.de/neues/093-2020
https://www.deutsche-apotheker-zeitung.de/news/artikel/2020/04/17/so-koennen-genesene-den-covid-19-neuerkrankten-helfen

https://de.euronews.com/2020/04/23/osterreich-covid-19-patient-offenbar-nach-plasma-behandlung-genesen

385 https://www.mdpi.com/1999-4915/12/6/642/htm

386 https://www.thailandmedical.news/news/covid-19-clinical-trials-university-of-california-initiates-trial-to-test-safety-and-efficacy-of-convalescent-plasma-for-covid-19-prevention

387 https://www.gatesfoundation.org/TheOptimist/Articles/coronavirus-interview-to-ni-hoover-covig-alliance
»Plasma from many survivors is mixed together then processed to remove the antibody portion, which is then put it into a more highly concentrated form. The process also removes infectious agents and other proteins to make the product safer and allow it to be administered to anyone, regardless of their blood type. In the end, the product, unlike the plasma from a single individual, has a highly predictable concentration of antibodies that can be delivered in a smaller volume to a sick patient.«

388 https://www.gesetzlichekrankenkassen.de/leistungsvergleich/naturheilverfahren/41/%C3%9Cbernahme+von+Eigenbluttherapie

389 https://papers.ssrn.com/sol3/papers.cfm?abstract_id=3561379
»We report the first case of ozonated autohemotherapy for a critically ill patient with Covid-19. The patient was diagnosed with severe acute respiratory distress syndrome (ARDS) and life-threatening refractory hypoxemia within 72 hours of the intensive-care unit (ICU) admission. To improve the oxygen delivery, the ozonated autohemotherapy was performed with 40 μg/ml of ozone in100ml of blood for 5 days on this patient, who then recovered from ARDS uneventfully and discharged from hospital after viral clearance. This case suggests ozonated autohemotherapy might be an alternative non-invasive medical treatment for critically ill Covid-19 patients.«

390 https://www.medrxiv.org/content/10.1101/2020.06.03.20117994v2.full.pdf+html

391 https://www.cell.com/trends/pharmacological-sciences/fulltext/S0165-6147(20)30070-5?dgcid=raven_jbs_aip_email

392 https://www.researchgate.net/publication/290474717_Rapid_resolution_of_hemorrhagic_fever_Ebola_in_Sierra_Leone_with_ozone_therapy

393 http://www.farodiroma.it/ozonoterapia-e-covid-19-la-testimonianza-di-una-dottoressa-di-bergamo/
https://roma.corriere.it/notizie/cronaca/20_aprile_03/umberto-sperimenta-l-ozonoterapia-centro-tamponi-auto-98244a58-751c-11ea-b9c4-182209d6cca4.shtml

394 https://www.startmag.it/innovazione/chi-frena-lozonoterapia-contro-Covid-19-parla-il-prof-garofolo/

395 https://www.startmag.it/innovazione/chi-frena-lozonoterapia-contro-Covid-19-parla-il-prof-garofolo

396 https://www.ncbi.nlm.nih.gov/pubmed/32303365
https://www.worldhealth.net/news/clinic-becomes-first-use-ozone-therapy-spain/

397 https://clinicaltrials.gov/ct2/who_table

398 https://clinicaltrials.gov/ct2/show/NCT04264533
https://clinicaltrials.gov/ct2/show/NCT04344184
https://clinicaltrials.gov/ct2/show/NCT04357782
https://www.apotheke-adhoc.de/nachrichten/detail/pharmazie/was-kann-vitamin-c-covid-19-und-sepsis

399 https://www.annualreviews.org/doi/abs/10.1146/annurev-immunol-051116-052415

400 https://www.sciencedaily.com/releases/2017/08/170815113101.htm

401 https://www.msdmanuals.com/de/heim/leber-und-gallenst%C3%B6rungen/fibrose-und-zirrhose-der-leber/leberfibrose

402 https://www.biorxiv.org/content/10.1101/2020.06.10.144964v1.full.pdf
403 https://journals.physiology.org/doi/full/10.1152/ajpgi.00256.2016
404 https://epos.myesr.org/poster/esr/ecr2019/C-0193
405 https://www.biorxiv.org/content/10.1101/2020.07.04.187989v1.full.pdf+html
406 https://www.ncbi.nlm.nih.gov/pmc/articles/PMC7275137/

6. COVID-19-Impfung – sicher?

407 https://www.ted.com/talks/bill_gates_the_next_outbreak_we_re_not_ready#t-47549
408 https://www.nbcnews.com/health/health-care/scientists-were-close-coronavirus-
vaccine- years-ago-then-money-dried-n1150091
»We tried like heck to see if we could get investors or grants to move this into the
clinic, […] But we just could not generate much interest.«
409 https://www.nbcnews.com/health/health-care/scientists-were-close-coronavirus-
vaccine-years-ago-then-money-dried-n1150091
»We've had some conversations with big pharma companies in recent weeks about
our vaccine, and literally one said, ›Well, we're holding back to see if this thing comes
back year after year,‹ Hotez said. […]
410 https://www.nbcnews.com/health/health-care/scientists-were-close-coronavirus-
vaccine-years-ago-then-money-dried-n1150091
»Because nobody would invest a few million dollars into these SARS vaccines, we're
looking at, I don't know what the number is, $10 billion, $100 billion in economic
losses,«[…] »The stakes are so high, and the amount of money you're talking about
to fund this research is so modest.«
411 https://www.sciencedirect.com/science/article/pii/S1286457920300721?via%3Di-
hub#bib20
412 https://brightoncollaboration.us/brighton-collaboration-cepi-covid-19-web-con-
ference/
https://taskforce.org/brighton-collaboration-cepi-covid-19-web-conference/
413 https://www.nature.com/articles/d41586-020-01221-y
»At least 20 teams are aiming to use genetic instructions (in the form of DNA or
RNA) for a coronavirus protein that prompts an immune response. The nucleic acid
is inserted into human cells, which then churn out copies of the virus protein; most
of these vaccines encode the virus's spike protein.«
414 https://www.nature.com/articles/d41586-020-01221-y
415 https://www.individuelle-impfentscheidung.de/?view=article&id=223:positionspa-
pier_covid-19&catid=8
416 https://www.nature.com/articles/d41586-020-01221-y
417 https://www.statnews.com/2020/03/11/researchers-rush-to-start-moderna-corona-
virus-vaccine-trial-without-usual-animal-testing/
418 https://www.statnews.com/2020/03/11/researchers-rush-to-start-moderna-corona-
virus-vaccine-trial-without-usual-animal-testing/
»This is very unusual,« explained Akiko Iwasaki, a Yale University microbiologist
who studies the immune response to viruses. »It reflects the urgency to develop vaccines to counter the Covid-19 pandemic.«
419 https://www.nejm.org/doi/full/10.1056/NEJMoa2022483
420 https://www.nature.com/articles/d41586-020-01092-3
https://investors.modernatx.com/news-releases/news-release-details/moderna-
announces-positive-interim-phase-1-data-its-mrna-vaccine

421 https://www.forbes.com/sites/johnlamattina/2018/06/28/the-biopharmaceutical-industry-provides-75-of-the-fdas-drug-review-budget-is-this-a-problem/#2eae61849ec8

422 https://www.br.de/nachrichten/wissen/erste-impfstoffstudie-aus-deutschland-was-dabei-passiert,RwtDl66

423 https://www.zdf.de/nachrichten/heute-journal/heute-journal-vom-20-juli-2020-100.html

424 https://abcnews.go.com/Health/lab-peoples-arms-list-covid-19-vaccines-studied/story?id=71145250

425 https://childrenshealthdefense.org/news/government-corruption/the-dengvaxia-disaster-was-twenty-years-in-the-making-what-will-happen-with-a-rushed-covid-19-vaccine/
»[...] are scientifically challenging and have a unique potential safety problem—the same problem with immune enhancement that caused the deaths of children who received the dengue vaccine.«

426 https://investors.modernatx.com/news-releases/news-release-details/moderna-announces-positive-interim-phase-1-data-its-mrna-vaccine
»generally safe and well tolerated«

427 https://www.statnews.com/2020/05/26/moderna-vaccine-candidate-trial-participant-severe-reaction/

428 https://www.nejm.org/doi/full/10.1056/NEJMoa2022483

429 https://www.sharedeals.de/moderna-eu-gespraeche-bestaetigt-rallyemodus-on/#gref
https://de.reuters.com/article/uk-health-coronavirus-eu-vaccines-exclus/exclusive-eu-in-talks-with-moderna-biontech-curevac-to-secure-possible-covid-vaccines-idUKKCN24I1HC

430 https://www.deutsche-apotheker-zeitung.de/news/artikel/2020/07/23/usa-ordern-potenzielle-covid-19-impfstoffe-bei-pfizer-und-biontech
https://boerse.ard.de/aktien/impfdosen-order-treibt-biontech-auf-neues-hoch100.html

431 https://www.aerzteblatt.de/nachrichten/114654/US-Behoerde-genehmigt-beschleunigtes- Verfahren-fuer-RNA-Impfstoff

432 https://www.pharmazeutische-zeitung.de/studie-mit-vektor-impfstoff-gestartet-117320/

433 https://www.jenner.ac.uk/
https://www.nytimes.com/2020/04/27/world/europe/coronavirus-vaccine-update-oxford.html

434 https://boerse.ard.de/aktien/israel-will-corona-impfstoff-von-moderna100.html

435 https://www.biorxiv.org/content/10.1101/2020.05.13.093195v1.full

436 https://www.thelancet.com/journals/lancet/article/PIIS0140-6736(20)31604-4/fulltext

437 https://www.pharmazeutische-zeitung.de/wie-funktionieren-corona-impfstoffe/seite/2/

438 https://boerse.ard.de/aktien/eu-bestellt-bei-astra-zeneca-corona-impfstoff-in-grossem-stil100.html

439 https://www.cnbc.com/2020/06/16/astrazeneca-covid-19-vaccine-likely-to-protect-for-a-year-ceo-says.html
»We think that it will protect for about a year.«
https://www.rtl.be/info/magazine/sante/vaccin-1225231.aspx
»On pense que ça protégera environ un an«

440 https://www.statnews.com/2020/07/20/study-provides-first-glimpse-of-efficacy-of-oxford-astrazeneca-covid-19-vaccine/
https://www.thelancet.com/journals/lancet/article/PIIS0140-6736(20)31604-4/fulltext

441 https://www.europarl.europa.eu/doceo/document/TA-9-2020-0203_DE.pdf

442 https://www.europarl.europa.eu/doceo/document/TA-9-2020-0203_DE.pdf

443 https://www.europarl.europa.eu/doceo/document/TA-9-2020-0203_DE.pdf

444 https://www.ilsole24ore.com/art/vaccino-anti-covid-italia-prima-fila-130-milioni-telefonata-conte-gates-ADPia2N
»Ogni euro raccolto - assicurano i leader Ue – sarà convogliato principalmente tramite organizzazioni sanitarie mondiali riconosciute come CEPI, GAVI, l'Alleanza per il vaccino e tramite il Fondo mondiale e Unitaid, per sviluppare e distribuire il più rapidamente possibile e a più persone, possibili gli strumenti diagnostici, le terapie e i vaccini che aiuteranno il mondo a superare la pandemia.«

445 https://www.gavi.org/news/media-room/countries-pledge-new-support-gavi

446 https://www.lastampa.it/cronaca/2020/05/03/news/alleanza-europea-per-il-vaccino-l-italia-mette-140-milioni-sul-tavolo-1.38797863

447 https://www.vfa.de/de/arzneimittel-forschung/woran-wir-forschen/impfstoffe-zum-schutz-vor-coronavirus-2019-ncov

448 https://www.bmwi.de/Redaktion/DE/Pressemitteilungen/2020/20200615-bundes-regierung-beteiligt-sich-mit-300-millionen-euro-an-curevac.html

449 https://www.pharmazeutische-zeitung.de/750-millionen-euro-fuer-impfstoffent-wicklung-in-deutschland/

450 https://www.nau.ch/news/europa/615-milliarden-euro-bei-spendenaufruf-von-eu-kommission-gegen-corona-gesammelt-65732740

451 https://www.arte.tv/de/afp/neuigkeiten/615-milliarden-euro-bei-spendenaufruf-von-eu-kommission-gegen-corona-gesammelt

452 https://www.onvista.de/news/warum-die-novavax-aktie-die-biontech-aktie-gerade-in-den-schatten-stellt!-360032297

453 https://www.onvista.de/news/warum-die-novavax-aktie-die-biontech-aktie-gerade-in-den-schatten-stellt!-360032297

454 https://www.biopharma-reporter.com/Article/2020/06/02/Novavax-acquires-Praha-Vaccines

455 https://www.finanzen.net/nachricht/aktien/nucleus-network-commences-nova-vax-phase-1-2-covid-19-vaccine-trial-in-australia-8904168

456 https://www.hospimedica.com/covid-19/articles/294782824/novavax-secures-us-dod-contract-for-10-million-doses-of-covid-19-vaccine.html

457 https://statnano.com/news/67508/Novavax-Deploys-Its-Nanoparticle-Vaccine-Technology-to-Fight-Coronavirus

458 https://journalofethics.ama-assn.org/article/informed-consent-military-an-thrax-vaccination-case/2007-10

459 https://msfaccess.org/open-letter-cepi-board-members-revise-cepis-access-policy
»CEPI must live up to its promises to break new ground in vaccine R&D and do things differently.«

460 https://www.theguardian.com/commentisfree/2020/jun/07/if-drug-firms-take-public-funds-they-must-make-their-discoveries-available-to-all-covid-19
»Despite this, and the research being carried out at a university,[…] AstraZeneca ›now owns the intellectual property rights and can therefore dictate the price.‹ The company has refused to share the research or trial data with a WHO initiative to pool Covid-19 knowledge.«

461 https://www.nejm.org/doi/full/10.1056/NEJMp2003762

462 https://www.nature.com/articles/d41573-020-00073-5
»A striking feature of the vaccine development landscape for COVID-19 is the range of technology platforms being evaluated, including nucleic acid (DNA and RNA), vi-

rus-like particle, peptide, viral vector (replicating and non-replicating), recombinant protein, live attenuated virus and inactivated virus approaches (Fig. 1). Many of these platforms are not currently the basis for licensed vaccines, but experience in fields such as oncology is encouraging developers to exploit the opportunities that next-generation approaches offer for increased speed of development and manufacture.«

463 https://www.bclplaw.com/en-US/insights/immunity-from-liability-under-the-us-prep-act-for-medical-countermeasures-during-the-sars-cov-2covid-19-pandemic.html

464 https://www.bmj.com/content/362/bmj.k3948«
»Anticipating a severe influenza pandemic, governments around the world had made various logistical and legal arrangements to shorten the time between recognition of a pandemic virus and the production of a vaccine and administration of that vaccine in the population. [...] Another element, adopted by countries such as Canada, the US, UK, France, and Germany, was to provide vaccine manufacturers indemnity from liability for wrongdoing, thereby reducing the risk of a lawsuit stemming from vaccine related injury.« 45

465 https://www.sueddeutsche.de/wissen/schweinegrippe-impft-sich-ein-konzern-gesund-1.36126

466 https://www.arznei-telegramm.de/html/2009_11/0911509_01.html

467 https://www.deutsche-apotheker-zeitung.de/news/artikel/2009/11/23/geheimvertrag-zwischen-gsk-und-bund

468 https://www.transparency.de/aktuelles/detail/article/schweinegrippe-impfung-transparency-kritisiert-potenzielle-interessenkonflikte-und-intransparent/

469 https://www.sueddeutsche.de/wissen/schweinegrippe-impft-sich-ein-konzern-gesund-1.36126

470 https://www.transparency.org/en/news/corruption-and-the-coronavirus
»Governments and Companies must do more to prevent unethical profiteering and the private sector should not put profit before all else.«

471 https://virological.org/t/an-81-base-pair-deletion-in-sars-cov-2-orf7a-identified-from-sentinel-surveillance-in-arizona-jan-mar-2020/468

472 https://www.arznei-telegramm.de/Vertrag01-GSK-Bund-Laender.pdf

473 https://www.aerzteblatt.de/nachrichten/112219/Mutationen-veraendern-Pathogen-itaet-von-SARS-CoV-2

474 https://www.biorxiv.org/content/10.1101/2020.04.29.069054v1
»To date we have identified fourteen mutations in Spike that are accumulating.«

475 https://www.researchgate.net/profile/Giuseppe_Lippi2/publication/341901435_Lower_nasopharyngeal_viral_load_during_the_latest_phase_of_COVID-19_pandemic_in_a_Northern_Italy_University_Hospital/links/5ef9c682a6fdc-c4ca43a2eae/Lower-nasopharyngeal-viral-load-during-the-latest-phase-of-COVID-19-pandemic-in-a-Northern-Italy-University-Hospital.pdf

476 https://www.medrxiv.org/content/10.1101/2020.07.15.20154518v1.full.pdf+html
»Interestingly, the median viral load was higher in the first phase of the outbreak as compared to the following period.«

477 https://acmedsci.ac.uk/file-download/51353957

478 https://www.mdr.de/wissen/corona-medikament-rettet-leben-durchbruch-100.html

479 https://www.medrxiv.org/content/10.1101/2020.06.24.20138198v1.full.pdf+html

480 https://www.aerzteblatt.de/nachrichten/114648/Kuenftige-COVID-19-Impfung-Buerger-haben-Angst-vor-Nebenwirkungen

481 https://www.nytimes.com/2020/07/25/business/coronavirus-vaccine-profits-vaxart.html?action=click&module=Top%20Stories&pgtype=Homepage

482 https://www.nytimes.com/2020/07/25/business/coronavirus-vaccine-profits-vaxart.
html?action=click&module=Top%20Stories&pgtype=Homepage

7. Impfen ja – oder lieber doch nicht?

483 https://web.archive.org/web/20160515062305/http://www.psych.utoronto.ca/users/
hasher/PDF/Frequency%20and%20the%20conference%20Hasher%20et%20al%20
1977.pdf
484 https://cascadehypnosistraining.com/blog/2016/01/how-to-use-the-simple-pow-
er-of-hypnotic-repetition-effectively
485 https://www.nbcsandiego.com/news/coronavirus/poll-less-than-a-third-of-america-
will-rush-to-get-coronavirus-vaccine/2298088/
486 https://www.who.int/csr/disease/swineflu/notes/h1n1_safety_vaccines_20090805/en/
487 https://www.who.int/csr/disease/swineflu/notes/h1n1_safety_vaccines_20090805/en/
»Time constraints mean that clinical data at the time when pandemic vaccines are
first administered will inevitably be limited. Further testing of safety and effectiveness will need to take place after administration of the vaccine has begun.«
488 https://www.individuelle-impfentscheidung.de/?view=article&id=223:positionspa-
pier_covid-19&catid=8
489 https://www.impfen.de/impfwissen/stiko-staendige-impfkommission-das-sind-
die-aufgaben/
490 https://www.impf-info.de/die-impfentscheidung/die-impfempfehlungen/181-imp-
fempfehlungen-in-europa.html
491 https://www.akdae.de/Arzneimitteltherapie/AVP/Artikel/201704/186h/index.php
492 https://www.impf-info.de/die-impfungen/masern/289-masern-einzelimpfstoff-
nicht-nur-vom-deutschen-ethikrat-gefordert.html
493 https://www.deutsche-apotheker-zeitung.de/news/artikel/2019/08/19/masern-die-
impfpflicht-kommt-aber-kein-einzelimpfstoff-in-sicht
494 https://www.theatlantic.com/health/archive/2019/05/vaccine-safety-program/ 589354/
»For most drugs—actually, every type of drug other than vaccines—the manufactu-
rer can be legally liable for harm that results from a product it sells. Vaccines are
produced by privately held pharmaceutical companies, but they have a unique ar-
rangement with the U.S. government: When a person reports harm that could fea-
sibly be related to a vaccine, a government program—not a pharmaceutical company—pays compensation. […]«
495 https://www.theatlantic.com/health/archive/2019/05/vaccine-safety-program/ 589354/
»According to its public record, from 2013 to 2017 alone, the program paid out an
average of $229 million a year to patients and their families. The average payment
was about $430,000.«
496 https://www.apotheke-adhoc.de/nachrichten/detail/politik/impfschaeden-rheinland-
pfalz-zahlt-22-millionen/
497 https://www.deutsche-apotheker-zeitung.de/news/artikel/2016/05/13/schweden-
deckelt-entschadigung-fur-narkolepsie-kranke-nach-impfung
498 https://www.mctlaw.com/uk-government-to-compensate-brain-damaged-victims-
of-swine-flu-vaccine/
499 https://www.ncbi.nlm.nih.gov/pmc/articles/PMC6816420/
500 https://www.youtube.com/watch?v=Ae4JIabUKDk
https://www.youtube.com/watch?v=tdy1TGVLTQE
501 https://journals.sagepub.com/doi/10.1177/0141076819899308

502 https://www.sueddeutsche.de/wissen/schweinegrippe-impft-sich-ein-konzern-ge-sund-1.36126
503 https://www.fr.de/wirtschaft/privatisierung-weltrettung-11077887.html
504 https://www.cancerresearchuk.org/about-us/cancer-news/press-release/2020-01-22-cervical-cancer-progress-falters-as-screening-uptake-hits-record-lows
505 https://www.aerzteblatt.de/pdf.asp?id=63448
506 https://www.tandfonline.com/doi/full/10.1080/21645515.2015.1066948?journal-Code=khvi20#.V3PX5bgrKUk
507 https://www.cochrane.org/de/CD009069/GYNAECA_hpv-impfung-zur-vorbeu-gung-von-gebarmutterhalskrebs-und-seinen-vorstufen
508 https://ebm.bmj.com/content/23/5/165
509 https://www.cancerresearchuk.org/about-us/cancer-news/press-release/2020-01-22-cervical-cancer-progress-falters-as-screening-uptake-hits-record-lows
510 https://www.sueddeutsche.de/wissen/kampf-gegen-die-kinderlaehmung-hilfe-am-falschen-ende-1.1054239
511 https://www.nzz.ch/wissenschaft/mehrfachimpfungen-schaffen-nischen-fuer-pa-thogene-bakterien-1.18269929
512 https://www.individuelle-impfentscheidung.de/?view=article&id=223:positionspa-pier_covid-19&catid=8
513 https://www.bmj.com/content/362/bmj.k3948
514 https://www.derstandard.de/story/2000087815876/glaxo-smith-kline-pfuschte-bei-schweinegrippe-impfstoff
515 https://www.bmj.com/content/362/bmj.k3948
516 https://www.deutschlandfunkkultur.de/das-augenmass-verloren.954.de.html?dram:article_id=144917
517 https://www.derstandard.de/story/2000087815876/glaxo-smith-kline-pfuschte-bei-schweinegrippe-impfstoff
518 https://www.sueddeutsche.de/wissen/schweinegrippe-aufregung-um-zwei-klassen-impfung-1.31152
519 https://www.deutschlandfunk.de/zwei-klassen-impfung.694.de.html?dram:article_id=67714
520 https://www.spiegel.de/wissenschaft/medizin/schutz-vor-schweinegrippe-kanzlerin-und-minister-sollen-speziellen-impfstoff-erhalten-a-655764.html
521 https://www.sciencemag.org/news/2019/04/dengue-vaccine-fiasco-leads-crimi-nal-charges-researcher-philippines
522 https://www.trialsitenews.com/sitewatch-up-to-48-years-in-prison-for-philippi-nes-investigator-involved-with-dengue-vaccine-sponsored-by-sanofi-pasteur/
»Philippine FDA approved the vaccine in December 2015, based on research funded by Sanofi Pasteur—apparently Capeding played a prominent role in that research. She was the lead author for a 2014 research paper in *The Lancet* about a study among 10,000+ children in five Asian nations that evidenced Dengvaxia was effective and safe. By April 2016 the Philippine government initiated a $67 million public-school targeted Dengvaxia immunization program.«
523 https://www.trialsitenews.com/sitewatch-up-to-48-years-in-prison-for-philippines-investigator-involved-with-dengue-vaccine-sponsored-by-sanofi-pasteur/

8. Die Tests für COVID-19 – Tatsächlich 100 % effizient?

524 https://www.bmj.com/content/369/bmj.m2420

525 https://www.cochrane.org/news/new-cochrane-review-assesses-how-accurate-anti-body-tests-are-detecting-covid-19

526 https://www.ndr.de/nachrichten/info/29-Coronavirus-Update-Tests-gezielter-einsetzen,podcastcoronavirus180.html#antikoerpertests

527 https://www.spiegel.de/wissenschaft/medizin/corona-wie-gut-ist-der-roche-anti-koerpertest-den-deutschland-millionenfach-bestellt-a-3d37a6c3-9168-479a-b09a-6f096155ab85

528 https://www.theguardian.com/science/2020/may/14/uk-minister-hails-game-changing-coronavirus-immunity-test

529 https://www.merkur.de/bayern/coronavirus-bayern-soeder-antikoerpertest- deutsch land-kosten-roche-spahn-wer-wann-penzberg-durchbruch-zr-13748727.html

530 https://www.kbv.de/html/faqs-zu-covid-19.php

531 https://pubmed.ncbi.nlm.nih.gov/32266524/?from_term=pcr-test+covid&from_pos=2
https://www.tandfonline.com/doi/abs/10.1080/23744235.2020.1755447?journal-Code=infd20

532 https://correctiv.org/faktencheck/medizin-und-gesundheit/2020/04/07/coronavi-rus-nein-aktuelle-pcr-tests-haben-keine-fehlerquote-von-30-bis-50-prozent

533 https://onlinelibrary.wiley.com/doi/full/10.1002/jmv.25786

534 https://pubmed.ncbi.nlm.nih.gov/32361324/?from_term=rt-pcr-test+covid&from_pos=5

535 https://www.aerzteblatt.de/nachrichten/109388/Sars-CoV-2-Wie-zuverlaessig-ist-der-Virusnachweis-im-Mundabstrich

536 https://www.medrxiv.org/content/10.1101/2020.04.16.20067835v1

537 https://www.sciencedaily.com/releases/2020/02/200226151951.htm
»In patients with negative RT-PCR results, 75% (308 of 413 patients) had positive chest CT findings.«

538 https://www.rki.de/DE/Content/InfAZ/N/Neuartiges_Coronavirus/Vorl_Testung_nCoV.html?doc13490982bodyText4

539 https://www.tagesspiegel.de/wissen/soeder-plant-corona-testoffensive-in-bay-ern-soll-sich-jeder-kostenlos-testen-lassen-koennen/25956720.html

540 https://www.ctvnews.ca/health/coronavirus/false-positive-covid-19-test-results-ra-re-despite-recent-scares-experts-say-1.4932859
»If you just poke it once it's not going to have a chance to pick up as much virus as if you touch the membrane and then twist a couple of times«

541 https://www.rki.de/DE/Content/InfAZ/N/Neuartiges_Coronavirus/Vorl_Testung_nCoV.html#doc13490982bodyText4

542 https://www.mdmag.com/medical-news/comparing-rt-pcr-and-chest-ct-for-diag-nosing-covid19

543 https://www.aerztezeitung.de/Wirtschaft/AOK-stellt-EBM-Bewertung-fuer-SARS-CoV-2-Test-in-Frage-409572.html
https://www.presseportal.de/pm/30621/4598573

544 https://www.tagesschau.de/inland/krankenkassen-massentests-101.html

545 https://www.tagesschau.de/inland/krankenkassen-massentests-101.html

546 https://www.aok-bv.de/hintergrund/dossier/aerztliche_versorgung/index_23292.html

547 https://correctiv.org/faktencheck/medizin-und-gesundheit/2020/04/07/coronavi-rus-nein-aktuelle-pcr-tests-haben-keine-fehlerquote-von-30-bis-50-prozent

548 https://www.sciencemediacentre.org/expert-comments-on-different-types-of-test-for-covid-19/
»When tested alone, the PCR test has a 66.7% detection rate within the first week […]«

9. Wahrheiten, institutionelle Lügen und Fakes, die keine sind – ein Faktencheck

549 https://www.nature.com/articles/s41598-020-67211-2
550 https://www.thailandmedical.news/news/facebook-does-it-again--this-time-labeling-news-about-far-uvc-light-research-by-columbia-university-as-fake
551 https://www.medrxiv.org/content/10.1101/2020.06.01.20112334v2.full.pdf+html
552 https://www.thailandmedical.news/news/facebook-labels-covid-19-research-by-singapore-government-owned-hospital-and-leading-singaporean--doctors-as-false
553 https://www.swr.de/swr2/wissen/vitamin-d-schuetzt-nicht-vor-einer-coronavirus-infektion-100.html
554 https://correctiv.org/faktencheck/2020/03/20/wassertrinken-und-gurgeln-halten-das-coronavirus-nicht-auf
555 https://academic.oup.com/function/article/1/1/zqaa002/5836301
https://www.sciencedirect.com/science/article/pii/S0033350620302171?via%3Dihub
http://www.jogh.org/documents/issue202001/jogh-10-010332.htm
https://onlinelibrary.wiley.com/doi/10.1111/odi.13378
556 https://www.springermedizin.de/covid-19/povidone-iodine-demonstrates-rapid-in-vitro-virucidal-activity-a/18159372
557 https://clinicaltrials.gov/ct2/show/NCT04341688
558 https://www.general-anzeiger-bonn.de/news/panorama/das-sagt-ein-schweizer-professor-zu-fledermaeusen-und-einem-super-virus_aid-50190369
559 https://www.theguardian.com/us-news/2020/mar/28/trump-coronavirus-misleading-claims
https://edition.cnn.com/2020/02/28/politics/donald-trump-coronavirus-miracle-stock-markets/index.html
560 https://www.nytimes.com/2020/03/28/us/testing-coronavirus-pandemic.html
561 https://www.tagesschau.de/multimedia/video/video-650841.html
562 https://www.rtl.de/cms/gesundheitsminister-jens-spahn-zu-coronavirus-kein-anlass-zu-unruhe-oder-unnoetigem-alarmismus-4473793.html
563 https://www.luzernerzeitung.ch/international/rigoros-aber-ohne-harten-lockdown-wie-island-das-virus-besiegte-ld.1219013
564 https://www.rnd.de/politik/corona-wie-deutschland-78-tage-im-kampf-gegen-das-coronavirus-verlor-BYQHTWXKJJAQHE2DSMHRJ5WUHM.html
565 https://www.ilfattoquotidiano.it/in-edicola/articoli/2020/03/16/coronavirus-i-47-giorni-che-hanno-stravolto-litalia/5737766/
566 https://www.youtube.com/watch?v=EOHvF9RbsFU
567 https://www.lokalkompass.de/muelheim/c-politik/europa-scheint-unbelehrbar_a1371945
568 https://www.spiegel.de/kultur/strategien-gegen-das-coronavirus-toedliche-arroganz-kommentar-a-17422345-38c1-405f-b307-7deab0fc02e7
569 https://www.scmp.com/news/china/society/article/3074991/coronavirus-chinas-first-confirmed-covid-19-case-traced-back
570 https://www.thelancet.com/journals/lancet/article/PIIS0140-6736(20)30183-5/fulltext
571 https://www.thelancet.com/journals/lancet/article/PIIS0140-6736(20)30183-5/fulltext

572 https://www.br.de/nachrichten/deutschland-welt/wie-deutschland-die-corona-gefahr-unterschaetzt-hat,RzAlYnJ

573 https://promedmail.org/

574 https://www.rnd.de/politik/corona-wie-deutschland-78-tage-im-kampf-gegen-das-coronavirus-verlor-BYQHTWXKJJAQHE2DSMHRJ5WUHM.html

575 https://www.who.int/csr/don/05-january-2020-pneumonia-of-unkown-cause-china/en/

576 https://www.who.int/news-room/detail/29-06-2020-covidtimeline
»WHO requested information on the reported cluster of atypical pneumonia cases in Wuhan from the Chinese authorities.«

577 https://www.nytimes.com/2020/03/28/us/testing-coronavirus-pandemic.html
»The first time Dr. Robert Redfield heard about the severity of the virus from his Chinese counterparts was around New Year's Day, when he was on vacation with his family. He spent so much time on the phone that they barely saw him.«

578 https://www.who.int/news-room/detail/29-06-2020-covidtimeline

579 http://english.cctv.com/2020/04/07/ARTIL1AoiiBZl2km6vLzKTNg200407.shtml
»Jan 3
-- Starting Jan. 3, China has been regularly informing the WHO, relevant countries and regions and China's Hong Kong, Macao and Taiwan about the pneumonia outbreak.
-- China began to inform the United States of the pneumonia outbreak and response measures on a regular basis.«

580 https://www.ecdc.europa.eu/en/novel-coronavirus/event-background-2019

581 https://www.who.int/news-room/detail/29-06-2020-covidtimeline

582 https://www.who.int/china/news/detail/09-01-2020-who-statement-regarding-cluster-of-pneumonia-cases-in-wuhan-china

583 https://www.ecdc.europa.eu/en/novel-coronavirus/event-background-2019
»On 10 January 2020, the first novel coronavirus genome sequence was made publicly available«

584 https://www.defense.gov/Explore/Spotlight/Coronavirus/Rumor-Control/

585 https://onlinelibrary.wiley.com/doi/full/10.1002/jmv.25678

586 https://it.reuters.com/article/idITKBN21D30J
https://www.liberoquotidiano.it/news/italia/22789598/coronavirus-liguria-studio-primi-casi-dicembre-2019-prima-paziente-uno-codogno.html
https://eu.usatoday.com/story/news/factcheck/2020/03/26/coronavirus-fact-check-could-your-december-cough-have-been-covid-19/2899027001/
https://www.bbc.com/news/world-europe-52526554

587 https://www.heise.de/tp/features/Erste-Covid-19-Infektion-soll-in-Frankreich-bereits-am-16-November-aufgetreten-sein-4717843.html

588 https://www.arznei-telegramm.de/html/2009_12/0912110_01.html

589 https://www.researchgate.net/publication/340924249_Is_considering_a_genetic-manipulation_origin_for_SARS-CoV-2_a_conspiracy_theory_that_must_be_censored

590 https://www.ajc.com/news/state--regional-govt--politics/just-cuckoo-state-latest-data-mishap-causes-critics-cry-foul/182PpUvUX9XEF8vO11NVGO/

591 https://www.latimes.com/opinion/story/2020-05-18/georgia-coronavirus-numbers-reopening-manipulated-data-brian-kemp
»Georgia's coronavirus data made reopening look safe. The numbers were a lie.«

592 https://www.latimes.com/opinion/story/2020-05-18/georgia-coronavirus-numbers-reopening-manipulated-data-brian-kemp
»The state of Georgia made it look like its covid cases were going down [...]by put-

ting the dates out of order on its chart […] May 5 was followed by April 25, then back to May again, whatever made it look like a downslope.«

593 https://www.latimes.com/opinion/story/2020-05-18/georgia-coronavirus-numbers-reopening-manipulated-data-brian-kemp
»I have a hard time understanding how this happens without it being deliberate. […] Literally nowhere ever in any type of statistics would that be acceptable.«

594 https://www.miamiherald.com/news/coronavirus/article242552796.html
FDLE releases list of COVID-19 deaths. Top medical examiner calls it a sham.

595 https://apnews.com/6dbd9ad370add2ba299c7da46c25004f
https://www.medpagetoday.com/publichealthpolicy/generalprofessionalissues/86594?xid=nl_mpt_investigative2020-05-20&eun=g1464181d0r&utm_source=-Sailthru&utm_medium=email&utm_campaign=InvestigativeMD_052020&utm_term=NL_Gen_Int_InvestigateMD_Active

596 https://www.mis.mpg.de/covid19/covid19-mpi-mis-leipzig-2020-04-01-en-special.html   »It is also possible that in certain countries the official data is falsified by political manipulation.«

597 https://www.ilprimatonazionale.it/cronaca/coronavirus-sfogo-medico-numeri-falsi-basta-cazzate-150632/

598 https://www.aljazeera.com/news/2020/04/china-wuhan-revises-coronavirus-death-toll-50-percent-200417042241868.html

599 https://edition.cnn.com/2020/04/17/asia/china-wuhan-coronavirus-death-toll-intl-hnk/index.html
https://www.tagesschau.de/ausland/china-wuhan-109.html

600 https://www.italiaoggi.it/news/inps-shock-i-morti-covid-19-sono-20-000-in-piu-di-quelli-ufficiali-202005211839162632

601 https://www.focus.de/gesundheit/news/pandemie-virologe-klaert-ueber-neuartiges-virus-auf-immunitaet-sterblichkeit-dauer_id_11723764.html

602 https://www.welt.de/vermischtes/article206479693/Lanz-zu-Coronavirus-Moegliche-Todesfaelle-Kekule-widerspricht-Drosten.html

603 https://www.focus.de/gesundheit/news/pandemie-virologe-klaert-ueber-neuartiges-virus-auf-immunitaet-sterblichkeit-dauer_id_11723764.html

604   https://www.cnbc.com/2020/03/31/trump-says-the-coronavirus-surge-is-coming-its-going-to-be-a-very-very-painful-two-weeks.html

605 https://www.cato.org/blog/did-mitigation-save-two-million-lives
»But it was disingenuous for the White House team to imply–by wrongly comparing epidemic curves from two different models–that these mitigation strategies may have saved two million American lives. The British model that once postulated a scenario in which 2.2 million U.S. lives could be at risk was simply wrong, and references to it should stop.«

606 https://www.nytimes.com/2020/03/17/world/europe/coronavirus-imperial-college-johnson.html
https://edition.cnn.com/2020/03/23/opinions/trumps-painful-dilemma-opinion-bergen/index.html

607 https://www.aerzteblatt.de/nachrichten/113992/Brasilien-beklagt-mehr-als-50-000-Coronatote

608 https://www.fda.gov/news-events/press-announcements/coronavirus-covid-19-update-fda-issues-emergency-use-authorization-potential-covid-19-treatment

609 https://www.nejm.org/doi/full/10.1056/NEJM200011233432103

610 https://www.nytimes.com/2004/10/01/business/health/merck-and-vioxx-the-company-a-blow-to-efforts-to-close-in.html

611 https://www.finance.senate.gov/imo/media/doc/111804dgtest.pdf
»We concluded that high-dose Vioxx significantly increased the risk of heart attacks and sudden death and that the high doses of the drug should not be prescribed or used by patients. This conclusion triggered an explosive response from the Office of New Drugs, which approved Vioxx in the first place and was responsible for regulating it post-marketing. The response from senior management in my Office, the Office of Drug Safety, was equally stressful. I was pressured to change my conclusions and recommendations, and basically threatened that if I did not change them, I would not be permitted to present the paper at the conference. […] An email from the Director for the entire Office of New Drugs, was revealing. He suggested that since FDA was »not contemplating« a warning against the use of high-dose Vioxx, my conclusions should be changed.«

612 https://www.finance.senate.gov/imo/media/doc/111804dgtest.pdf
»I would argue that the FDA, as currently configured, is incapable of protecting America against another Vioxx. We are virtually defenseless.«

613 https://www.nytimes.com/2019/12/30/health/FDA-opioids.html

614 https://www.nytimes.com/2020/01/11/opinion/sunday/fda-commissioner-stephen-hahn.html
»Too many prescription drugs and medical devices are being approved with too little data on how safe or effective they are.«

615 https://www.pharmazeutische-zeitung.de/ausgabe-052015/700-zulassungen-sollen-ruhen/
https://www.ema.europa.eu/en/documents/referral/gvk-biosciences-article-31-referral-gvk-biosciences-european-medicines-agency-recommends-suspending_en.pdf

616 https://www.ema.europa.eu/en/medicines/human/referrals/rofecoxib

617 https://www.ncbi.nlm.nih.gov/pmc/articles/PMC1779871/

618 https://www.ncbi.nlm.nih.gov/pmc/articles/PMC1779871/

619 https://www.welt.de/wirtschaft/article13732004/Deutsche-Schmerzmittel-Opfer-bleiben-aussen-vor.html

620 https://www.washingtonpost.com/business/2020/06/29/gilead-sciences-remdesivir-cost-coronavirus/

621 https://www.tagesschau.de/multimedia/sendung/ts-37871.html (bei 7:57)

622 https://www.nejm.org/doi/full/10.1056/NEJMoa2007764

623 https://www.thelancet.com/journals/lancet/article/PIIS0140-6736(20)31022-9/fulltext#

624 https://www.apotheken-umschau.de/Coronavirus/Wie-gut-hilft-Remdesivir-gegen-Covid-19-559349.html

625 https://www.tagesschau.de/inland/remdesivir-medikament-coronavirus-covid-101.html

626 https://www.zdf.de/nachrichten/panorama/coronavirus-remdesivir-zulassung-102.html

627 https://www.boerse-online.de/nachrichten/aktien/20-uhr-tagesschau-bleibt-meistgesehene-nachrichtensendung-1027839140

10. Wer ist Bill Gates?

628 https://www.youtube.com/watch?v=ZqsD8mlzalY (siehe ca.12:00:00)

629 https://www.goodreads.com/book/show/10139649-idea-man
https://books.google.de/books/about/Idea_Man.html?id=fipxAgAAQBAJ&redir_esc=y

630 https://www.gatesfoundation.org/How-We-Work/Quick-Links/Grants-Database/
Grants/2011/08/OPP1034962
https://www.gatesfoundation.org/How-We-Work/Quick-Links/Grants-Database/
Grants/2015/09/OPP1119292
https://www.gatesfoundation.org/How-We-Work/Quick-Links/Grants-Database/
Grants/2016/10/OPP1156923
https://www.gatesfoundation.org/How-We-Work/Quick-Links/Grants-Database/
Grants/2017/11/OPP1177035
https://www.gatesfoundation.org/How-We-Work/Quick-Links/Grants-Database/
Grants/2018/09/OPP1197725
631 https://www.gatesfoundation.org/How-We-Work/Quick-Links/Grants-Database/
Grants/2019/12/INV-003042
632 https://www.gatesfoundation.org/How-We-Work/Quick-Links/Grants-Database/
Grants/2016/11/OPP1161256
https://www.gatesfoundation.org/How-We-Work/Quick-Links/Grants-Database/
Grants/2014/11/OPP1120841
633 https://www.gatesfoundation.org/How-We-Work/Quick-Links/Grants-Database/
Grants/2015/11/OPP1138320
https://www.poynter.org/major-funders/
634 https://www.foreignpolicyjournal.com/2019/06/18/facebook-fact-checker-misin-
forms-users-about-vaccine-safety/
» […] by actively misinforming people about what science tells us about vaccine
safety.«
635 https://www.hardwareluxx.de/index.php/news/allgemein/wirtschaft/53286-micro-
soft-will-journalisten-durch-eine-ki-ersetzen.html
https://www.bbc.com/news/world-us-canada-52860247
636 https://www.gatesfoundation.org/How-We-Work/Quick-Links/Grants-Database/
Grants/2018/12/OPP1203082
637 https://www.spiegel.de/netzwelt/web/corona-krise-verschwoerungstheoretiker-het-
zen-gegen-bill-gates-a-0a6cbe14-22a7-40de-a149-8e8c0ddfef1a
638 https://taz.de/Stiftungsfinanzierter-Journalismus/!5656369/
639 https://www.thelancet.com/journals/lancet/article/PIIS0140-6736(09)60571-7/full-
text?code=lancet-site
»Thus, rather than viewing the hundreds of thousands of child deaths from rotavirus
infection as a clinical problem that needs a vaccine solution, a better approach might
be to view it as a public health problem that needs a social, economic, or political
intervention to ensure universal access to clean water and sanitation.«
»The foundation actively engages in policy making and agenda setting activities; it
has representatives that sit on the governing structures of many global health partnerships;[8]«
The Gates Foundation is also involved in setting the research agenda of several public health priorities, a role that was controversially by the former head of WHO's
malaria programme, who complained that the dominance of the Gates Foundation
in malaria research risked stifling the diversity of views among scientists.[14]
640 https://www.medico.de/bill-gates-ist-ruecksichtslos-14782/
641 https://www.tandfonline.com/doi/full/10.1080/17441692.2014.940362?src=recsys
642 https://www.tandfonline.com/doi/full/10.1080/17441692.2014.940362?src=recsys
»[…] public-private global health initiatives (GHIs) have come to dominate global
health governance..«
643 https://www.tandfonline.com/doi/full/10.1080/17441692.2014.940362?src=recsys

»With Bill Gates at its helm, the Gates Foundation has surrounded itself with what one informant referred to as an ›aura of un-criticisability‹. […] Gates' reputation for being ›not very good at listening‹ has encouraged a non-confrontational approach within the global health arena that extends even to actors within GAVI; a former GAVI employee and HSS proponent recounted how he and his colleagues used to ›roll down the HSS posters‹ when Bill Gates came to visit the GAVI headquarters in Geneva because he is known to ›hate this part‹ of GAVI's work.«

644 https://www.youtube.com/watch?v=4IM0SvIiMI4
»They were basically talking on how they were planing to dilute my shares to almost nothing, and it was shocking and a disheartening moment for me … i was in the middle of radiontherapy.«

645 https://archive.nytimes.com/www.nytimes.com/library/tech/98/11/biztech/articles/03text.html

646 https://www.nytimes.com/2000/04/04/business/us-vs-microsoft-excerpts-from-the-ruling-that-microsoft-violated-antitrust-law.html
»Specifically, the plaintiffs contend that Microsoft violated Section 2 of the Sherman Act by engaging in a series of exclusionary, anticompetitive, and predatory acts to maintain its monopoly power. […] the court concludes that Microsoft maintained its monopoly power by anticompetitive means.«

647 https://www.theguardian.com/technology/2001/jan/11/billgates.microsoft
»In the last several years, Gates has dramatically altered this stance and become the world's foremost philanthropist, having by January 2000 pledged $21.8bn to the Bill and Melinda Gates Foundation, making it the world's wealthiest charitable foundation […]
Cynics attribute these gifts to a Gates public-relations offensive designed to offset the black eye he has received from the trial.«

648 https://www.zeit.de/digital/internet/2019-09/jeffrey-epstein-sexualstraftaeter-technikbranche-investor/komplettansicht

649 https://www.zeit.de/digital/internet/2019-09/jeffrey-epstein-sexualstraftaeter-technikbranche-investor/komplettansicht

650 https://www.youtube.com/watch?v=WnKQ4tzg7ow

651 https://www.nytimes.com/2019/10/12/business/jeffrey-epstein-bill-gates.html
»Mr. Epstein and Mr. Gates first met face to face on the evening of Jan. 31, 2011, at Mr. Epstein's townhouse on the Upper East Side. They were joined by Dr. Eva Andersson-Dubin, a former Miss Sweden whom Mr. Epstein had once dated, and her 15-year-old daughter.«

652 https://www.nytimes.com/2019/10/12/business/jeffrey-epstein-bill-gates.html
»›A very attractive Swedish woman and her daughter dropped by and I ended up staying there quite late.‹«

653 https://www.nytimes.com/2019/10/12/business/jeffrey-epstein-bill-gates.html
»Bill Gates regrets ever meeting with Epstein and recognizes it was an error in judgment to do so,« Ms. Arnold said. »Gates recognizes that entertaining Epstein's ideas related to philanthropy gave Epstein an undeserved platform that was at odds with Gates's personal values and the values of his foundation.«

654 https://www.centerforhealthsecurity.org/event201/scenario.html
»Event 201 simulates an outbreak of a novel zoonotic coronavirus transmitted from bats to pigs to people that eventually becomes efficiently transmissible from person to person, leading to a severe pandemic. The pathogen and the disease it causes are modeled largely on SARS, but it is more transmissible in the community setting by people with mild symptoms.«

655 https://www.youtube.com/watch?v=ie6lRKAdvuY
https://www.nationalheraldindia.com/international/why-is-gates-denying-event-201
»Now here we are. We didn't simulate this, we didn't practice, so both the health policies and economic policies, we find ourselves in uncharted territory.«

656 https://www.gatesfoundation.org/How-We-Work/Quick-Links/Grants-Database/Grants/2019/11/INV-002311
»… to develop a microneedle array patch for measles and rubella vaccination that enables house-to-house campaigns via administration by minimally-trained personnel.«

657 https://www.gatesfoundation.org/How-We-Work/Quick-Links/Grants-Database/Grants/2019/04/OPP1210968

658 https://www.zeit.de/1990/31/impfung-gegen-nachwuchs/komplettansicht
https://apps.WHO.int/iris/bitstream/handle/10665/61301/WHO_HRP_WHO_93.1.pdf?sequence=1&isAllowed=y

659 http://news.mit.edu/2019/storing-vaccine-history-skin-1218

660 https://stm.sciencemag.org/content/11/523/eaay7162

661 https://healthcare-in-europe.com/de/news/der-impfpass-der-zukunft-geht-unter-die-haut.html

662 https://stm.sciencemag.org/content/11/523/eaay7162
»These findings suggest that intradermal QDs can be used to reliably encode information and can be delivered with a vaccine, which may be particularly valuable in the developing world and open up new avenues for decentralized data storage and biosensing.«

663 https://www.nejm.org/doi/full/10.1056/NEJMp2003762
»In addition, we need to build a system that can develop safe, effective vaccines and antivirals, get them approved, and deliver billions of doses within a few months after the discovery of a fast-moving pathogen.«

664 https://www.tagesschau.de/ausland/gates-corona-101.html

665 https://www.nejm.org/doi/full/10.1056/NEJMp2003762
»Then there's the question of funding.
Government funding is needed because pandemic products are extraordinarily high-risk investments; public funding will minimize risk for pharmaceutical companies and get them to jump in with both feet. […] Finally, governments will need to finance the procurement and distribution of vaccines to the populations that need them.
Billions of dollars for antipandemic efforts is a lot of money. But that's the scale of investment required to solve the problem.«

666 https://www.aerzteblatt.de/archiv/214122/Genbasierte-Impfstoffe-Hoffnungstraeger-auch-zum-Schutz-vor-SARS-CoV-2

667 https://www.medical-design.news/sonstige/bill-und-melinda-gates-investieren-in-BioNTech.169087.html

668 https://www.deutschlandfunk.de/klinische-studie-zu-corona-impfstoff-was-hinter-BioNTech.676.de.html?dram:article_id=475268

669 https://www.nytimes.com/2020/05/05/health/pfizer-vaccine-coronavirus.html

670 https://www.sciencemediacenter.de/alle-angebote/fact-sheet/details/news/wie-berechtigt-sind-hoffnungen-auf-rna-impfstoffe-gegen-sars-cov-2/

671 https://www.sciencemediacenter.de/alle-angebote/fact-sheet/details/news/wie-berechtigt-sind-hoffnungen-auf-rna-impfstoffe-gegen-sars-cov-2/

672 https://cen.acs.org/business/start-ups/mRNA-disrupt-drug-industry/96/i35

673 https://www.ddw-online.com/therapeutics/p304798-mrna-will-revolutionise-the-biopharmaceutical-industry.html

674 Piotr S. Kowalski,1,2,6 Arnab Rudra,1,2,3,6 Lei Miao,1,2,6 and Daniel G. Anderson1
1David H. Koch Institute for Integrative Cancer Research, Massachusetts Institute of Technology, Cambridge, MA 02142, USA
2Department of Chemical Engineering, Massachusetts Institute of Technology, Cambridge, MA 02142, USA
3Department of Anesthesiology, Boston Children's Hospital, 300 Longwood Avenue, Boston, MA 02115, USA
4Institute for Medical Engineering and Science, Massachusetts Institute of Technology, Cambridge, MA 02139, USA
5Harvard and MIT Division of Health Science and Technology, Massachusetts Institute of Technology, Cambridge, MA 02139, USA
Daniel G. Anderson: ude.tim@rednagd
https://www.ncbi.nlm.nih.gov/pmc/articles/PMC6453548/
»Various therapeutic applications of mRNA, including protein replacement, gene editing, and vaccination, are currently being investigated, both by academia and commercial entities. Thus far, clinical efforts are focused largely on vaccination, where mRNA therapeutics have a number of advantages over conventional strategies. However, mRNA also has strong potential as a vehicle for local and systemic protein replacement therapy. Finally, mRNA is being investigated for its potential for ex vivo and in vivo delivery of genome-editing tools, such as ZFNs and CRISPR-Cas nucleases, paving the way for non-viral genome-editing therapies.«

675 https://www.schildverlag.de/2020/05/04/wissenschaftler-und-ethiker-warnen-bill-gates-impfstoff-veraendert-die-menschliche-dna/
https://clinicaltrials.gov/ct2/show/NCT04283461

676 http://news.mit.edu/2019/storing-vaccine-history-skin-1218

677 https://techcrunch.com/2020/03/18/bill-gates-addresses-coronavirus-fears-and-hopes-in-ama/?guccounter=1&guce_referrer=aHR0cHM6Ly93d3cuZ29vZ2x-lLmRlLw&guce_referrer_sig=AQAAAEaujPLA1UKi7gvelY0cavdHM0GoMds-GzCxfBjzp0GOfAx_STQ-vKL5LZnT6RrizutGDwq3uyeY0hjhCE6DDkpCwpa4s-RA4wsX8BAuHmMvsmTVrELfRXh61-1R__xPHYaSIVIZoIhRbhtb-Zjq9rSN0x9j-V7Dw8L-FAw4cFCiUup
»Eventually we will have some digital certificates to show who has recovered or been tested recently, or when we have a vaccine, who has received it.«

678 https://www.apotheke-adhoc.de/nachrichten/detail/coronavirus/spahn-vor-erst-kein-corona-immunitaetsnachweis/

679 https://www.mdr.de/brisant/impfpflicht-diskussion-corona-spahn-100.html

680 https://ec.europa.eu/health/sites/health/files/vaccination/docs/2019-2022_roadmap_en.pdf
»Create a sustainable and multi-stakeholder platform for EU post-marketing surveillance studies monitoring the safety, effectiveness, and impact of vaccination.«

681 https://nationalpost.com/health/more-polio-cases-currently-caused-by-vaccines-than-the-wild-virus-WHO-report
»While the oral vaccine did help some, it gained strength to the point that it can now cause paralysis in the same way as the wild disease. Polio […] is known to spread through contaminated food or water, and is most common to strike children under 5.«

682 https://www.sueddeutsche.de/gesundheit/kinderlaehmung-warum-millionen-polio-impfstoffe-vernichtet-werden-1.2958074

683 http://polioeradication.org/polio-today/polio-now/this-week/

684 https://www.theguardian.com/global-development/2019/nov/28/polio-outbreaks-in-four-african-countries-caused-by-mutation-of-strain-in-vaccine

685 https://www.sciencedirect.com/science/article/abs/pii/S1931312820302304?via%3Dihub

686 https://www.spiegel.de/wissenschaft/medizin/klinische-studien-in-indien-fordern-immer-wieder-todesopfer-a-806797.html

687 http://164.100.47.5/newcommittee/reports/EnglishCommittees/Committee%20on%20Health%20and%20Family%20Welfare/72.pdf

688 https://www.msf.org/remarks-international-president-msf-dr-joanne-liu-gates-foundation-global-partner-forum
»We must confront hard questions on how Member States and major donors like the Gates Foundation fund and set WHO priorities. This is not always based on what is needed on the ground. […]In the end – it is governments, not private foundations, who are accountable to their citizens.«

689 https://www.fr.de/wirtschaft/privatisierung-weltrettung-11077887.html

690 https://www.grain.org/en/article/5910-under-the-cover-of-philanthropy-a-monopoly-machine-at-work
»The possibility of a handful corporations monopolizing healthcare and agriculture in the developing world is a very real risk today. Closely associated with these corporations, the Bill and Melinda Gates Foundation (BMGF) […] aids them in the process of monopolization by granting huge funds to its network of NGOs to carry out activities which mainly benefit these selected corporations, in many of which the foundation has considerable financial stakes. Apart from making such grants, through the vehicle of Public Private Partnerships (PPP), the foundation also has been facilitating the flow of millions of dollars of taxpayer money into what are essentially private projects.«

691 https://www.globaljustice.org.uk/sites/default/files/files/resources/gjn_gates_report_june_2016_web_final_version_2.pdf
»Perhaps what is most striking about the Bill and Melinda Gates Foundation is that despite its aggressive corporate strategy and extraordinary influence across governments, academics and the media, there is an absence of critical voices. Global Justice Now is concerned that the foundation's influence is so pervasive that many actors in international development, which would otherwise critique the policy and practice of the foundation, are unable to speak out independently as a result of its funding and patronage.«

692 https://books.google.de/books?id=-byrDwAAQBAJ&pg=PT260&lpg=PT260&dq=global+health+watch+GAVI+board&source=bl&ots=ltS23MpdBW&sig=ACfU3U2WG7qsKNvR4VxSCU_sY_jibBtV-Q&hl=de&sa=X&ved=2ahUKEwio9dyvmafpAhWCw6YKHWv5BiEQ6AEwCnoECAkQAQ#v=onepage&q=global%20health%20watch%20GAVI%20board&f=false

693 https://www.curevac.com/de/news/CEPI-awards-us-34m-contract-to-curevac-to-advance-the-rna-printer-a-disruptive-transportable-mrna-vaccine-manufacturing-platform-that-can-rapidly-combat-multiple-diseases-1
https://www.bundesregierung.de/breg-de/themen/coronavirus/coronavirus-forschung-1733358
https://www.daserste.de/information/wirtschaft-boerse/plusminus/sendung/swr/corona-impfstoff-forschungswettlauf-100.html

694 https://books.google.de/books?id=C-liDgAAQBAJ&pg=PT285&lpg=PT285&dq=how+big+is+the+influence+of+private+sector+in+GAVI&source=bl&ots=TF-6grim-wE&sig=ACfU3U0R7C9ZIahoP4M1Zuqf7CNTOlOSqQ&hl=de&sa=X&ved=2ahUKEwj11MKw8-fpAhUyxKYKHWhXBxsQ6AEwAHoECAYQAQ#v=onepage&q=how%20big%20is%20the%20influence%20of%20private%20sector%20in%20GAVI&f=false

695 https://www.oxfordscholarship.com/view/10.1093/acprof:oso/9780199565894.001.
0001/acprof-9780199565894-chapter-8
»The pharmaceutical industry fought a nine-year battle in the US to prevent the disclosure of its R&D costs to congressional investigators, culminating in victory in the Supreme Court in 1983 in Bowsher v Merck. [156] The questions raised regarding the ›real‹ cost of pharmaceutical R&D suggest that prices could be lowered without sacrificing R&D outlays·

696 https://www.thelancet.com/journals/lancet/article/PIIS0140-6736(14)61060-6/fulltext

697 https://www.globaljustice.org.uk/sites/default/files/files/resources/gjn_gates_report_june_2016_web_final_version_2.pdf
»Gates is a beneficiary of a global economic system that has allowed one per cent of the world's people to own almost half (48 per cent) of the world's wealth while the poorest half of the world's population (3.5 billion people) owns only as much as the richest 80 individuals in the world.[12] Despite the impression that Bill Gates is ›giving away‹ his fortune to charity, his estimated net worth is constantly increasing. According to Forbes, Gates' personal wealth has risen from $56 billion in 2011 to $78.9 billion in 2015 – an increase of $23 billion in four years, roughly the same amount of money that the BMGF has disbursed since its inception.[13] In January 2014, the Guardian reported that a 40 per cent increase in Microsoft shares boosted Bill Gates' fortune by $15.8 billion in 2013.[14] That same year, the BMGF gave out grants worth $3.6 billion.[15]«

698 https://www.vice.com/en_us/article/59n7e8/silicon-valley-owes-us-dollar100-billion-in-taxes-at-least

699 https://journals.plos.org/plosmedicine/article?id=10.1371/journal.pmed.0020124

700 https://www.theguardian.com/commentisfree/2019/sep/07/jeffrey-epstein-mit-funding-tech-intellectuals
»The ugly collective picture of the techno-elites that emerges from the Epstein scandal reveals them as a bunch of morally bankrupt opportunists. To treat their ideas as genuine but wrong is too generous; the only genuine thing about them is their fakeness.«

701 https://www.thenation.com/article/society/bill-gates-foundation-philanthropy/

702 https://www.economist.com/schumpeter/2012/09/21/the-price-isnt-right

703 https://www.economist.com/schumpeter/2012/09/21/the-price-isnt-right

704 https://www.economist.com/schumpeter/2012/09/21/the-price-isnt-right
»The hearing featured a case study involving Microsoft's shifting of IP rights for software developed in America, and the earnings that flow from them, to divisions in lower-tax Puerto Rico, Ireland and Singapore. One witness, Professor Stephen Shay of Harvard Law School, pointed out that in 2011 these three units enjoyed an average effective tax rate of just 4% and managed to book $15.4 billion of pre-tax profit—55% of Microsoft's worldwide total. Their 1,914 employees generated an eyebrow-raising $8m of profit each, compared with $312,000 each for the 88,000 working in the rest of Microsoft.«

705 https://www.theguardian.com/commentisfree/2014/jan/06/bill-gates-preaches-fighting-poverty-hypocrite-microsoft-tax
»None of this is illegal, however absurd it appears. But it is highly unethical, especially when the chairman is exhorting countries to hand over taxpayers' cash to his pet causes […].«

706 https://www.forbes.com/sites/jeffreydorfman/2017/08/13/the-biggest-and-best-tax-break-of-all-time/#dac91ae2b23f
»By donating the shares to the Bill and Melinda Gates Foundation, that wealth will never be taxed. Thus, the fact that capital gains are not taxed as long as the asset is

held [...] and the existence of the charitable donation tax deduction have provided Bill Gates with what might be called the biggest tax break in history. The federal government likely lost out on $15-20 billion.«

707 https://www.thenation.com/article/society/bill-gates-foundation-philanthropy/
[...] independent estimates from tax scholars like Ray Madoff, a law professor at Boston College, indicate that multibillionaires see tax savings of at least 40 percent—which, for Bill Gates, would amount to $14 billion [...] Madoff, like many tax experts, stresses that these billions of dollars in tax savings have to be seen as a public subsidy—money that otherwise would have gone to the US Treasury to help build bridges, do medical research, or close the funding gap at the IRS (which has resulted in fewer audits of billionaires). If Bill and Melinda Gates don't pay their full freight in taxes, the public has to make up the difference or simply live in a world where governments do less and less (educating, vaccinating, and researching) and super-rich philanthropists do more and more.

708 https://www.thenation.com/article/society/bill-gates-foundation-philanthropy/
»People say, ›It's the rich person's money [to spend as they wish].‹ But when they get significant tax benefits, it's also our money. And so that's why we need to have rules about how they spend our money.«

709 https://www.thenation.com/article/society/bill-gates-foundation-philanthropy/
»The Nation found close to $250 million in charitable grants from the Gates Foundation to companies in which the foundation holds corporate stocks and bonds: Merck, Novartis, GlaxoSmithKline, Vodafone, Sanofi, Ericsson, LG, Medtronic, Teva [...] A foundation giving a charitable grant to a company that it partly owns—and stands to benefit from financially—would seem like an obvious conflict of interest, but judging from the sparse rules that Congress has written governing private foundations and the IRS's light enforcement of them, many in the federal government do not appear to see it that way.«

710 https://www.thenation.com/article/society/bill-gates-foundation-philanthropy/
»Its $50 billion endowment has generated $28.5 billion in investment income over the last five years. During the same period, the foundation has given away only $23.5 billion in charitable grants.«

711 https://www.thenation.com/article/society/bill-gates-foundation-philanthropy/
»Gates's »strategic investment fund«, which the foundation says is designed to advance its philanthropic goals, not to generate investment income, includes a $7 million equity stake in the start-up company AgBiome, [...]«

712 https://agbiome.com/company/

713 https://www.prnewswire.com/news-releases/agbiome-awarded-grant-from-bill--melinda-gates-foundation-300297828.html
https://www.gatesfoundation.org/how-we-work/quick-links/grants-database#q/k=agbiome

714 https://www.boerse-am-sonntag.de/aktien/markt-im-fokus/artikel/gates-stiftung-nutzt-krise-fuer-millionenschwere-investments-in-aktien-von-apple-amazon-alphabet.html

715 https://www.simplysafedividends.com/intelligent-income/posts/44-bill-gates-dividend-portfolio
https://fintel.io/so/us/cci/bill-melinda-gates-foundation-trust

716 https://emfscientist.org/index.php/emf-scientist-appeal. Dort in mehreren Sprachen als PDF herunterladbar, auch in deutscher Übersetzung.

717 https://www.thenation.com/article/society/bill-gates-foundation-philanthropy/

718 https://www.youtube.com/watch?v=4IM0SvIiMI4